生命科学前沿及应用生物技术

# 基于网络药理学的前列腺增生症中药处方研究

王　强　吴立峰　杨　丽　曲爱丽　著

科学出版社

北　京

# 内 容 简 介

本书以引起中老年男性排尿障碍的常见疾病前列腺增生症为研究中心，介绍了该病症的主要临床表现和目前的治疗手段（手术治疗与药物治疗）。中成药治疗该病症具有优势，且处方药均具有明确的临床疗效，但也存在药效物质基础不清晰、质量标准尚不全面的问题。针对这一问题，作者团队对这些中药处方分别进行了网络药理学研究，通过公共数据库平台的"药材-成分-靶点-功能"分析，揭示了不同中成药处方治疗病症的共有和独特途径。研究可为中成药质量标准修订、核心质量标志物发掘、中成药新药处方开发提供新思路。

本书适用于中医药院校和综合性医学院校中药学、中医学、中西医结合临床、植物学、植物化学学科的研究人员学习、参考。

**图书在版编目（CIP）数据**

基于网络药理学的前列腺增生症中药处方研究 / 王强等著. -- 北京：科学出版社，2025. 4. -- ISBN 978-7-03-081082-3

Ⅰ. R277. 57；R289. 52

中国国家版本馆 CIP 数据核字第 2025BP8546 号

责任编辑：李 悦 赵小林 / 责任校对：宁辉彩
责任印制：赵 博 / 封面设计：北京美光设计制版有限公司

**科 学 出 版 社** 出版
北京东黄城根北街 16 号
邮政编码：100717
http://www.sciencep.com

北京富资园科技发展有限公司印刷
科学出版社发行 各地新华书店经销

\*

2025 年 4 月第 一 版 开本：720×1000 1/16
2025 年 6 月第二次印刷 印张：17 3/4
字数：360 000
**定价：198.00 元**
（如有印装质量问题，我社负责调换）

# 前　言

良性前列腺增生（benign prostatic hyperplasia，BPH）是引起中老年男性排尿障碍的常见泌尿男科疾病，主要表现为组织学上的前列腺间质和腺体成分增生、解剖学上的前列腺增大、尿动力学上的膀胱出口梗阻和下尿路症状。该病以尿频、尿急、夜尿频多为首发临床表现，严重影响患者睡眠质量及日常活动，有统计显示 60 岁男性发病率大于 50%，80 岁时达 80%以上，随着我国逐步进入老龄化社会，治疗用药需求急剧增加。目前针对该适应证的治疗手段包括手术治疗和药物治疗，但手术治疗存在局限性、西药治疗副作用大，中成药成为治疗该病症的首选途径。以中成药处方数据库中功能主治"前列腺增生症"为关键词，可查询获得复方雪参胶囊（国药准字 Z20153025）等 28 个中成药处方。这些处方药均具有明确的临床疗效，但也都存在药效物质基础不清晰、质量控制标准尚不全面的问题。

本研究用到的主要研究手段网络药理学，是一门融合了计算机科学、生物信息学及药理学等学科的综合学科，其利用高通量筛选和分子网络数据等手段，通过分解药物的具体化学成分并对每一个化学成分的作用靶点进行归类分析，进而构建药物作用的调控网络，是研究药物作用机制的新方法。网络药理学对于中药处方的研究主要包括两个方面：一方面是通过数据库全面搜集中药的化学成分，另一方面是通过计算生物学手段对筛选到的成分潜在靶点进行分析。构建"中药-成分-靶点-信号通路"网络，以此了解中药复杂成分对应的具体作用靶点及通路，便于全面分析中药的药理作用，掌握其分子机制。

本书介绍了依托大数据分析手段整合公共数据库平台资源，通过"药材-成分-靶点-功能"分析，挖掘已获上市许可的 28 个中成药处方治疗前列腺增生症的共有和独特途径，明确了药效物质基础和主要作用靶点与机制，研究可为中成药质量标准修订、核心质量标志物发掘、中成药新药处方开发提供新思路。

本书共 8 章，第 1、2 章由王强、吴立峰撰写；第 3~7 章由王强、吴立峰、杨丽、曲爱丽撰写，研究生李晗、方慧雯参与了部分网络药理学分析工作；第 8 章由王强撰写，方慧雯参与了治疗前列腺增生症新组方研究的部分工作。

王　强

2024 年 12 月于浙大宁波理工学院

# 目　　录

# 第1章　网络药理学概述及研究进展

## 第1节　网络药理学

　　网络药理学是一门融合了计算机科学、生物信息学、药理学等学科的综合学科，其利用高通量筛选和分子网络数据等手段，通过分解药物的具体化学成分并对每一个化学成分的作用靶点进行归类分析，进而构建药物作用的调控网络，是研究药物作用机制的新方法（陈健和陈启，2021）。网络药理学方法是基于系统生物学理论，对生物系统网络分析，选取特定信号节点进行多靶点药物分子设计的新学科，根据药物结构和功效构建"药物-靶点"网络，进而预测药物靶点及作用机制（刘艾林和杜冠华，2010）。中药成分复杂，结合网络药理学研究手段可提高研究效率，节省前期研究费用，从而为深入进行中药的机制研究提供突破方向。

　　网络药理学对于中药的研究主要包括两个方面：一方面是通过数据库全面地搜集中药的化学成分，另一方面通过计算生物学手段对筛选到的中药成分潜在靶点进行分析。构建"中药-成分-靶点-信号通路"网络，能够了解中药复杂成分对应的具体的作用靶点及通路，便于全面分析中药的药理作用，掌握其分子机制。用于搜集中药化合物成分的主要工具网站包括：中药系统药理学平台（Traditional Chinese Medicine Systems Pharmacology Database and Analysis Platform，TCMSP）、中医药整合药理学研究平台（Integrative Pharmacology-based Research Platform of Traditional Chinese Medicine，TCMIP）v2.0、CTD（Comparative Toxicogenomics Database）数据库、SwissADME 数据库、PubChem 数据库、PDB 蛋白数据库、MOE 分子对接工具。

## 第2节　网络药理学研究常用数据库

　　TCMSP 是一个用于研究中药的数据库和分析平台（Ru et al.，2014）。它旨在整合中药的化学成分、靶点和药理活性信息，为中药研究提供数据支持。该数据库资源整合了 TTD、PharmGKB 及 PubChem 数据库的相关信息，包括化学成分、靶点和药物靶点网络。通过 TCMSP 可以获取中药化学成分信息，了解其潜在的靶点（蛋白质）及其与疾病的关联。这有助于揭示中药在分子水平上的作用机制，以及中药与疾病之间的相互作用。TCMSP 的目标是促进中药研究的发展，并为药物发现和疾病治疗提供新的线索和策略。TCMSP 收集了《中华人民共和国药典》2010 年版中的 499 味植物药及每味中药的化学成分（12 144 个）。

TCMIP v2.0 在 TCMIP v1.0 基础上进行了升级优化（Xu et al.，2019），主要包括来自《中医药百科全书》（ETCM）的"中药材数据库""中药方剂数据库""中药成分数据库""中药靶标数据库"和"疾病相关分子库"5 大数据库资源。TCMIP 数据库采用人工智能、数据挖掘、网络计算及可视化等方法与技术，形成 7 大整合药理学分析模块，包括"疾病相关分子集及其功能挖掘""证候相关分子挖掘及功能分析""中药（含方剂）靶标预测及功能分析""中药药性相关分子挖掘及功能分析""组方用药规律分析""中医药关联网络挖掘"和"反向查找中药（含方剂）"。作为一个智能化数据挖掘平台，TCMIP v2.0 为揭示中医药理论的科学内涵和中医原创思维的科学价值、总结与传承名医经验、中药质量控制、中药作用原理阐释、中药新药研发，尤其是现代药物组合发现和优化等，提供了强有力的数据基础和分析平台。

CTD 数据库是一个综合性的毒理学和基因组学数据库，旨在研究化学物质与基因之间的相互作用，以及对人类疾病的影响（Davis et al.，2023）。该数据库收集、整合和分析大量的科学文献和公共数据库信息资源，涵盖化学物质、基因、蛋白质、疾病和毒理学等领域的数据信息，提供关于化学物质与基因之间相互作用的细节，包括毒性效应、调控机制和疾病相关性。CTD 的主要目标是加强化学物质的毒理学研究，帮助研究人员理解化学物质对人类健康的影响。它可以帮助研究人员在药物研发过程中对毒理学评估、环境毒理学研究和毒理学机制进行探索。用户可以进行多种类型的查询和分析，包括化学物质对基因的调控关系、基因与疾病之间的关联，以及化学物质在毒理学方面的特性等。该数据库可用于了解化学物质和基因之间的复杂相互作用，并探索其对健康和疾病的潜在影响。

SwissADME 数据库是一个在线药物代谢和药理学预测工具，旨在帮助研究人员评估化合物的吸收、分布、代谢和排泄（ADME）性质（Daina et al.，2019）。该数据库提供了一系列功能来预测化合物的 ADME 属性，包括：SwissADME 通过计算化合物的血-脑屏障透过性、肠道吸收率和肝脏清除率等参数，预测化合物在肠道中的吸收潜力（吸收）、预测化合物在体内的分布特性，包括血浆蛋白结合率和脂溶性等指标（分布）、通过识别潜在的代谢酶作用位点和代谢途径，预测化合物的代谢反应和代谢稳定性（代谢）、预测化合物肾脏和肝脏排泄特性，包括预测化合物的肾小球滤过率和肝脏排泄率（排泄），以及计算化合物的物化性质（分子量、溶解度、脂溶性等）、药理学预测（如药效学活性、药物类别等）其他功能。

PubChem 数据库是一个由美国国家生物技术信息中心（National Center for Biotechnology Information，NCBI）维护和提供免费化学物质信息资源的数据库（Kim et al.，2016）。该数据库是目前最大的公共化学数据库之一，收录了数十亿个化合物的信息，包括化学结构、物理化学性质、毒性数据、生物活性数据，以及相关文献等。它旨在为研究人员和学生提供一个全面的化学物质信息平台，促进化学研究、药物开发和毒理学研究的进展。

PDB 蛋白数据库（Protein Data Bank）是一个用于存储和分享蛋白质结构的国际性数据库。PDB 蛋白数据库具有以下数据及信息：蛋白质结构数据（数据库收集、存储和展示了全球范围内解析的蛋白质结构数据，包括通过 X 射线晶体学、核磁共振和电子显微镜等技术得到的高分辨率蛋白质结构数据）、数据来源（接收来自科学家和研究机构提交的原始蛋白质结构数据，数据经过审核、注释和标准化处理后，被公开发布，供全球科学界使用）。PDB 提供结构搜索和浏览（通过 PDB 蛋白数据库网站进行蛋白质结构的搜索和浏览，可使用蛋白质名称、PDB ID、组织名称、生物学功能等关键词来查找和访问具体的蛋白质结构数据）、数据下载和工具（下载蛋白质结构数据接口并提供一系列的工具和软件，帮助用户对蛋白质结构进行分析、可视化和模拟等操作）。该数据库为生命科学研究、药物发现和结构生物学领域的研究人员提供了全球范围内的蛋白质结构数据，对于理解蛋白质的功能、结构和相互作用非常重要，为药物设计、生物工程和基础生物学研究提供了有价值的资源。

MOE 分子对接工具（Molecular Operating Environment）是一款分子建模和计算化学软件套件，由 Chemical Computing Group（CCG）开发。它提供了一系列功能强大的工具，用于药物发现、药物设计、分子模拟和计算化学分析。MOE 支持分子动力学模拟、蒙特卡罗模拟、分子对接和药物与受体的相互作用预测等计算化学方法，其分析和可视化工具可用于解释模拟结果和相互作用模式。

## 第 3 节　生物信息学分析常用数据库与软件

生物信息学结合了计算机科学、数学及生物学等多种学科手段，能够高效便捷地处理及分析生物及医学相关数据，探讨生物医学相关问题。生物信息学自创建起至 20 世纪 90 年代属于发展阶段的前基因时代，从 20 世纪 90 年代至 2001 年，属于生物信息学发展阶段的基因组时代，从 2003 年至今属于生物信息学发展阶段的后基因组时代。基因组时代和后基因组时代的分界线以人类基因组图谱绘制的完成为标志，其标志着人类进入了以生物信息分析为关键的时代，研究目标从基因组水平逐渐跨越到生物分子水平的功能基因组学。

生物信息学凭借其高效、科学的数据挖掘手段，已经成为生物学领域及计算机科学领域的研究热门，也激发了相关研究手段的迭代进步。基因芯片技术（gene-chip）经过近 40 年的发展，凭借其效率高、灵敏度高及能够重复等优势，在基因表达谱、基因分型、基因修饰及非编码 RNA 分析中得到广泛应用。生物信息学分析手段及相关数据库主要为：基因表达数据库（Gene Expression Omnibus，GEO）、基因本体数据库（Gene Ontology，GO）及京都基因与基因组百科全书数据库（Kyoto Encyclopedia of Genes and Genomes，KEGG）。

GEO 数据库于 2000 年由美国国家生物技术信息中心（NCBI）创建，该数据库主要负责收集研究者获得的高通量基因数据（Toro-Dominguez et al.，2019）。它包括二代测序数据、基因芯片数据和其他高通量数据。该数据库通过下载基因芯片数据集，根据 GSE 编号进行检索，选择患者芯片及健康者对照芯片进行后续分析。GEO 数据库收集了 4 种类型的数据：GEO Platform、GEO Sample、GEO Series 和 GEO DataSets，约 100 万个芯片数据样本，4.5 万个系列及 1.2 万个平台。使用该数据库时，只需输入关键词或者上述 4 种类型数据的编号，即可得到目的数据。GEO2R 是 GEO 数据库的延伸工具，能够直接用于识别不同组别芯片数据的差异表达基因（gene differential expression，DEG）。

GO 数据库创立于 1998 年，由基因本体联盟（Gene Ontology Consortium）发起。其目的是创建一个适合多个物种的、可以用于阐释基因及蛋白功能，同时可以随研究深入不断更新的系统（Alterovitz et al.，2007）。利用 GO 数据库对筛选的基因或蛋白质的作用功能进行分析描述，包括基因定位、分子功能及生物过程。随着数据库信息的不断更新及扩充，目前 GO 数据库已经收录了全世界大部分动植物及微生物的基因信息。

KEGG 数据库的主要功能是阐释人体相关信息通路的数据库。目前该数据库由 17 个子数据库组成，分析内容涵盖了健康、化学、系统及基因组等信息。此外，它还有一个功能就是可以将基因、细胞与物种进行关联分析。KEGG 还收录了新陈代谢、酶分子和化合物结构等数据信息。通过该数据库对目标基因进行分析，可以获得该基因参与的基因调控、疾病、代谢及药物相关的信号通路或者生物学过程，能为疾病的分子机制、分子靶向治疗等研究提供指导。

STRING 数据库（在线分析工具）是主要用于检索已知蛋白质及预测蛋白质间互作的数据库，它适用于 2031 个物种，包括 960 万种蛋白质与 1380 万种蛋白质间的互作功能（Kanehisa et al.，2002）。该数据库包括：文献数据库 Pubmed、疾病数据库 OMIM、蛋白质数据库 SwissModel、SwissProt、Uniprot PDB、KEGG、Reactome 等。蛋白质间的互作分析可以进行直接的物理互作分析及间接的功能相关研究。在数据库的主界面，能依据蛋白质的代码、氨基酸的序列等标签搜索与指定的蛋白质互作的相关蛋白质。数据库分析蛋白质之间的相互作用，并对其作用进行评分，评分依据主要包括染色体关系、系统进化谱、基因融合，以及基因共表达的情况。具体操作：打开 STRING 数据库，点击"SEARCH"搜索进入分析页面，单一蛋白质分析选择"Protein by name"或"Proteins by sequences"，多个蛋白质分析点击"Multiple proteins"录入基因的 ID，选择"Organisms：*Homo sapiens*" 或其他物种，然后检索。分析结果会得到蛋白质相互作用的网络图，并且可以下载 txt、xml、tsv 等格式文件进行相应的后续分析。

Cytoscape 主要用于开源网络可视化及分析，优势在于实现基础功能布局与查询网络，进而借助其结合生成可视化的网络（Shannon et al.，2003）。Cytoscape 可以把生物分子交互网络和高通量基因表达数据甚至分子状态信息结合起来，它最突出的功能是实现大规模蛋白质内与蛋白质间相互作用、蛋白质与基因及遗传交互作用等方面的分析。借助 Cytoscape 可以把网络与功能注释的信息数据进一步联系起来，核心在于网络包括节点（node）和边（edge）在内的简单网络图。每个节点代表基因、mRNA 或蛋白质等物质；连接的边表示这些物质之间的相互作用，例如，蛋白质与蛋白质（pp）、DNA 与蛋白质（dp）等。以中药调控网络为例，首先打开 Cytoscape 工具，进入 "import network from film"，点击中药-化学成分、化学成分-靶点、疾病-靶点、化学成分-疾病等元素，构建 "中药-化学成分-靶点-疾病" 调控网络。借助节点与边的可视化程度，对多种元素进行注释。使用者可以根据自己的具体研究内容，按照 Cytoscape 相关插件进行对应的分析。以 MCODE（molecular complex detection）插件为例，其是用于筛选蛋白质互作网络中作用关联最强的模块。

GSEA（Gene Set Enrichment Analysis，基因集富集分析）是由美国哈佛大学博德研究所（Broad Institute）和麻省理工学院（Massachusetts Institute of Technology，MIT）一起创立的数据分析工具。GSEA 具有对全基因组表达谱芯片分析速度快、方法独特清晰、平台数量多等特点。在对熟悉基因相关信息理解的基础上，GSEA 对该基因的定位、功能及生物学方面进行分析，统计分析不同组别的基因表达谱功能富集是否存在显著差异，生物信息学工具通过不同的分析角度对生物学功能进行注释，补充了其他有关生物学研究的内容（Canzler and Hackermuller，2020）。

## 第 4 节 研 究 进 展

网络药理学可从多维度针对复方中药或单一中药对疾病的作用机制进行分析。一项网络药理学研究发现，半夏泻心汤通过 PI3K-AKT 信号通路、VEGF 信号通路、ERBB 信号通路、趋化因子信号通路、T 细胞受体信号通路对胃癌前病变进行防治；半夏泻心汤对胃癌前病变的防治有治疗作用，其作用机制可能通过调节胃酸分泌、保护胃黏膜、调节肿瘤坏死因子、调节血管内皮生长因子过表达来发挥治疗作用（刘明君，2018）。另一项研究分析人参对乳腺癌的有效活性化合物及其靶点的作用机制，涉及 TNF 信号通路、弓形虫病通路、甲型流感通路、动脉粥样硬化通路、前列腺癌通路等，表明人参可通过不同的途径达到抗乳腺癌的作用，为未来提取有效成分治疗乳腺癌提供了支撑（李丹和鲍淑红，2020）。Xiong 等（2020）通过网络药理学对茜草抗肝癌作用的成分/靶点/通路分子调控网络进行分析，成功筛选出 16 个活性化合物，涉及丝裂原活化蛋白激酶 1、表皮生长因子受体等 39 个基因靶点，茜草还影响乙型肝炎、磷酸肌醇-3-激酶-蛋白激酶 B 和丝裂原活化蛋白激酶信号通路，通过直接作用的肿瘤相关信号通路和间接作用的肝炎通路抑制肝癌的发生，研究为进一步阐明茜草抗肝癌的作用机制提供了前期依据。另有研究通过网络药理学的方法鉴定北非植物抗肿瘤分子靶点的主要活性成分并探讨其作用机制，结果发现所确定的靶点除了抑制细胞增殖，主要与细胞周期阻滞和凋亡有关，显示出与各种信号和癌症相关通路的功能关联（Xiong et al.，2020）。分析构建的药理网络，可以预测北非植物治疗癌症潜在来源的多成分、多靶点、多途径机制，揭示了它们对癌症相关靶点的潜在分子机制、生物学过程和途径，充分肯定了网络药理学研究的意义和重要性（Shawky，2019）。Zhu 等（2019）采用网络药理学方法探讨 β-榄香烯（人参等中药挥发油成分）抗晚期胰腺癌患者腹膜积液的机制，结果发现 β-榄香烯与北非植物有 33 个共同基因，其中包括缺氧诱导因子 1 亚基抑制因子（HIF1A）。通过分子对接模拟和对来自癌症基因组图谱数据库的胰腺癌数据集的共同表达分析，发现了 β-榄香烯与 HIF1A 可能的相互作用；MMT 法实验验证，β-榄香烯抑制胰腺癌患者 Panel、BxPC3 细胞和腹膜渗出细胞的增殖；此外，蛋白质印迹法（Western blotting）检测到 β-榄香烯降低了 HIF1A 和血管内皮生长因子 A（VEGFA）的蛋白质表达水平，该研究进一步强调了 HIF1A/VEGF 通路的重要性，同时对网络药理学研究中药挥发油成分起着积极的促进作用（Zhu et al.，2019）。

# 第 2 章　前列腺增生症

## 第 1 节　前列腺增生症临床表现

良性前列腺增生（benign prostatic hyperplasia，BPH）是引起中老年男性排尿障碍的常见泌尿男科疾病。研究表明，60 岁男性 BPH 发病率大于 50%，80 岁时达 80%以上（周岩等，2015）。BPH 主要表现为组织学上的前列腺间质和腺体成分增生、解剖学上的前列腺增大、尿动力学上的膀胱出口梗阻和下尿路症状（lower urinary tract symptom，LUTS）（张贵成，2011；Mcneal，1981；Hirayama et al.，2015）。该病以尿频、尿急、夜尿频多为首发临床表现，严重影响患者的睡眠质量及日常活动（何雪梅，2013）。根据美国国立卫生研究院（National Institutes of Health，NIH）制定的分型标准将前列腺炎分 4 型：急性细菌性前列腺炎（I型）、慢性细菌性前列腺炎（II型）、III型前列腺炎[又称慢性前列腺炎/慢性盆腔疼痛综合征（chronic prostatitis/chronic pelvic pain syndrome，CP/CPPS），以前列腺按摩液（expressed prostatic secretion，EPS）中是否含有白细胞又分为IIIA 和IIIB 两种亚型]、无症状性前列腺炎（IV型）（Schoeb et al.，2017）。其中III型前列腺炎占患者总数的 90%以上，临床上最为常见。在世界范围内慢性前列腺炎的发病率为 3%～16%，约 50%的患者会反复发作。调查显示我国 8.4%男性人群会出现前列腺炎样症状，被诊断为慢性前列腺炎的患者占 4.5%。

I型和II型前列腺炎都与尿路感染有密切关系，而III型前列腺炎（CP/CPPS）的发病机制尚不清楚，且病程复杂（Khan et al.，2017）。目前关于 CP/CPPS 发病机制众说纷纭，学科内大量假说被提出：如自身免疫性炎症、尿路上皮完整性和功能缺陷、前列腺隐匿性感染、排尿功能障碍、盆底肌肉痉挛/疼痛、神经内分泌紊乱、外周/中枢神经敏感化、神经重塑性、社会心理状况和遗传因素等。也有研究提出前列腺微环境紊乱这一新观点，即由免疫失调、氧化应激（oxidative stress，OS）、疼痛因子释放等因素共同作用下导致的前列腺局部微环境紊乱可能是 CP/CPPS 的重要发病机制。

## 第 2 节　前列腺增生症治疗

目前 BPH 患者的治疗手段主要为手术治疗和药物治疗。其中手术治疗中的经尿道等离子前列腺切除术（transurethral plasma kinetic prostatectomy，TUPKP）和经尿道等离子前列腺剜除术（transurethral plasma kinetic enucleation of prostate，

TUKEP），是使用等离子双极电切系统手术方式经尿道前列腺切除手术（刘路等，2022）。TUPKP 的主要优点包括术中、术后出血少，降低输血率和缩短术后导尿和住院时间；TUKEP 将前列腺于包膜内切除，更加符合前列腺解剖结构，具有切除前列腺增生组织更完整、术后复发率低、术中出血少等特点。但两种手术治疗均存在术后并发症：尿失禁占 1%～2.2%，逆行射精占 65%～70%，尿道狭窄约 3.8%。

常用治疗 BPH 的药物为 α1-受体阻滞剂和 5α-还原酶抑制剂，其中 α1-受体阻滞剂适用于有中、重度下尿路症状的前列腺增生患者，治疗后数小时或者数天即可改善症状，但采用国际前列腺症状评分（international prostate symptom score，IPSS）评估症状改善应在用药 4～6 周后，常用药物有：多沙唑嗪、特拉唑嗪、坦索罗辛。5α-还原酶是睾酮向双氢睾酮转变的还原酶，双氢睾酮在良性前列腺增生中有一定的作用，采用 5α-还原酶抑制剂可以对增生予以一定的抑制，常用药物有：非那雄胺、度他雄胺（张宝仲等，2017）。该类药物长期使用会出现常见副作用，包括头晕、头痛、乏力、困倦、体位性低血压、异常射精等。鉴于手术本身的局限性和现有药物治疗的副作用大等问题，开发和寻找方便、有效、低毒的中成药是治疗 BPH 的紧迫任务（陈明豪和李俐，2021）。

## 第 3 节　中药在治疗前列腺增生症中的优势

中医认为本病属于"精癃""癃闭""淋证"等范畴。中医古籍中有许多对于癃闭的记载。《素问·五常政大论》称："其病癃闭，邪伤肾也。"《灵枢经·本输》记载："三焦者，……实则闭癃，虚则遗溺。"《素问·宣明五气》记述："膀胱不利为癃，不约为遗溺。"《素问·标本病传论》认为："膀胱病，小便闭。"综上，BPH 的发病与肾、三焦、膀胱的功能密切相关。肾精不足、肾气亏虚、三焦气化失司、膀胱开合失司均能导致小便排泄的异常。

中医认为 BPH 的病因病机主要与肾虚气弱、瘀血、湿热等因素密切相关，中医讲究辨证论治，治当活血化瘀、利湿通淋兼以补肾。肾虚气弱者可予肉桂、附子、淫羊藿、黄芪、党参、山药等温肾补气的药物（李天顺和刘亚敏，2021）。同时，相关研究表明，此类温肾助阳药物可以调节内分泌激素水平，改善年老男性的下丘脑-垂体-性腺轴功能。瘀血阻滞者可予三棱、莪术、红花等活血化瘀的药物，运用活血化瘀药物亦可以适当调节老年患者的血液循环功能。湿热蕴结、湿热下注者可予泽泻、石韦、金钱草、车前子、茯苓等清热利水渗湿的药物，同时现代药理学研究证明此类清热利湿药物有明显抗炎、抑菌等作用。

著名中医贾堃根据中医理论、经验及数十年临床应用验方基础上，形成了临床有效的纯中药复方制剂——复方雪参胶囊，是我国首个明确治疗前列腺增生症的国家级新药，该药以往的临床研究也印证了这一适应证。复方雪参胶囊由三七、醋三棱、醋莪术、皂角刺、泽兰、大黄、炒王不留行、猪苓、炒牵牛子、淫羊藿、海马、虎杖、重楼、金钱草、土茯苓、蒲公英、地龙等 17 味药物组成，具有活血化瘀、清热通淋之功效。用黄芪、益智仁、山药、淫羊藿、巴戟天肺脾肾同治，温阳益气利水，而达到气化得行则小便自通的目的。王不留行、赤芍、红花、桃仁、莪术、三棱、牛膝等药活血化瘀，软坚散结为臣，台乌药、吴茱萸、肉桂为佐药，有温通下焦，助开阖之功。诸药合用，共奏益气利水、行气通窍、活血散结之功。

中医认为本病归属中医之淋证、浊证范畴，主要为湿热瘀滞久后导致肾虚进而致病情缠绵难治愈，当活血化瘀、利湿通淋兼以补肾。临床研究表明复方雪参胶囊治疗非细菌性慢性前列腺炎的近期治愈率为 18.7%，显效率为 52.0%，总有效率为 92.0%，疗效满意，且治疗期间无严重不良反应（王茹等，2008）。但其对炎症性与非炎症性的疗效差异无统计学意义，说明 A 组III级与 B 组III级的区别仅在于前列腺液中的白细胞计数（EPS-WBC）数量之不同，而临床表现和治疗原则相同。复方雪参胶囊与非那雄胺、多沙唑嗪联合应用能明显降低患者的 IPSS 评分，减轻患者的排尿症状，提高最大尿流率，减少膀胱残余尿量，但对 QL 评分及前列腺体积的降低无显著差异。此结果说明复方雪参胶囊对 BPH 患者的临床症状有显著的改善作用，且其与非那雄胺及多沙唑嗪联合应用可起到积极的辅助治疗作用（郭刚等，2008）。复方雪参胶囊治疗前列腺增生症具有明确的临床疗效，但其药效物质基础并不明确，同时质量标准尚不全面。

以中成药处方数据库中功能主治“前列腺增生症”为关键词，共获得：前列桂黄片（国药准字 Z19991099）、前列通栓（国药准字 Z20044424）、西帕依麦孜彼子胶囊（国药准字 Z20050766）、古汉养生精（国药准字 Z43020746）、灵泽片（国药准字 Z20110050）、羊藿三川颗粒（国药准字 B20020727）、前列癃闭通片（国药准字 Z20090291）、前列舒乐片（国药准字 Z20060363）、尿塞通胶囊（国药准字 Z20050242）、泽桂癃爽片（国药准字 Z20205006）、夏荔芪胶囊（国药准字 Z20123085）、前列欣胶囊（国药准字 Z10950010）、前列舒丸（国药准字 Z10910009）、癃闭舒胶囊（国药准字 Z10960007）、温肾前列胶囊（国药准字 Z20025340）、前列癃闭通胶囊（国药准字 Z20025304）、前列舒通胶囊（国药准字 Z20027140）、龙金通淋胶囊（国药准字 Z20025499）、前列倍喜胶囊（国药准字 Z20025028）、普乐安片（国药准字 Z34021056）、金利油软胶囊（国药准字 Z20020010）、癃闭通胶囊（国药准字 Z10930011）、翁沥通胶囊（国药准字 Z20054027）、尿塞通片（国药准字 Z20044511）、前列通片（国药准字 Z44022456）、桂枝茯苓胶囊（国药准字 Z10950005）、复方雪参胶囊（国药准字 Z20153025）、前列闭尔通栓（国药准字 Z20020130）28 个中成药处方，作者团队对这些处方分别进行网络药理学分析，通过公共数据库平台的“药材-成分-靶点-功能”分析，找到不同中成药药处方治疗病症的共有和独特途径，可为中成药质量标准修订、核心质量标志物发掘、中成药新药处方开发提供新思路。

# 第 3 章　以槲皮素、山奈酚、谷甾醇为质量标志物的中成药网络药理学分析

本章介绍以槲皮素（Quercetin）、山奈酚（Kaempferol）、谷甾醇（Sitosterol）为共同质量标志物的 10 种中成药的网络药理学分析。

## 第 1 节　网络药理学分析桂枝茯苓胶囊

### 1. 活性成分收集筛选

通过中药系统药理学平台（TCMSP），检索桂枝茯苓胶囊组成成分：桂枝（Ramulus Cinnamomi，GZ）、茯苓[*Poria cocos* (Schw.) Wolf，FL]、白芍（Radix Paeoniae Alba，BS）、牡丹皮（Cortex Moutan，MDP）、桃仁（Semen Persicae，TR）5 味中药材的有效化学成分，应用 ADME 参数筛选出可能的活性药物分子[设定口服生物利用度（oral bioavailability，OB）阈值≥30%、类药性（drug likeness，DL）阈值≥0.18%，其他参数默认]，TCMSP 检索不到的中药通过中医药整合药理学研究平台 v2.0（TCMIP v2.0）和文献来筛选有效化学成分，SwissADME 进行药物成分虚拟筛选并与 *BPH* 基因靶点取交集，得到桂枝茯苓胶囊有效化学成分 29 种。表 3-1 中桂枝 6 种、茯苓 4 种、白芍 7 种、牡丹皮 6 种、桃仁 15 种，两种或两种以上药材中共有化学成分为 6 种。

表 3-1　桂枝茯苓胶囊 5 味中药材中独有有效化学成分和共有化学成分

| （a）药材独有有效化学成分 | | | | |
| --- | --- | --- | --- | --- |
| TR | | | | |
| TR1 | TR2 | TR3 | TR4 | TR5 |
| 474-40-8 | 52846-39-6 | 128230-24-0 | 59102-35-1 | 357401-43-5 |
| TR6 | TR7 | TR8 | TR9 | TR10 |
| 357401-44-6 | 6980-44-5 | 72533-75-6 | 63351-80-4 | 510-75-8 |
| TR11 | TR12 | | TR13 | |
| 160338-16-9 | 5-*O*-Coumaroylquinic Acid（CAS: 32451-86-8） | | Campesterol（CAS: 474-62-4） | |
| BS | | MDP | | |
| BS1 | BS2 | MDP1 | MDP2 | |
| 139954-00-0 | 23180-57-6 | 301312-49-2 | Quercetin（CAS: 117-39-5） | |
| GZ | | | | |
| GZ1 | GZ2 | | GZ3 | |
| 111003-33-9 | (+)-Epicatechin（CAS: 35323-91-2） | | Taxifolin（CAS: 480-18-2） | |

续表

| FL | | |
| --- | --- | --- |
| FL1 | FL2 | FL3 |
| 176390-66-2 | 2465-11-4 | 2061-64-5 |

（b）药材共有化学成分

| 标注名称 | 分子名称 | 药材名称 | 标注名称 | 分子名称 | 药材名称 |
| --- | --- | --- | --- | --- | --- |
| A1 | 472-15-1 | BS、MDP | C1 | Sitosterol（CAS: 64997-52-0） | BS、GZ、MDP |
| A2 | Kaempferol（CAS: 520-18-3） | BS、MDP | D1 | (+)-Catechin（CAS: 154-23-4） | BS、GZ、MDP |
| B1 | β-Sitosterol（CAS: 83-46-5） | BS、GZ、TR | E1 | Hederagenin（CAS: 474-58-8） | TR、FL |

**2. 有效成分靶蛋白预测筛选与交叉验证**

利用 TCMSP 数据库预测筛选出符合条件的 29 种有效成分对应的靶蛋白。在 CTD 数据库中以前列腺增生（hyperplasia of prostate）为关键词搜索相关基因，Inference score 排序 30 以上的基因与 TCMSP 数据库预测靶蛋白取交集，得到 130 个交集相关靶蛋白。

**3. GO 功能注释和 KEGG 通路富集分析**

将得到的 130 个靶蛋白在 Metascape 分别进行 GO 功能注释和 KEGG 通路富集分析。GO 功能注释显示，靶点基因参与了：细胞对脂质的反应、对激素的反应、凋亡信号通路调控、细胞群体增殖负调控、凋亡信号通路、积极调节细胞迁移、对氧水平的反应等过程（图 3-1）。KEGG 通路富集分析显示这些反应过程可能通过癌症途径、脂质和动脉粥样硬化、AGE-RAGE 信号通路在糖尿病并发症中的作用、化学致癌-受体活化、IL-17 信号通路、PI3K-Akt 信号通路等发生（图 3-2）。

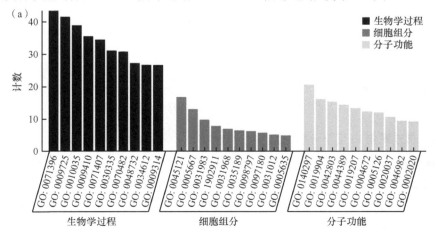

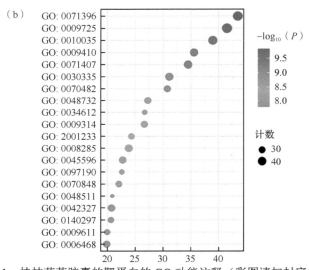

图 3-1　桂枝茯苓胶囊的靶蛋白的 GO 功能注释（彩图请扫封底二维码）

（a）柱状图；　（b）气泡图：气泡代表基因富集数目，气泡越大代表该 GO 功能中富集的基因越多

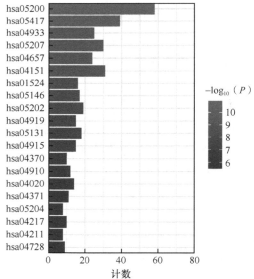

图 3-2　桂枝茯苓胶囊的靶蛋白的 KEGG 通路富集柱状图（彩图请扫封底二维码）

颜色代表显著性，颜色越红代表基因在该 KEGG 通路中富集越显著

### 4. 成分靶蛋白互作分析

将获得的 130 个靶蛋白上传至 STRING 数据库进行蛋白质-蛋白质相互作用富集分析，种属设置为 "*Homo sapiens*"，隐藏游离节点，最低交互要求分数（minimum required interaction score）设置为最高置信度（0.900）进行 PPI 网络图构建，运用 Cytoscape 3.9.1 对 PPI 网络图进一步分析和优化。获得了由 114 个节

点和 463 条边组成的网络互作图（节点大小、颜色深浅、连线密度代表靶点基因的重要性，图 3-3）。获得 degree 值前 10 位的核心基因为：*TP53*、*AKT1*、*MAPK1*、*RELA*、*TNF*、*IL6*、*FOS*、*MYC*、*ESR1*、*RXRA*，其互作关系如下：*TP53* 为肿瘤抑制基因，防止细胞恶性转化和癌症的发生，维护细胞基因组稳定性和正常功能；*AKT1* 编码信号转导分子 PKB，通过多种途径调节细胞增殖、存活、代谢和细胞周期等生物学过程，维持组织稳态和正常生理功能；*MAPK1* 编码信号转导分子 ERK2，通过多种途径调节细胞增殖、分化、凋亡、迁移等生物学过程，维持组织稳态和正常生理功能；*RELA* 编码转录因子蛋白，参与细胞凋亡、免疫反应、细胞增殖和转移等生理与病理过程；*TNF* 编码肿瘤坏死因子（TNF），参与炎症、细胞增殖和分化、细胞凋亡、免疫调节和代谢调节作用等；*IL6* 编码白细胞介素-6（IL-6），其是一种重要的炎症介质，参与免疫调节、炎症反应、代谢调节、生长因子和神经调节等；*FOS* 编码转录因子 Fos 蛋白家族成员，调节基因转录和表达、激活信号

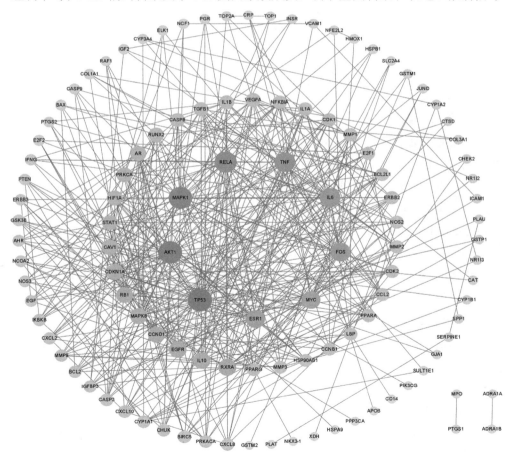

图 3-3　桂枝茯苓胶囊的靶蛋白的 PPI 网络图

通路、调节细胞周期和凋亡等；*MYC* 编码转录因子 MYC，参与转录调节、细胞周期调控、细胞凋亡调控、代谢调节和表观遗传学调控等多种作用机制；*ESR1* 编码转录因子 ERα，在雌激素信号通路中发挥作用，影响细胞增殖、分化、凋亡和代谢等；*RXRA* 编码核受体，参与细胞分化、细胞增殖、免疫反应、炎症反应、代谢调节、细胞凋亡等，见图 3-4。

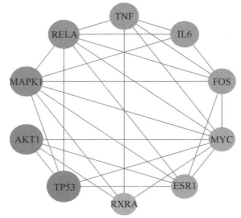

图 3-4　桂枝茯苓胶囊的靶蛋白的 PPI 核心网络

### 5. 复方中药网络药理学构建

将筛选获得的 130 个靶蛋白对应基因导入 Cytoscape 3.9.1 软件，绘制复方中药网络图，即"药材-成分-靶点"网络图。网络共有 374 个节点，2623 条关系，其中桂枝茯苓胶囊药物节点 5 个（中药材），化学成分节点 29 个，靶蛋白节点 130 个，见图 3-5。分析得到 degree 值前 10 位的化学成分为：Quercetin（CAS: 117-39-5）、Kaempferol（CAS: 520-18-3）、β-Sitosterol（CAS: 83-46-5）、(+)-Catechin（CAS: 154-23-4）、Hederagenin（CAS: 474-58-8）、Taxifolin（CAS: 480-18-2）、Sitosterol（CAS: 64997-52-0）、5-*O*-Coumaroylquinic Acid（CAS: 32451-86-8）、Campesterol（CAS: 474-62-4）、(+)-Epicatechin（CAS: 35323-91-2），见表 3-1。

### 6. 靶蛋白与分子对接

将上述"药材-成分-靶点"网络和 PPI 核心网络进行节点链接度分析，得出 degree 值前 3 的有效化学成分和靶蛋白，为该复方中药治疗前列腺增生的关键小分子和靶标。通过 PubChem 数据库（https://pubchem.ncbi.nlm.nih.gov/）下载关键小分子分子结构的 SDF 格式文件，PDB 蛋白数据库下载对应靶蛋白格式文件。MOE 软件验证靶标和关键小分子之间的分子对接可能性，"药材-成分-靶点"网络进行节点链接度分析，得出 degree 值前 3 的化学分子（Quercetin、Kaempferol、β-Sitosterol）

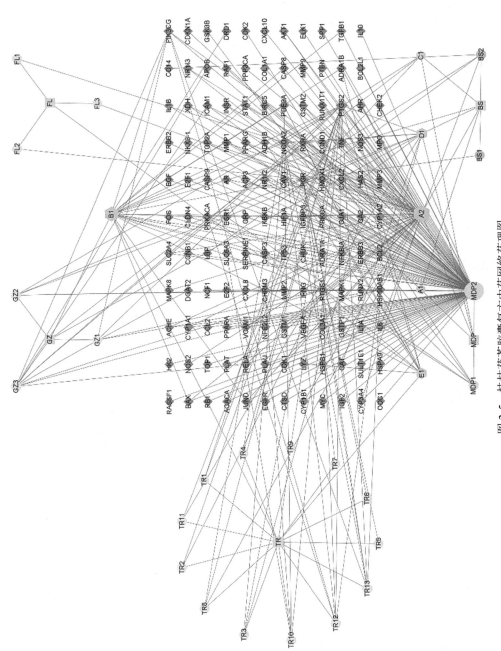

图 3-5　桂枝茯苓复方中药网络药理图
方形为中药材、圆形为成分、菱形为靶标、六边形为共同成分

和 PPI 网络核心基因对应靶蛋白（TP53、AKT1、MAPK1），利用 MOE 软件进行分子对接，Quercetin 与 TP53、AKT1、MAPK1 结合的最小自由能分别为−5.3062kcal/mol、−5.1856kcal/mol、−5.8806kcal/mol（图 3-6）；Kaempferol 与 TP53、AKT1、MAPK1 结合的最小自由能分别为−5.0185kcal/mol、−4.8581kcal/mol、−5.6723kcal/mol（图 3-7）；β-Sitosterol 与 TP53、AKT1、MAPK1 结合的最小自由能分别为−5.3841kcal/mol、−5.6950kcal/mol、−6.2814kcal/mol（图 3-8）。

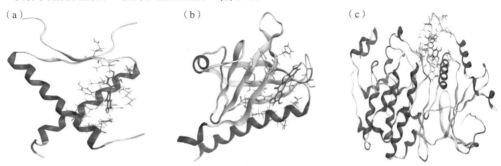

图 3-6　桂枝茯苓胶囊核心成分 Quercetin 与核心靶蛋白分子对接全局图（彩图请扫封底二维码）
（a）TP53；（b）AKT1；（c）MAPK1

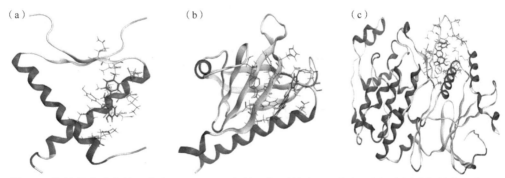

图 3-7　桂枝茯苓胶囊核心成分 Kaempferol 与核心靶蛋白分子对接全局图（彩图请扫封底二维码）
（a）TP53；（b）AKT1；（c）MAPK1

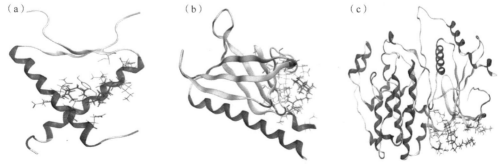

图 3-8　桂枝茯苓胶囊核心成分 β-Sitosterol 与核心靶蛋白分子对接全局图（彩图请扫封底二维码）
（a）TP53；（b）AKT1；（c）MAPK1

**7. 讨论**

本研究通过 PPI 网络进行基因筛选得到桂枝茯苓胶囊治疗 BPH 的核心靶点，靶点基因参与细胞凋亡、免疫调节、抗炎等作用机制过程。其中首选为 *TP53*（肿瘤抑制基因），可防止细胞恶性转化和癌症的发生，维护细胞基因组稳定性和正常功能；其次为 *AKT1*（编码信号转导分子 PKB），能通过多种途径调节细胞增殖、存活、代谢和细胞周期等生物学过程，维持组织稳态和正常生理功能；再次为 *MAPK1*（编码信号转导分子 ERK2），能通过多种途径调节细胞增殖、分化、凋亡、迁移等生物学过程，维持组织稳态和正常生理功能。

GO 功能注释结果显示，桂枝茯苓胶囊参与调控的分子功能主要富集在：细胞对脂质的反应、对激素的反应、凋亡信号通路调控、细胞群体增殖负调控、凋亡信号通路、积极调节细胞迁移、对氧水平的反应等过程中。KEGG 通路富集分析结果显示，桂枝茯苓胶囊主要对癌症途径、脂质和动脉粥样硬化、AGE-RAGE 信号通路在糖尿病并发症中的作用、化学致癌-受体活化、IL-17 信号通路、PI3K-Akt 信号通路等起调控作用。

通过网络药理学构建分析得到 degree 值前 10 位的化学成分：Quercetin、Kaempferol、β-Sitosterol、(+)-Catechin、Hederagenin、Taxifolin、Sitosterol、5-*O*-Coumaroylquinic Acid、Campesterol、(+)-Epicatechin，它们可作为桂枝茯苓胶囊的质量标准控制指标。分子对接结果显示，桂枝茯苓胶囊的核心成分 Quercetin、Kaempferol、β-Sitosterol 与靶蛋白 TP53、AKT1、MAPK1 结合的最小自由能均小于 0，具有较强的结合能力，它们是该药品中最重要的成药物质。当然，以上结论仅为模拟研究的结果，需要细胞学和动物学实验的验证。

# 第 2 节 网络药理学分析金利油软胶囊

**1. 活性成分收集筛选**

通过中药系统药理学平台（TCMSP），检索金利油软胶囊组成成分：柴胡（Radix Bupleuri，CH）、沉香[*Aquilaria agallocha* (Lour.) Roxb.，CX]、甘草（*Glycyrrhiza uralensis* Fisch.，GC）、黑芝麻（Semen Sesami Nigrum，HZM）、黄连（Rhizoma Coptidis，HL）、苦杏仁（Semen Armeniacae Amarum，KXR）、麻黄（Herba Ephedrae，MH）、秦艽（*Gentiana macrophylla* Pall.，QJ）、秦皮（Cortex Fraxini，QP）、制草乌（*Aconitum kusnezoffii* Reichb.，ZWC）10 味中药材的有效化学成分，应用 ADME 参数筛选出可能的活性药物分子[设定口服生物利用度（oral bioavailability，OB）阈值≥30%、类药性（drug likeness，DL）阈值≥0.18%，其他参数默认]，TCMSP 检索不到的中药通过中医药整合药理学研究平台 v2.0（TCMIP v2.0）和文献来筛选有效化学成分，SwissADME 进行药物成分虚拟筛选并与 *BPH* 基因靶点取交集，得到

金利油软胶囊有效化学成分 142 种。表 3-2 中柴胡 11 种、沉香 9 种、甘草 87 种、黑芝麻 7 种、黄连 10 种、苦杏仁 16 种、麻黄 19 种、秦艽 2 种、秦皮 2 种、制草乌 1 种，两种或两种以上药材中共有化学成分为 15 种。

**表 3-2　金利油软胶囊 10 味中药材中独有有效化学成分和共有化学成分**

(a) 药材独有有效化学成分

| CH | | | | | | |
|---|---|---|---|---|---|---|
| CH1 | CH2 | CH3 | CH4 | CH5 | CH6 | CH7 |
| 5999-95-1 | 17245-30-6 | 83162-82-7 | 18423-69-3 | 73069-28-0 | 481-18-5 | 1429-30-7 |

| CX | | | | | |
|---|---|---|---|---|---|
| CX1 | CX2 | CX3 | CX4 | CX5 | CX6 |
| 84294-87-1 | 117596-92-6 | 5890-18-6 | 13476-25-0 | 52482-97-0 | 476-70-0 |

| GC | | | | | | |
|---|---|---|---|---|---|---|
| GC1 | | GC2 | GC3 | | GC4 | GC5 |
| 2035-15-6 | | 578-86-9 | 3301-49-3 | | 32383-76-9 | 104691-86-3 |
| GC6 | | | GC7 | | GC8 | GC9 |
| 7-Methoxy-2-Methylisoflavone（CAS: 19725-44-1） | | | 485-72-3 | | 20575-57-9 | 157414-03-4 |
| GC10 | GC11 | GC12 | GC13 | GC14 | GC15 | GC16 |
| 119061-09-5 | 142488-54-8 | 145382-61-2 | 142474-53-1 | 329319-08-6 | 151135-82-9 | 152511-47-2 |
| GC17 | GC18 | GC19 | GC20 | GC21 | GC22 | GC23 |
| 117038-80-9 | 129280-33-7 | 42193-83-9 | 87440-56-0 | 40323-57-7 | 146763-58-8 | 178330-48-8 |
| GC24 | GC25 | GC26 | GC27 | GC28 | GC29 | GC30 |
| 144506-15-0 | 125709-31-1 | 51847-92-8 | 27762-99-8 | 124596-86-7 | 129145-50-2 | 129145-51-3 |
| GC31 | GC32 | GC33 | GC34 | GC35 | GC36 | GC37 |
| 129145-53-5 | 66056-18-6 | 118524-14-4 | 66056-19-7 | 66056-30-2 | 66067-26-3 | 157414-04-5 |
| GC38 | GC39 | GC40 | GC41 | GC42 | GC43 | GC44 |
| 125709-32-2 | 117038-80-9 | 65242-64-0 | 41983-91-9 | 60008-03-9 | 60008-02-8 | 899436-04-5 |
| GC45 | GC46 | GC47 | GC48 | GC49 | GC50 | GC51 |
| 1690-62-6 | 166547-20-2 | 52766-70-8 | 87746-47-2 | 578-86-9 | 31524-62-6 | 23013-86-7 |
| GC52 | GC53 | GC54 | GC55 | GC56 | GC57 | GC58 |
| 94805-83-1 | 486-63-5 | 65428-13-9 | 4382-17-6 | 175554-11-7 | 58749-22-7 | 74046-05-2 |
| GC59 | GC60 | GC61 | GC62 | GC63 | GC64 | GC65 |
| 68978-09-6 | 158446-33-4 | 7050-07-9 | 152511-44-9 | 552-58-9 | 1092952-62-9 | 3211-63-0 |
| GC66 | GC67 | GC68 | GC69 | GC70 | GC71 | |
| 506-31-0 | 20879-05-4 | 126716-34-5 | 126716-35-6 | 202815-29-0 | 145382-62-3 | |
| GC | | | | | HL | |
| GC72 | GC73 | GC74 | GC75 | GC76 | HL1 | HL2 |
| 197304-01-1 | 66056-30-2 | 53948-00-8 | 2345-36-6 | 199331-35-6 | 633-66-9 | 15401-69-1 |

续表

| HL | | | | | | |
|---|---|---|---|---|---|---|
| HL3 | HL4 | HL5 | HL6 | HL7 | HL8 | HL9 |
| 6873-09-2 | 522-97-4 | 549-21-3 | 508-76-9 | 3486-67-7 | 3486-66-6 | 38763-29-0 |
| KXR | | | | | | |
| KXR1 | KXR2 | KXR3 | KXR4 | KXR5 | KXR6 | |
| 53-16-7 | 2091-39-6 | 57-88-5 | 481-18-5 | 2196-60-3 | 16562-13-3 | |
| MH | | | | | | |
| MH1 | MH2 | MH3 | MH4 | MH5 | MH6 | MH7 |
| 520-17-2 | 527-95-7 | 480-17-1 | 528-53-0 | 544-35-4 | 67392-96-5 | 83-47-6 |
| MH8 | MH9 | MH10 | MH11 | MH12 | MH13 | MH14 |
| 520-34-3 | 480-18-2 | 474-62-4 | 552-58-9 | 437-64-9 | 520-12-7 | 69256-15-1 |
| MH | HZM | | | | | |
| MH15 | HZM1 | HZM2 | HZM3 | HZM4 | HZM5 | |
| 84-78-6 | 59-30-3 | 7689-03-4 | 526-07-8 | 22384-63-0 | 133-04-0 | |
| QP | | | | ZWC | | |
| QP1 | | QP2 | | ZWC1 | | |
| 81426-17-7 | | 524-30-1 | | 95508-61-5 | | |

（b）药材共有化学成分

| 标注名称 | 分子名称 | 药材名称 | 标注名称 | 分子名称 | 药材名称 |
|---|---|---|---|---|---|
| A1 | Stigmasterol（CAS: 83-48-7） | CH、KXR、MH | G1 | 472-15-1 | GC、KXR |
| B1 | Isorhamnetin（CAS: 480-19-3） | CH、GC | G2 | 23013-84-5 | GC、KXR |
| C1 | Quercetin（CAS: 117-39-5） | CH、CX、GC、HL | G3 | Licochalcone B（CAS: 58749-23-8） | GC、KXR |
| D1 | Kaempferol（CAS: 520-18-3） | CH、GC | G4 | 551-15-5 | GC、KXR |
| E1 | β-Sitosterol（CAS: 83-46-5） | CX、MH、QJ | G5 | Glabridin（CAS: 59870-68-7） | GC、KXR |
| F1 | 5779-62-4 | CX、GC、KXR、QJ | G6 | 88478-02-8 | GC、KXR |
| K1 | 5561-99-9 | HZM、KXR | J1 | (+)-Catechin（CAS: 154-23-4） | HZM、KXR、MH |
| H1 | Naringenin（CAS: 480-41-1） | GC、MH | | | |

## 2. 有效成分靶蛋白预测筛选与交叉验证

利用 TCMSP 数据库预测筛选出符合条件的 142 种有效成分对应的靶蛋白。在 CTD 数据库中以前列腺增生（hyperplasia of prostate）为关键词搜索相关基因，Inference score 排序 30 以上的基因与 TCMSP 数据库预测靶蛋白取交集，得到 156

个交集相关靶蛋白。

### 3. GO 功能注释和 KEGG 通路富集分析

将得到的 156 个靶蛋白在 Metascape 分别进行 GO 功能注释和 KEGG 通路富集分析。GO 功能注释显示，靶点基因参与了：细胞死亡正向调控、凋亡信号通路调控、对激素的反应、细胞对脂质的反应、对无机物质的反应、对外来刺激的反应等过程（图 3-9）。KEGG 通路富集分析显示这些反应过程可能通过癌症途径、

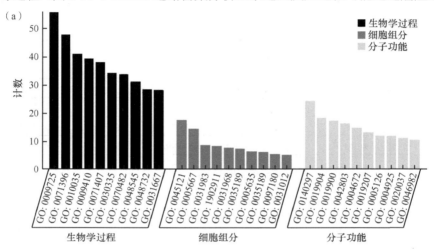

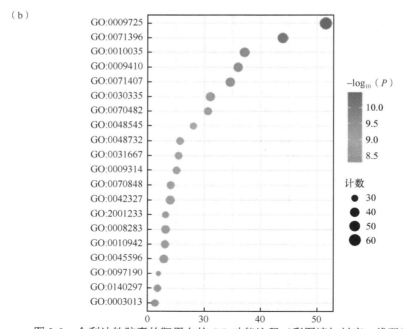

图 3-9　金利油软胶囊的靶蛋白的 GO 功能注释（彩图请扫封底二维码）

（a）柱状图；（b）气泡图：气泡代表基因富集数目，气泡越大代表该 GO 功能中富集的基因越多

脂质和动脉粥样硬化、化学致癌-受体活化、AGE-RAGE 信号通路、流体剪切应力与动脉粥样硬化、细胞衰老等通路发生（图 3-10）。

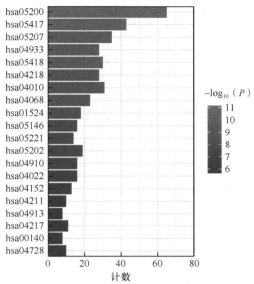

图 3-10　金利油软胶囊的靶蛋白的 KEGG 通路富集柱状图（彩图请扫封底二维码）
颜色代表显著性，颜色越红代表基因在该 KEGG 通路中富集越显著

### 4. 成分靶蛋白互作分析

将获得的 156 个靶蛋白上传至 STRING 数据库进行蛋白质-蛋白质相互作用富集分析，种属设置为"Homo sapiens"，隐藏游离节点，最低交互要求分数（minimum required interaction score）设置为最高置信度（0.900）进行 PPI 网络图构建，运用 Cytoscape 3.9.1 对 PPI 网络图进一步分析和优化。获得了由 135 个节点和 647 条边组成的网络互作图（节点大小、颜色深浅、连线密度代表靶点基因的重要性，图 3-11）。获得 degree 值前 10 位的核心基因为：TP53、MAPK3、AKT1、STAT3、MAPK1、RELA、FOS、ESR1、TNF、IL6，其互作关系如下：TP53 为肿瘤抑制基因，防止细胞恶性转化和癌症的发生，维护细胞基因组稳定性和正常功能；MAPK3 编码丝裂原活化蛋白激酶，调节多种细胞信号通路、影响细胞生长、分化、凋亡和周期等过程，参与炎症反应和细胞骨架调节；AKT1 编码信号转导分子 PKB，通过多种途径调节细胞增殖、存活、代谢和细胞周期等生物学过程，维持组织稳态和正常生理功能；STAT3 为转录因子基因，参与免疫调节、细胞生长和分化、炎症反应、肿瘤生成和发展、细胞内信号传递、基因表达和多种细胞功能；MAPK1 编码信号转导分子 ERK2，通过多种途径调节细胞增殖、分化、凋亡、迁移等生物学过程，维持组织稳态和正常生理功能；RELA 编码转录因子蛋白，参与细胞凋亡、免疫反应、细胞增殖和转移等生理与病理过程；FOS 编码转录

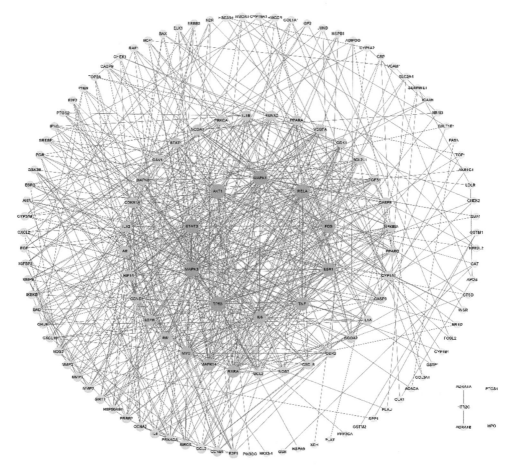

图 3-11　金利油软胶囊的靶蛋白的 PPI 网络图

因子 Fos 蛋白家族成员，调节基因转录和表达、激活信号通路、调节细胞周期和凋亡等；*ESR1* 编码转录因子 ERα，在雌激素信号通路中发挥作用，影响细胞增殖、分化、凋亡和代谢等；*TNF* 编码肿瘤坏死因子（TNF），参与炎症、细胞增殖和分化、细胞凋亡、免疫调节和代谢调节作用等；*IL6* 编码白细胞介素-6（IL-6），其是一种重要的炎症介质，参与免疫调节、炎症反应、代谢调节、生长因子和神经调节等，见图 3-12。

### 5. 复方中药网络药理学构建

将筛选获得的 156 个靶蛋白对应基因导入 Cytoscape 3.9.1 软件，绘制复方中药网络图，即"药材-成分-靶点"网络图。网络共有 308 个节点，2349 条关系，其中金利油软胶囊药物节点 10 个（中药材），化学成分节点 142 个，靶蛋白节点 156 个，见图 3-13。分析得到 degree 值前 10 位的化学成分为：Quercetin（CAS: 117-39-5）、Kaempferol（CAS: 520-18-3）、β-Sitosterol（CAS: 83-46-5）、Naringenin

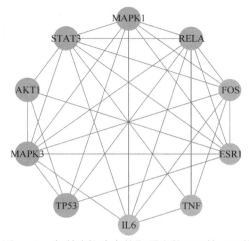

图 3-12　金利油软胶囊的靶蛋白的 PPI 核心网络

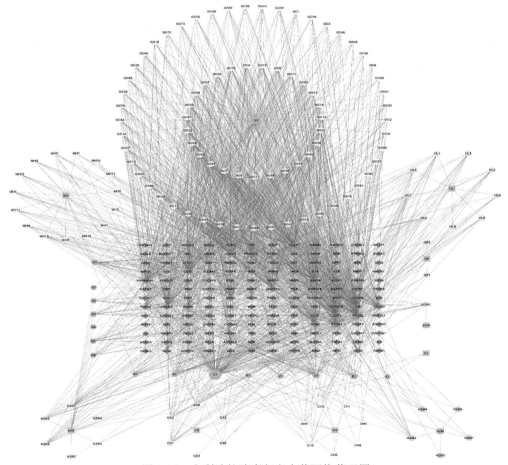

图 3-13　金利油软胶囊复方中药网络药理图
方形为中药材、圆形为成分、菱形为靶标、六边形为共同成分

（CAS: 480-41-1）、Isorhamnetin（CAS: 480-19-3）、Stigmasterol（CAS: 83-48-7）、Glabridin（CAS: 59870-68-7）、Licochalcone B（CAS: 58749-23-8）、(+)-Catechin（CAS: 154-23-4）、7-Methoxy-2-Methylisoflavone（CAS: 19725-44-1），见表 3-2。

### 6. 靶蛋白与分子对接

将上述"药材-成分-靶点"网络和 PPI 核心网络进行节点链接度分析，得出 degree 值前 3 的有效化学成分和靶蛋白，为该复方中药治疗前列腺增生的关键小分子和靶标。通过 PubChem 数据库（https://pubchem.ncbi.nlm.nih.gov/）下载关键小分子分子结构的 SDF 格式文件，PDB 蛋白数据库下载对应靶蛋白格式文件。MOE 软件验证靶标和关键小分子之间的分子对接可能性，"药材-成分-靶点"网络进行节点链接度分析，得出 degree 值前 3 的化学分子（Quercetin、Kaempferol、β-Sitosterol）和 PPI 网络核心基因对应靶蛋白（TP53、MAPK3、AKT1），利用 MOE 软件进行分子对接，Quercetin 与 TP53、MAPK3、AKT1 结合的最小自由能分别为−5.3062kcal/mol、−6.2270kcal/mol、−6.2270kcal/mol（图 3-14）；Kaempferol 与 TP53、MAPK3、AKT1 结合的最小自由能分别为−5.0185kcal/mol、−6.0943kcal/mol、−6.0943kcal/mol（图 3-15）；β-Sitosterol 与 TP53、MAPK3、AKT1 结合的最小自由能分别为−5.3841kcal/mol、−6.8763kcal/mol、−5.6950kcal/mol（图 3-16）。

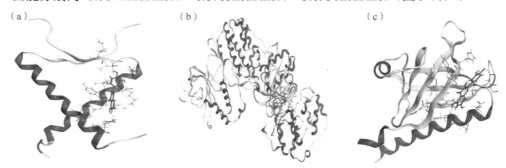

图 3-14　金利油软胶囊核心成分 Quercetin 与核心靶蛋白分子对接全局图（彩图请扫封底二维码）
（a）TP53；（b）MAPK3；（c）AKT1

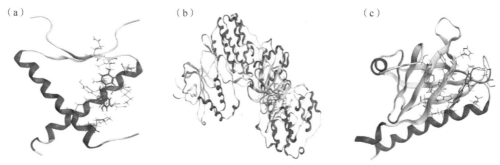

图 3-15　金利油软胶囊核心成分 Kaempferol 与核心靶蛋白分子对接全局图（彩图请扫封底二维码）
（a）TP53；（b）MAPK3；（c）AKT1

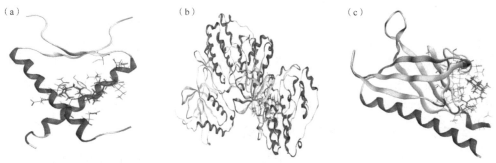

图3-16　金利油软胶囊核心成分 β-Sitosterol 与核心靶蛋白分子对接全局图（彩图请扫封底二维码）

(a) TP53；(b) MAPK3；(c) AKT1

**7. 讨论**

本研究通过 PPI 网络进行基因筛选得到金利油软胶囊治疗 BPH 的核心靶点，靶点基因参与细胞凋亡、免疫调节、抗炎等作用机制过程。其中首选为 *TP53*（肿瘤抑制基因），可防止细胞恶性转化和癌症的发生，维护细胞基因组稳定性和正常功能；其次为 *MAPK3*（编码丝裂原活化蛋白激酶），可调节多种细胞信号通路、影响细胞生长、分化、凋亡和周期等过程，参与炎症反应和细胞骨架调节；再次为 *AKT1*（编码信号转导分子 PKB），能通过多种途径调节细胞增殖、存活、代谢和细胞周期等生物学过程，维持组织稳态和正常生理功能。

GO 功能注释结果显示，金利油软胶囊参与调控的分子功能主要富集在：细胞死亡正向调控、凋亡信号通路调控、对激素的反应、细胞对脂质的反应、对无机物质的反应、对外来刺激的反应等过程中。KEGG 通路富集分析结果显示，金利油软胶囊主要对癌症途径、脂质和动脉粥样硬化、化学致癌-受体活化、AGE-RAGE 信号通路、流体剪切应力与动脉粥样硬化、细胞衰老等通路起调控作用。

通过网络药理学构建分析得到 degree 值前 10 位的化学成分：Quercetin、Kaempferol、β-Sitosterol、Naringenin、Isorhamnetin、Stigmasterol、Glabridin、Licochalcone B、(+)-Catechin、7-Methoxy-2-Methylisoflavone，它们可作为金利油软胶囊的质量标准控制指标。分子对接结果显示，金利油软胶囊的核心成分 Quercetin、Kaempferol、β-Sitosterol 与靶点蛋白 TP53、MAPK3、AKT1 结合的最小自由能均小于 0，具有较强的结合能力，它们是该药品中最重要的成药物质。当然，以上结论仅为模拟研究的结果，需要细胞学和动物学实验的验证。

# 第 3 节　网络药理学分析普乐安片

**1. 活性成分收集筛选**

通过中药系统药理学平台（TCMSP），检索普乐安片组成分：油菜花粉（pollen Brassicae Campestris，YCHF）的有效化学成分，应用 ADME 参数筛选出可能的活性药物分子[设定口服生物利用度（oral bioavailability，OB）阈值≥30%、类药性（drug likeness，DL）阈值≥0.18%，其他参数默认]，TCMSP 检索不到的中药通过中医药整合药理学研究平台 v2.0（TCMIP v2.0）和文献来筛选有效化学成分，SwissADME 进行药物成分虚拟筛选并与 *BPH* 基因靶点取交集，得到普乐安片有效化学成分 3 种，分别是 Quercetin、β-Sitosterol、Kaempferol。

**2. 有效成分靶蛋白预测筛选与交叉验证**

利用 TCMSP 数据库预测筛选出符合条件的 3 种有效成分对应的靶蛋白。在 CTD 数据库中以前列腺增生（hyperplasia of prostate）为关键词搜索相关基因，Inference score 排序 30 以上的基因与 TCMSP 数据库预测靶蛋白取交集，得到 120 个交集相关靶蛋白。

**3. GO 功能注释和 KEGG 通路富集分析**

将得到的 120 个靶蛋白在 Metascape 分别进行 GO 功能注释和 KEGG 通路富集分析。GO 功能注释显示，靶点基因参与了：细胞死亡正向调控、凋亡信号通路调控、对激素的反应、细胞对脂质、对有机环状化合物、对外来刺激、对无机物质、对氧水平变化的反应等过程（图 3-17）。KEGG 通路富集分析显示这些反应过程可能通过癌症途径、脂质和动脉粥样硬化、AGE-RAGE 信号通路在糖尿病并发症中的作用、化学致癌-受体活化、癌症中的蛋白聚糖、松弛素信号通路等发生（图 3-18）。

**4. 成分靶蛋白互作分析**

将获得的 120 个靶蛋白上传至 STRING 数据库进行蛋白质-蛋白质相互作用富集分析，种属设置为"*Homo sapiens*"，隐藏游离节点，最低交互要求分数（minimum required interaction score）设置为最高置信度（0.900）进行 PPI 网络图

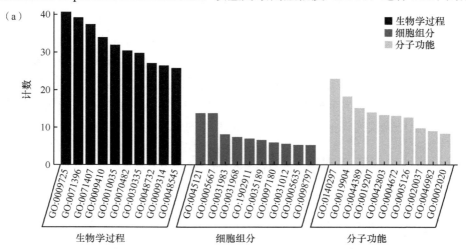

（b）

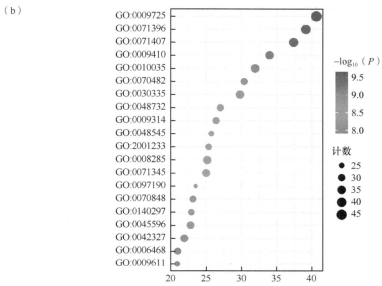

图 3-17　普乐安片的靶蛋白的 GO 功能注释（彩图请扫封底二维码）

（a）柱状图；（b）气泡图：气泡代表基因富集数目，气泡越大代表该 GO 功能中富集的基因越多

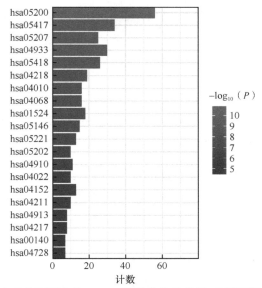

图 3-18　普乐安片的靶蛋白的 KEGG 通路富集柱状图（彩图请扫封底二维码）

颜色代表显著性，颜色越红代表基因在该 KEGG 通路中富集越显著

构建，运用 Cytoscape 3.9.1 对 PPI 网络图进一步分析和优化。获得了由 108 个节点和 451 条边组成的网络互作图（节点大小、颜色深浅、连线密度代表靶点基因的重要性，图 3-19）。获得 degree 值前 10 位的核心基因为：*TP53*、*MAPK1*、*AKT1*、*RELA*、*TNF*、*IL6*、*FOS*、*MYC*、*ESR1*、*MAPK14*，其互作关系如下：*TP53* 为肿瘤

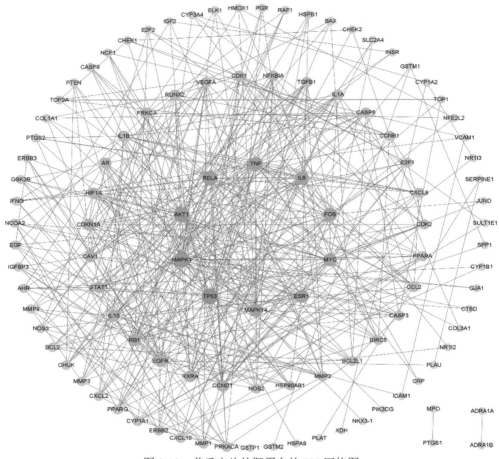

图 3-19　普乐安片的靶蛋白的 PPI 网络图

抑制基因，防止细胞恶性转化和癌症的发生，维护细胞基因组稳定性和正常功能；*MAPK1* 编码信号转导分子 ERK2，通过多种途径调节细胞增殖、分化、凋亡、迁移等生物学过程，维持组织稳态和正常生理功能；*AKT1* 编码信号转导分子 PKB，通过多种途径调节细胞增殖、存活、代谢和细胞周期等生物学过程，维持组织稳态和正常生理功能；*RELA* 编码转录因子蛋白，参与细胞凋亡、免疫反应、细胞增殖和转移等生理与病理过程；*TNF* 编码肿瘤坏死因子（TNF），参与炎症、细胞增殖和分化、细胞凋亡、免疫调节和代谢调节作用等；*IL6* 编码白细胞介素-6（IL-6），其是一种重要的炎症介质，参与免疫调节、炎症反应、代谢调节、生长因子和神经调节等；*FOS* 编码转录因子 Fos 蛋白家族成员，调节基因转录和表达、激活信号通路、调节细胞周期和凋亡等；*MYC* 编码转录因子 MYC，参与转录调节、细胞周期调控、细胞凋亡调控、代谢调节和表观遗传学调控等多种作用机制；*ESR1* 编码转录因子 ERα，在雌激素信号通路中发挥作用，影响细胞增殖、分化、凋亡和代谢等；*MAPK14* 编码细胞应激信号 p38α MAPK，参与炎症反应、细胞凋亡、代谢调节、细胞周期调节和神经调节等，见图 3-20。

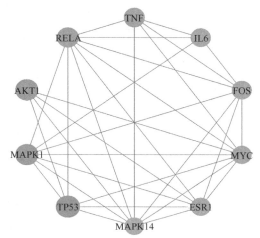

图 3-20　普乐安片的靶蛋白的 PPI 核心网络

**5. 复方中药网络药理学构建**

将筛选获得的 120 个靶蛋白对应基因导入 Cytoscape 3.9.1 软件，绘制复方中药网络图，即"药材-成分-靶点"网络图。网络共有 124 个节点，148 条关系，其中普乐安片药物节点 1 个（中药材），化学成分节点 3 个，靶蛋白节点 120 个，见图 3-21。分析得到 degree 值前 3 位的化学成分为：Quercetin（CAS: 117-39-5）、β-Sitosterol（CAS: 83-46-5）、Kaempferol（CAS: 520-18-3）。

**6. 靶蛋白与分子对接**

将上述"药材-成分-靶点"网络和 PPI 核心网络进行节点链接度分析，得出 degree 值前 3 的有效化学成分和靶蛋白，为该复方中药治疗前列腺增生的关键小分子和靶标。通过 PubChem 数据库（https://pubchem.ncbi.nlm.nih.gov/）下载关键小分子分子结构的 SDF 格式文件，PDB 蛋白数据库下载对应靶蛋白格式文件。MOE 软件验证靶标和关键小分子之间的分子对接可能性，"药材-成分-靶点"网络进行节点链接度分析，得出 degree 值前 3 的化学分子（Quercetin、β-Sitosterol、Kaempferol）和 PPI 网络核心基因对应靶蛋白（TP53、MAPK1、AKT1），利用 MOE 软件进行分子对接，Quercetin 与 TP53、MAPK1、AKT1 结合的最小自由能分别为 $-5.3062$ kcal/mol、$-5.8806$ kcal/mol、$-5.1856$ kcal/mol（图 3-22）；β-Sitosterol 与 TP53、MAPK1、AKT1 结合的最小自由能分别为 $-5.3841$ kcal/mol、$-6.2814$ kcal/mol、$-5.6950$ kcal/mol（图 3-23）；Kaempferol 与 TP53、MAPK1、AKT1 结合的最小自由能分别为 $-5.3056$ kcal/mol、$-6.2830$ kcal/mol、$-5.0456$ kcal/mol（图 3-24）。

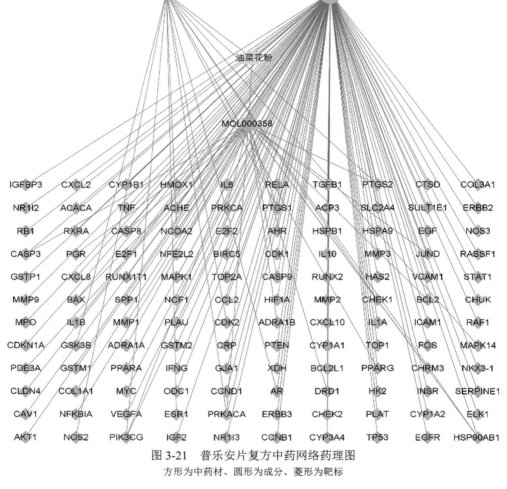

图 3-21　普乐安片复方中药网络药理图

方形为中药材、圆形为成分、菱形为靶标

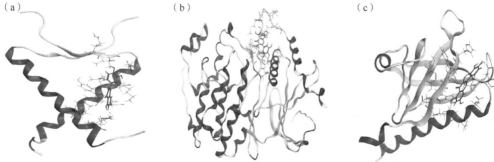

图 3-22　普乐安片核心成分 Quercetin 与核心靶蛋白分子对接全局图（彩图请扫封底二维码）

（a）TP53；（b）MAPK1；（c）AKT1

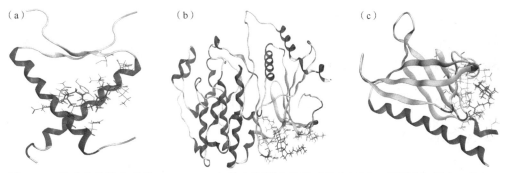

图 3-23　普乐安片核心成分 β-Sitosterol 与核心靶蛋白分子对接全局图（彩图请扫封底二维码）
（a）TP53；（b）MAPK1；（c）AKT1

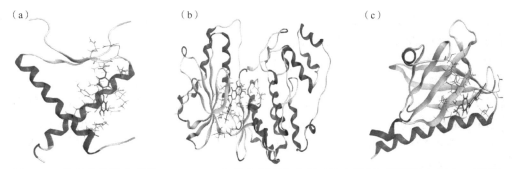

图 3-24　普乐安片核心成分 Kaempferol 与核心靶蛋白分子对接全局图（彩图请扫封底二维码）
（a）TP53；（b）MAPK1；（c）AKT1

## 7. 讨论

本研究通过 PPI 网络进行基因筛选得到普乐安片治疗 BPH 的核心靶点，靶点基因参与细胞凋亡、免疫调节、抗炎等作用机制过程。其中首选为 *TP53*（肿瘤抑制基因），可防止细胞恶性转化和癌症的发生，维护细胞基因组稳定性和正常功能；其次为 *MAPK1*（编码信号转导分子 ERK2），能通过多种途径调节细胞增殖、分化、凋亡、迁移等生物学过程，维持组织稳态和正常生理功能；再次为 *AKT1*（编码信号转导分子 PKB），能通过多种途径调节细胞增殖、存活、代谢和细胞周期等生物学过程，维持组织稳态和正常生理功能。

GO 功能注释结果显示，普乐安片参与调控的分子功能主要富集在：细胞死亡正向调控、凋亡信号通路调控、对激素的反应、细胞对脂质、对有机环状化合物、对外来刺激、对无机物质、对氧水平变化的反应等过程中。KEGG 通路富集分析结果显示，普乐安片主要通过癌症途径、脂质和动脉粥样硬化、AGE-RAGE信号通路在糖尿病并发症中的作用、化学致癌-受体活化、癌症中的蛋白聚糖、松弛素信号通路等起调控作用。

分子对接结果显示，普乐安片的核心成分 Quercetin、β-Sitosterol、Kaempferol

与靶点蛋白 TP53、MAPK1、AKT1 结合的最小自由能均小于 0，具有较强的结合能力，它们是该药品中最重要的成药物质。当然，以上结论仅为模拟研究的结果，需要细胞学和动物学实验的验证。

## 第 4 节　网络药理学分析前列舒通胶囊

### 1. 活性成分收集筛选

通过中药系统药理学平台（TCMSP），检索前列舒通胶囊组成成分：柴胡（Radix Bupleuri，CH）、赤芍（Radix Paeoniae Rubra，CS）、甘草（*Glycyrrhiza uralensis* Fisch.，GC）、川牛膝（Radix Cyathulae，CNX）、川芎（Rhizoma Chuanxiong，CX）、当归（Radix Angelicae Sinensis，DG）、虎耳草（Herba Saxifraga，HEC）、黄柏（Cortex Phellodendri Chinensis，HB）、马鞭草（*Verbena officinalis* Linn.，MBC）、马齿苋（*Portulaca oleracea* Linn.，MCX）、三棱（Rhizoma Sparganii，SL）、土茯苓（Rhizoma Smilacis Glabrae，TFL）、泽泻[*Alisma orientalis* (Sam.) Juz.，ZX]13 味中药材的有效化学成分，应用 ADME 参数筛选出可能的活性药物分子[设定口服生物利用度（oral bioavailability，OB）阈值≥30%、类药性（drug likeness，DL）阈值≥0.18%，其他参数默认]，TCMSP 检索不到的中药通过中医药整合药理学研究平台 v2.0（TCMIP v2.0）和文献来筛选有效化学成分，SwissADME 进行药物成分虚拟筛选并与 *BPH* 基因靶点取交集，得到前列舒通胶囊有效化学成分 157种。表 3-3 中柴胡 11 种、赤芍 11 种、甘草 87 种、川牛膝 3 种、川芎 6 种、当归 2种、虎耳草 3 种、黄柏 23 种、马鞭草 11 种、马齿苋 9 种、三棱 5 种、土茯苓 14种、泽泻 6 种，两种或两种以上药材中共有化学成分为 12 种。

表 3-3　前列舒通胶囊 12 味中药材中独有有效化学成分和共有化学成分

| (a) 药材独有有效化学成分 | | | | | | |
|---|---|---|---|---|---|---|
| CH | | | | | | |
| CH1 | CH2 | CH3 | CH4 | CH5 | CH6 | CH7 |
| 5999-95-1 | 17245-30-6 | Arcapillin (CAS: 83162-82-7) | 18423-69-3 | 73069-28-0 | 481-18-5 | 1429-30-7 |
| SL | | CNX | | | | |
| SL1 | SL2 | CNX1 | | | | |
| 2462-94-4 | 474-58-8 | 51068-94-1 | | | | |
| CS | | | | | | |
| CS1 | CS2 | CS3 | CS4 | CS5 | CS6 | |
| 476-66-4 | 23180-57-6 | 491-67-8 | 481-18-5 | (2R,3R)-4-Methoxyl-Distylin | 18525-35-4 | |

续表

| GC | | | | | | |
|---|---|---|---|---|---|---|
| GC1 | GC2 | GC3 | GC4 | GC5 | GC6 | GC7 |
| 2035-15-6 | 578-86-9 | 472-15-1 | 23013-84-5 | 3301-49-3 | 32383-76-9 | 104691-86-3 |
| GC8 | GC9 | GC10 | GC11 | GC12 | GC13 | GC14 |
| 19725-44-1 | 20575-57-9 | 157414-03-4 | 119061-09-5 | 142488-54-8 | 145382-61-2 | 142474-53-1 |
| GC15 | GC16 | GC17 | GC18 | GC19 | GC20 | GC21 |
| 329319-08-6 | 151135-82-9 | 152511-47-2 | 117038-80-9 | 129280-33-7 | 42193-83-9 | 87440-56-0 |
| GC22 | GC23 | GC24 | GC25 | GC26 | GC27 | GC28 |
| 40323-57-7 | 146763-58-8 | 178330-48-8 | 58749-23-8 | 144506-15-0 | 125709-31-1 | 51847-92-8 |
| GC29 | GC30 | GC31 | GC32 | GC33 | GC34 | GC35 |
| 27762-99-8 | 124596-86-7 | 129145-50-2 | 129145-51-3 | 129145-53-5 | 66056-18-6 | 118524-14-4 |
| GC36 | GC37 | GC38 | GC39 | GC40 | GC41 | GC42 |
| 66056-19-7 | 66056-30-2 | 66067-26-3 | 157414-04-5 | 125709-32-2 | 551-15-5 | 117038-80-9 |
| GC43 | GC44 | GC45 | GC46 | GC47 | GC48 | GC49 |
| 65242-64-0 | 59870-68-7 | 41983-91-9 | 60008-03-9 | 60008-02-8 | 899436-04-5 | 1690-62-6 |
| GC50 | GC51 | GC52 | GC53 | GC54 | GC55 | GC56 |
| 166547-20-2 | 52766-70-8 | 87746-47-2 | 578-86-9 | 31524-62-6 | 23013-86-7 | 94805-83-1 |
| GC57 | GC58 | GC59 | GC60 | GC61 | GC62 | GC63 |
| 486-63-5 | 65428-13-9 | 4382-17-6 | 175554-11-7 | 58749-22-7 | 74046-05-2 | 68978-09-6 |
| GC64 | GC65 | GC66 | GC67 | GC68 | GC69 | GC70 |
| 158446-33-4 | 7050-07-9 | 152511-44-9 | 552-58-9 | 1092952-62-9 | 3211-63-0 | 506-31-0 |
| GC71 | GC72 | GC73 | GC74 | GC75 | GC76 | GC77 |
| 20879-05-4 | 126716-34-5 | 126716-35-6 | 202815-29-0 | 145382-62-3 | 197304-01-1 | 66056-30-2 |
| GC78 | GC79 | GC80 | GC81 | | | |
| 53948-00-8 | 88478-02-8 | 2345-36-6 | 199331-35-6 | | | |
| HB | | | | | | |
| HB1 | HB2 | HB3 | HB4 | HB5 | HB6 | HB7 |
| 633-66-9 | 3486-66-6 | 52589-11-4 | 6869-99-4 | 2543-94-4 | 119963-50-7 | 84-26-4 |
| HB8 | HB9 | HB10 | HB11 | HB12 | HB13 | HB14 |
| 83-95-4 | 34316-15-9 | 38763-29-0 | 32728-75-9 | 3486-67-7 | 130-86-9 | 483-34-1 |
| HB15 | HB16 | HB17 | HB18 | HB19 | HB20 | |
| 52589-11-4 | 5096-57-1 | 83-47-6 | 15401-69-1 | 474-62-4 | 18207-71-1 | |
| MBC | | | | | | |
| MBC1 | MBC2 | | MBC3 | MBC4 | | MBC5 |
| 520-34-3 | 57096-02-3 | | 479-90-3 | 110979-06-1 | | 162899283 |
| MCX | | | | | | |
| MCX1 | MCX2 | | MCX3 | MCX4 | | |
| 93444-49-6 | 24604-97-5 | | 4934-32-1 | 15121-53-6 | | |

| TFL | | | | |
|---|---|---|---|---|
| TFL1 | TFL2 | TFL3 | TFL4 | TFL5 |
| 121230-30-6 | 54081-47-9 | 54081-48-0 | 30987-58-7 | 29838-67-3 |
| TFL6 | TFL7 | TFL8 | TFL9 | |
| 480-18-2 | 480-18-2 | 512-04-9 | 111003-33-9 | |
| CX | | | | |
| CX1 | CX2 | CX3 | CX4 | CX5 |
| 544-35-4 | 32492-74-3 | 29700-20-7 | 93236-64-7 | 59-30-3 |
| ZX | | | | |
| ZX1 | ZX2 | ZX3 | ZX4 | ZX5 |
| 26575-95-1 | 115333-90-9 | 26575-93-9 | 2277-28-3 | 19865-76-0 |

（b）药材共有化学成分

| 标注名称 | 分子名称 | 药材名称 | 标注名称 | 分子名称 | 药材名称 |
|---|---|---|---|---|---|
| G1 | 154-23-4 | CS、HEC | G2 | 111-62-6 | CS、HEC |
| H1 | Formononetin（CAS: 485-72-3） | GC、SL | F1 | 5779-62-4 | CS、CX、GC、TFL、ZX |
| K1 | β-Carotene（CAS: 7235-40-7） | MBC、MCX | J1 | Naringenin（CAS: 480-41-1） | GC、TFL |
| B1 | Isorhamnetin（CAS: 480-19-3） | CH、GC | K2 | Luteolin（CAS: 491-70-3） | MBC、MCX |
| D1 | Kaempferol（CAS: 520-18-3） | CH、GC、MBC、MCX | A1 | Stigmasterol（CAS: 83-48-7） | CH、CS、DG、HB、MBC、SL、TFL |
| C1 | Quercetin（CAS: 117-39-5） | CH、CNX、GC、HEC、HB、MBC、MCX、TFL | E1 | β-Sitosterol（CAS: 83-46-5） | CS、CNX、DG、HB、MBC、MCX、SL、TFL |

**2. 有效成分靶蛋白预测筛选与交叉验证**

利用 TCMSP 数据库预测筛选出符合条件的 157 种有效成分对应的靶蛋白。在 CTD 数据库中以前列腺增生（hyperplasia of prostate）为关键词搜索相关基因，Inference score 排序 30 以上的基因与 TCMSP 数据库预测靶蛋白取交集，得到 189 个交集相关靶蛋白。

**3. GO 功能注释和 KEGG 通路富集分析**

将得到的 189 个靶蛋白在 Metascape 分别进行 GO 功能注释和 KEGG 通路富集分析。GO 功能注释显示，靶点基因参与了：细胞死亡正向调控、凋亡信号通路调控、对激素的反应、细胞对脂质、对无机物质、对外来刺激、对有机环状化合物、对缺氧的反应等过程（图 3-25）。KEGG 通路富集分析显示这些反应过程可能通过癌症途径、脂质和动脉粥样硬化、化学致癌-受体活化、流体剪切应力与动脉粥样硬化、AGE-RAGE 信号通路、细胞衰老等通路发生（图 3-26）。

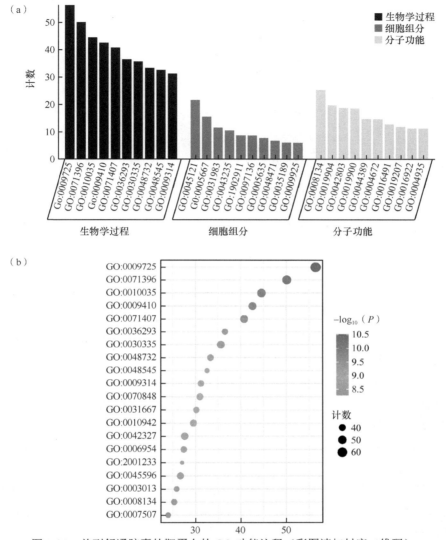

图 3-25　前列舒通胶囊的靶蛋白的 GO 功能注释（彩图请扫封底二维码）

（a）柱状图；（b）气泡图：气泡代表基因富集数目，气泡越大代表该 GO 功能中富集的基因越多

### 4. 成分靶蛋白互作分析

将获得的 189 个靶蛋白上传至 STRING 数据库进行蛋白质-蛋白质相互作用富集分析，种属设置为"*Homo sapiens*"，隐藏游离节点，最低交互要求分数（minimum required interaction score）设置为最高置信度（0.900）进行 PPI 网络图构建，运用 Cytoscape 3.9.1 对 PPI 网络图进一步分析和优化。获得了由 166 个节点和 821 条边组成的网络互作图（节点大小、颜色深浅、连线密度代表靶点基因的重要性，图 3-27）。获得 degree 值前 10 位的核心基因为：*STAT3*、*TP53*、*MAPK3*、*AKT1*、*RELA*、*MAPK1*、*FOS*、*TNF*、*ESR1*、*CTNNB1*，其互作关系如下：*STAT3*

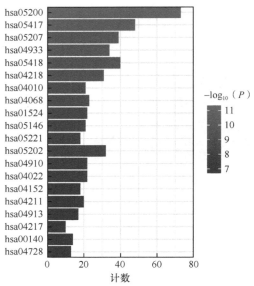

图 3-26　前列舒通胶囊的靶蛋白的 KEGG 通路富集柱状图（彩图请扫封底二维码）
颜色代表显著性，颜色越红代表基因在该 KEGG 通路中富集越显著

为转录因子基因，参与免疫调节、细胞生长和分化、炎症反应、肿瘤生成和发展、细胞内信号传递、基因表达和多种细胞功能；*TP53* 为肿瘤抑制基因，防止细胞恶性转化和癌症的发生，维护细胞基因组稳定性和正常功能；*MAPK3* 编码丝裂原活化蛋白激酶，调节多种细胞信号通路、影响细胞生长、分化、凋亡和周期等过程，参与炎症反应和细胞骨架调节；*AKT1* 编码信号转导分子 PKB，通过多种途径调节细胞增殖、存活、代谢和细胞周期等生物学过程，维持组织稳态和正常生理功能；*RELA* 编码转录因子蛋白，参与细胞凋亡、免疫反应、细胞增殖和转移等生理与病理过程；*MAPK1* 编码信号转导分子 ERK2，通过多种途径调节细胞增殖、分化、凋亡、迁移等生物学过程，维持组织稳态和正常生理功能；*FOS* 编码转录因子 Fos 蛋白家族成员，调节基因转录和表达、激活信号通路、调节细胞周期和凋亡等；*TNF* 编码肿瘤坏死因子（TNF），参与炎症、细胞增殖和分化、细胞凋亡、免疫调节和代谢调节作用等；*ESR1* 编码转录因子 ERα，在雌激素信号通路中发挥作用，影响细胞增殖、分化、凋亡和代谢等；*CTNNB1* 编码 β-catenin 蛋白，参与细胞黏附、细胞外基质附着、细胞极性、细胞周期调控、基因转录等过程，见图 3-28。

**5. 复方中药网络药理学构建**

将筛选获得的 189 个靶蛋白对应基因导入 Cytoscape 3.9.1 软件，绘制复方中药网络图，即"药材-成分-靶点"网络图。网络共有 358 个节点，3246 条关系，其中前列舒通胶囊药物节点 13 个（中药材），化学成分节点 157 个，靶蛋白节

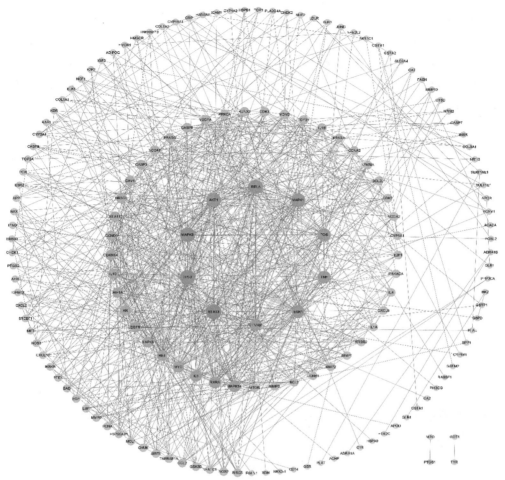

图 3-27　前列舒通胶囊的靶蛋白的 PPI 网络图

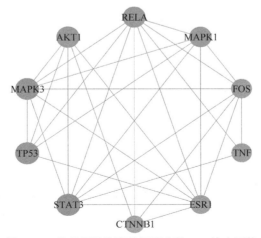

图 3-28　前列舒通胶囊的靶蛋白的 PPI 核心网络

点 189 个，见图 3-29。分析得到 degree 值前 10 位的化学成分为：Quercetin（CAS: 117-39-5）、Kaempferol（CAS: 520-18-3）、β-Sitosterol（CAS: 83-46-5）、Stigmasterol（CAS: 83-48-7）、Luteolin（CAS: 491-70-3）、Naringenin（CAS: 480-41-1）、Formononetin（CAS: 485-72-3）、Isorhamnetin（CAS: 480-19-3）、β-Carotene（CAS: 7235-40-7）、Arcapillin（CAS: 83162-82-7），见表 3-3。

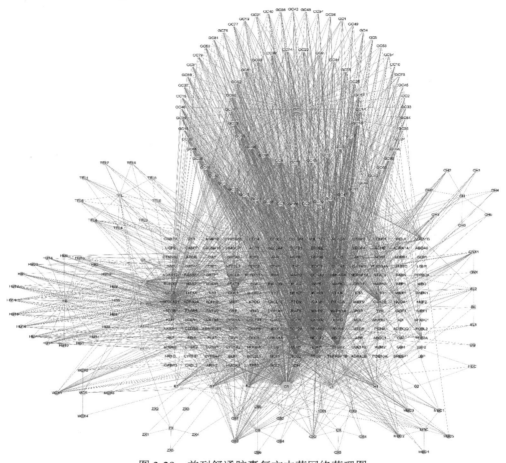

图 3-29　前列舒通胶囊复方中药网络药理图

方形为中药材、圆形为成分、菱形为靶标、六边形为共同成分

## 6. 靶蛋白与分子对接

将上述"药材-成分-靶点"网络和 PPI 核心网络进行节点链接度分析，得出 degree 值前 3 的有效化学成分和靶蛋白，为该复方中药治疗前列腺增生的关键小分子和靶标。通过 PubChem 数据库（https://pubchem.ncbi.nlm.nih.gov/）下载关键小分子分子结构的 SDF 格式文件，PDB 蛋白数据库下载对应靶蛋白格式文件。MOE 软件验证靶标和关键小分子之间的分子对接可能性，"药材-成分-靶点"网络进行节

点链接度分析，得出 degree 值前 3 的化学分子（Quercetin、Kaempferol、β-Sitosterol）和 PPI 网络核心基因对应靶蛋白（STAT3、TP53、MAPK3），利用 MOE 软件进行分子对接，Quercetin 与 STAT3、TP53、MAPK3 结合的最小自由能分别为 −6.2270kcal/mol、−5.3062kcal/mol、−6.2270kcal/mol（图 3-30）；Kaempferol 与 STAT3、TP53、MAPK3 结合的最小自由能分别为 −6.0943kcal/mol、−5.0185kcal/mol、−6.0943kcal/mol（图 3-31）；β-Sitosterol 与 STAT3、TP53、MAPK3 结合的最小自由能分别为 −5.6950kcal/mol、−5.3841kcal/mol、−6.8763kcal/mol（图 3-32）。

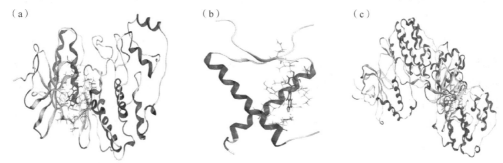

图 3-30　前列舒通胶囊核心成分 Quercetin 与核心靶蛋白分子对接全局图（彩图请扫封底二维码）
（a）STAT3；（b）TP53；（c）MAPK3

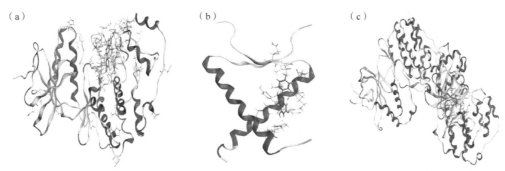

图 3-31　前列舒通胶囊核心成分 Kaempferol 与核心靶蛋白分子对接全局图（彩图请扫封底二维码）
（a）STAT3；（b）TP53；（c）MAPK3

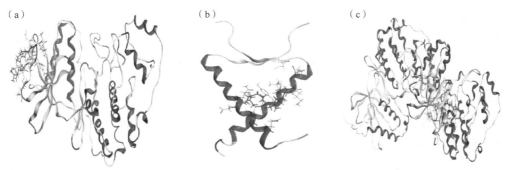

图 3-32　前列舒通胶囊核心成分 β-Sitosterol 与核心靶蛋白分子对接全局图（彩图请扫封底二维码）
（a）STAT3；（b）TP53；（c）MAPK3

**7. 讨论**

本研究通过 PPI 网络进行基因筛选得到前列舒通胶囊治疗 BPH 的核心靶点，靶点基因参与细胞凋亡、免疫调节、抗炎等作用机制过程。其中首选为 *STAT3*（转录因子基因），可参与免疫调节、细胞生长和分化、炎症反应、肿瘤生成和发展、细胞内信号传递、基因表达和多种细胞功能；其次为 *TP53*（肿瘤抑制基因），可防止细胞恶性转化和癌症的发生，维护细胞基因组稳定性和正常功能；再次为 *MAPK3*（编码丝裂原活化蛋白激酶），可调节多种细胞信号通路、影响细胞生长、分化、凋亡和周期等过程，参与炎症反应和细胞骨架调节。

GO 功能注释结果显示，前列舒通胶囊参与调控的分子功能主要富集在：细胞死亡正向调控、凋亡信号通路调控、对激素的反应、细胞对脂质、对无机物质、对外来刺激、对有机环状化合物、对缺氧的反应等过程中。KEGG 通路富集分析结果显示，前列舒通胶囊主要对癌症途径、脂质和动脉粥样硬化、化学致癌-受体活化、流体剪切应力与动脉粥样硬化、AGE-RAGE 信号通路、细胞衰老等通路起调控作用。

通过网络药理学构建分析得到 degree 值前 10 位的化学成分：Quercetin、Kaempferol、β-Sitosterol、Stigmasterol、Luteolin、Naringenin、Formononetin、Isorhamnetin、β-Carotene、Arcapillin，它们可作为前列舒通胶囊的质量标准控制指标。分子对接结果显示，前列舒通胶囊的核心成分 Quercetin、Kaempferol、β-Sitosterol 与靶点蛋白 STAT3、TP53、MAPK3 结合的最小自由能均小于 0，具有较强的结合能力，它们是该药品中最重要的成药物质。当然，以上结论仅为模拟研究的结果，需要细胞学和动物学实验的验证。

# 第 5 节　网络药理学分析前列舒丸

**1. 活性成分收集筛选**

通过中药系统药理学平台（TCMSP），检索前列舒丸组成成分：苍术 [*Atractylodes lancea* (Thunb.) DC.，CZ]、冬瓜子（Semen Benincasae，DGZ）、甘草（*Glycyrrhiza uralensis* Fisch.，GC）、茯苓[*Poria cocos* (Schw.) Wolf，FL]、附子（Radix Aconiti Lateralis Praeparata，FZ）、桂枝（Ramulus Cinnamomi，GZ）、韭菜子（Semen Allii Tuberosi，JCZ）、牡丹皮（Cortex Moutan，MDP）、肉桂（Cortex Cinnamomi，RG）、山药（Rhizoma Dioscoreae，SY）、山茱萸（Fructus Cornus Officinalis，SZY）、熟地黄（Radix Rehmanniae Praeparata，SDH）、桃仁（Semen Persicae，TR）、薏苡仁（Semen Coicis，YYR）、泽泻[*Alisma orientalis* (Sam.) Juz.，ZX]、淫羊藿（*Epimedium brevicornu* Maxim.，YYH）16 味中药材的有效化学成分，应用 ADME 参数筛选出可能的活性药物分子[设定口服生物利用度（oral bioavailability，OB）阈值≥30%、类药性（drug likeness，DL）阈值≥0.18%，其他参数默认]，TCMSP 检索不到的中药通过中医药整合药理学研究平台 v2.0（TCMIP v2.0）和文献来筛选有效化学成分，SwissADME 进行药物成分虚拟筛选并与 *BPH* 基因靶点取交集，得到前列舒丸有效化学成分 171 种。表 3-4 中苍术 4 种、冬瓜子 2 种、甘草 87 种、茯苓 4 种、附子 6 种、桂枝 6 种、韭菜子 3 种、牡丹皮 6 种、肉桂 5 种、山药 12 种、山茱萸 14 种、熟地黄 2 种、泽泻 6 种、桃仁 14 种、薏苡仁 6 种、淫羊藿 22 种，两种或两种以上药材中共有化学成分为 14 种。

表 3-4　前列舒丸 16 味中药材中独有有效化学成分和共有化学成分

（a）药材独有有效化学成分

| CZ | | | |
|---|---|---|---|
| CZ1 | CZ2 | CZ3 | CZ4 |
| Wogonin（CAS: 632-85-9） | 4736-55-4 | 61206-10-8 | 474-58-8 |

| MDP | | FL | |
|---|---|---|---|
| MDP1 | | FL1 | FL2 | FL3 |
| 301312-49-2 | | 176390-66-2 | 2465-11-4 | 2061-64-5 |

| GC | | | | | |
|---|---|---|---|---|---|
| GC1 | GC2 | GC3 | GC4 | GC5 | GC6 |
| 2035-15-6 | 23013-84-5 | 3301-49-3 | 32383-76-9 | 480-19-3 | 104691-86-3 |
| GC7 | GC8 | GC9 | | GC10 | GC11 |
| 7-Methoxy-2-Methylisoflavone（CAS: 19725-44-1） | 485-72-3 | 20575-57-9 | | Naringenin（CAS: 480-41-1） | 157414-03-4 |
| GC12 | GC13 | GC14 | | GC15 | GC16 |
| 119061-09-5 | 142488-54-8 | 145382-61-2 | | 142474-53-1 | 329319-08-6 |
| GC17 | GC18 | GC19 | | GC20 | GC21 |
| 151135-82-9 | 152511-47-2 | 117038-80-9 | | 129280-33-7 | 42193-83-9 |
| GC22 | GC23 | GC24 | | GC25 | GC26 |
| 87440-56-0 | 40323-57-7 | 146763-58-8 | | 178330-48-8 | 58749-23-8 |
| GC27 | GC28 | GC29 | | GC30 | GC31 |
| 144506-15-0 | 125709-31-1 | 51847-92-8 | | 27762-99-8 | 124596-86-7 |
| GC32 | GC33 | GC34 | | GC35 | GC36 |
| 129145-50-2 | 129145-51-3 | 129145-53-5 | | 66056-18-6 | 118524-14-4 |
| GC37 | GC38 | GC39 | | GC40 | GC41 |
| 66056-19-7 | 66056-30-2 | 66067-26-3 | | 157414-04-5 | 125709-32-2 |
| GC42 | GC43 | GC44 | | GC45 | GC46 |
| 551-15-5 | 117038-80-9 | 65242-64-0 | | 59870-68-7 | 41983-91-9 |

| GC47 | GC48 | GC49 | GC50 | GC51 |
|---|---|---|---|---|
| 60008-03-9 | 60008-02-8 | 899436-04-5 | 1690-62-6 | 166547-20-2 |
| GC52 | GC53 | GC54 | GC55 | GC56 |
| 52766-70-8 | 87746-47-2 | 578-86-9 | 31524-62-6 | 23013-86-7 |
| GC57 | GC58 | GC59 | GC60 | GC61 |
| 94805-83-1 | 486-63-5 | 65428-13-9 | 4382-17-6 | 175554-11-7 |
| GC62 | GC63 | GC64 | GC65 | GC66 |
| Licochalcone A（CAS: 58749-22-7） | 74046-05-2 | 68978-09-6 | 158446-33-4 | 7050-07-9 |
| GC67 | GC68 | GC69 | GC70 | GC71 |
| 152511-44-9 | 552-58-9 | 1092952-62-9 | 3211-63-0 | 506-31-0 |
| GC72 | GC73 | GC74 | GC75 | GC76 |
| 20879-05-4 | 126716-34-5 | 126716-35-6 | 202815-29-0 | 145382-62-3 |
| GC77 | GC78 | GC79 | GC80 | GC81 |
| 197304-01-1 | 66056-30-2 | 53948-00-8 | 88478-02-8 | 2345-36-6 |

| GC | RG | | | | |
|---|---|---|---|---|---|
| GC82 | RG1 | RG2 | RG3 | RG4 | RG5 |
| 199331-35-6 | 140-10-3 | 20315-25-7 | 104-55-2 | 495-78-3 | 69-61-4 |

| FZ | | | | |
|---|---|---|---|---|
| FZ1 | FZ2 | FZ3 | FZ4 | FZ5 |
| 2091-39-6 | 17670-06-3 | 19662-71-6 | 79233-15-1 | 521-88-0 |

| SY | | | | |
|---|---|---|---|---|
| SY1 | SY2 | SY3 | SY4 | SY5 |
| 5950-12-9 | 95851-37-9 | 111843-10-8 | 56362-42-6 | 474-62-4 |
| SY6 | SY7 | SY8 | SY9 | |
| 481-14-1 | 435321-73-6 | 512-04-9 | 76996-28-6 | |

| SZY | | | | |
|---|---|---|---|---|
| SZY1 | SZY2 | SZY3 | SZY4 | SZY5 |
| 472-26-4 | 1191-41-9 | 27554-26-3 | 110979-06-1 | 6980-25-2 |
| SZY6 | SZY7 | SZY8 | SZY9 | |
| 7431-92-7 | 6474-90-4 | 111-62-6 | 6980-25-2 | |

| YYH | | | | | | |
|---|---|---|---|---|---|---|
| YYH1 | YYH2 | YYH3 | YYH4 | YYH5 | YYH6 | YYH7 |
| 4651-51-8 | 5999-95-1 | 491-71-4 | 28610-31-3 | 2955-23-9 | 118525-40-9 | 51095-85-3 |
| YYH8 | YYH9 | YYH10 | YYH11 | YYH12 | YYH13 | YYH14 |
| 174391-72-1 | 149182-47-8 | 174286-26-1 | 34866-20-1 | 28610-31-3 | 113558-15-9 | 4206-59-1 |
| YYH15 | YYH16 | YYH17 | | | | |
| 489-32-7 | 39012-04-9 | Luteolin（CAS: 491-70-3） | | | | |

续表

| ZX | | | | |
|---|---|---|---|---|
| ZX1 | ZX2 | ZX3 | ZX4 | ZX5 |
| 26575-95-1 | 115333-90-9 | 26575-93-9 | 2277-28-3 | 19865-76-0 |
| GZ | | | YYR | |
| GZ1 | GZ2 | | YYR1 | |
| 35323-91-2 | 480-18-2 | | 3443-84-3 | |
| TR | | | | |
| TR1 | TR2 | TR3 | TR4 | TR5 | TR6 |
| 2531-21-7 | 91747858 | 59102-35-1 | 162986504 | 162986505 | 6980-44-5 |
| TR7 | TR8 | TR9 | TR10 | TR11 | TR12 |
| 72533-75-6 | 63351-80-4 | 510-75-8 | 101663385 | 32451-86-8 | 474-62-4 |
| JCZ | | | | |
| JCZ1 | | | JCZ2 | |
| 2462-94-4 | | | 220784-37-2 | |

（b）药材共有化学成分

| 标注名称 | 分子名称 | 药材名称 | 标注名称 | 分子名称 | 药材名称 |
|---|---|---|---|---|---|
| C1 | 474-58-8 | FL、RG | D1 | 578-86-9 | GC、YYH |
| E1 | 472-15-1 | GC、MDP | R1 | 544-35-4 | SZY、YYR |
| H1 | 111003-33-9 | GZ、SY | K1 | 154-23-4 | GZ、MDP |
| T1 | 83-47-6 | SZY、YYH | W1 | 57-88-5 | SY、YYR |
| G1 | Quercetin（CAS: 117-39-5） | GC、MDP、YYH | Y1 | 474-40-8 | TR、YYR |
| F1 | Kaempferol（CAS: 520-18-3） | GC、MDP、YYH | J1 | β-Sitosterol（CAS: 83-46-5） | GZ、JCZ、SZY、TR |
| A1 | Sitosterol（CAS: 64997-52-0） | DGZ、FZ、GC、GZ、MDP、SZY、SDH、YYR、YYH、ZX | B1 | Stigmasterol（CAS: 83-48-7） | DGZ、SY、SZY、SDH、YYR |

## 2. 有效成分靶蛋白预测筛选与交叉验证

利用 TCMSP 数据库预测筛选出符合条件的 171 种有效成分对应的靶蛋白。在 CTD 数据库中以前列腺增生（hyperplasia of prostate）为关键词搜索相关基因，Inference score 排序 30 以上的基因与 TCMSP 数据库预测靶蛋白取交集，得到 175 个交集相关靶蛋白。

## 3. GO 功能注释和 KEGG 通路富集分析

将得到的 175 个靶蛋白在 Metascape 分别进行 GO 功能注释和 KEGG 通路富集分析。GO 功能注释显示，靶点基因参与了：细胞死亡正向调控、凋亡信号通路调控、对激素的反应、细胞对脂质、对无机物质、对有机环状化合物、对外来刺激的反应等过程（图 3-33）。KEGG 通路富集分析显示这些反应过程可能通过癌症途径、脂质和动脉粥样硬化、AGE-RAGE 信号通路在糖尿病并发症中的作用、化学致癌-受体活化、细胞衰老、MAPK 信号通路等发生（图 3-34）。

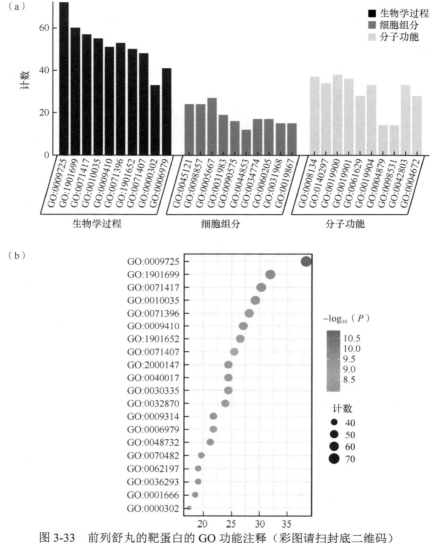

图 3-33　前列舒丸的靶蛋白的 GO 功能注释（彩图请扫封底二维码）

（a）柱状图；（b）气泡图：气泡代表基因富集数目，气泡越大代表该 GO 功能中富集的基因越多

## 4. 成分靶蛋白互作分析

将获得的 175 个靶蛋白上传至 STRING 数据库进行蛋白质-蛋白质相互作用富集分析，种属设置为"*Homo sapiens*"，隐藏游离节点，最低交互要求分数（minimum required interaction score）设置为最高置信度（0.900）进行 PPI 网络图构建，运用 Cytoscape 3.9.1 对 PPI 网络图进一步分析和优化。获得了由 166 个节点和 821 条边组成的网络互作图（节点大小、颜色深浅、连线密度代表靶点基因的重要性，图 3-35）。获得 degree 值前 10 位的核心基因为：*STAT3*、*TP53*、*MAPK3*、*AKT1*、*RELA*、*MAPK1*、*FOS*、*TNF*、*ESR1*、*CTNNB1*，其互作关系如下：*STAT3*

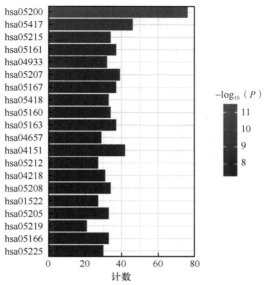

图 3-34　前列舒丸的靶蛋白的 KEGG 通路富集柱状图（彩图请扫封底二维码）
颜色代表显著性，颜色越红代表基因在该 KEGG 通路中富集越显著

为转录因子基因，参与免疫调节、细胞生长和分化、炎症反应、肿瘤生成和发展、细胞内信号传递、基因表达和多种细胞功能；*TP53* 为肿瘤抑制基因，防止细胞恶性转化和癌症的发生，维护细胞基因组稳定性和正常功能；*MAPK3* 编码丝裂原活化蛋白激酶，调节多种细胞信号通路、影响细胞生长、分化、凋亡和周期等过程，参与炎症反应和细胞骨架调节；*AKT1* 编码信号转导分子 PKB，通过多种途径调节细胞增殖、存活、代谢和细胞周期等生物学过程，维持组织稳态和正常生理功能；*RELA* 编码转录因子蛋白，参与细胞凋亡、免疫反应、细胞增殖和转移等生理与病理过程；*MAPK1* 编码信号转导分子 ERK2，通过多种途径调节细胞增殖、分化、凋亡、迁移等生物学过程，维持组织稳态和正常生理功能；*FOS* 编码转录因子 Fos 蛋白家族成员，调节基因转录和表达、激活信号通路、调节细胞周期和凋亡等；*TNF* 编码肿瘤坏死因子（TNF），参与炎症、细胞增殖和分化、细胞凋亡、免疫调节和代谢调节作用等；*ESR1* 编码转录因子 ERα，在雌激素信号通路中发挥作用，影响细胞增殖、分化、凋亡和代谢等；*CTNNB1* 编码 β-catenin 蛋白，参与细胞黏附、细胞外基质附着、细胞极性、细胞周期调控、基因转录等过程，见图 3-36。

**5. 复方中药网络药理学构建**

将筛选获得的 175 个靶蛋白对应基因导入 Cytoscape 3.9.1 软件，绘制复方中药网络图，即"药材-成分-靶点"网络图。网络共有 362 个节点，2367 条关系，其中前列舒丸药物节点 16 个（中药材），化学成分节点 171 个，靶蛋白节点 175 个，

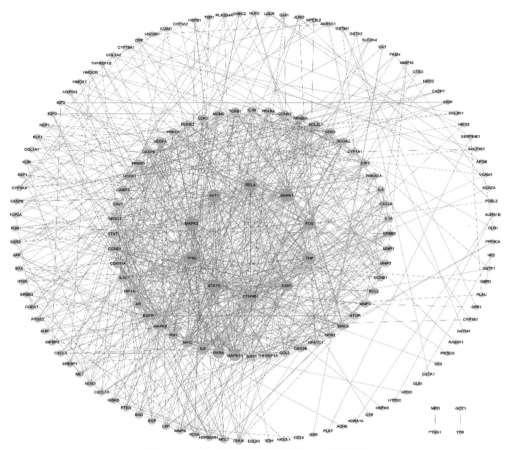

图 3-35　前列舒丸的靶蛋白的 PPI 网络图

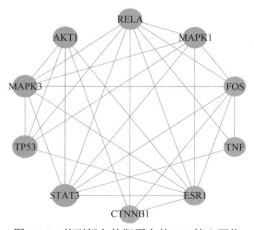

图 3-36　前列舒丸的靶蛋白的 PPI 核心网络

见图 3-37。分析得到 degree 值前 10 位的化学成分为：Quercetin（CAS: 117-39-5）、Kaempferol（CAS: 520-18-3）、β-Sitosterol（CAS: 83-46-5）、Stigmasterol（CAS: 83-48-7）、Luteolin（CAS: 491-70-3）、Wogonin（CAS: 632-85-9）、Naringenin（CAS: 480-41-1）、Sitosterol（CAS: 64997-52-0）、7-Methoxy-2-Methylisoflavone（CAS: 19725-44-1）、Licochalcone A（CAS: 58749-22-7），见表 3-4。

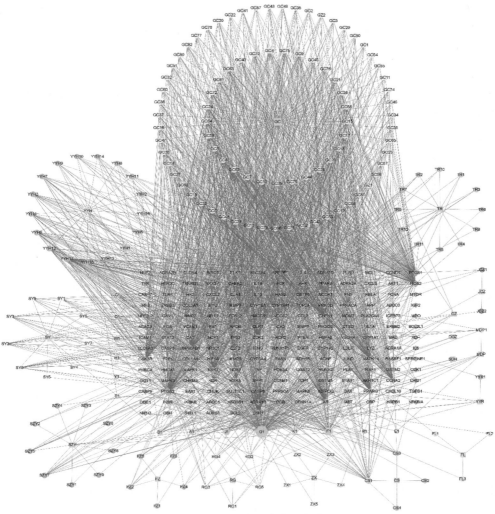

图 3-37　前列舒丸复方中药网络药理图
方形为中药材、圆形为成分、菱形为靶标、六边形为共同成分

## 6. 靶蛋白与分子对接

将上述"药材-成分-靶点"网络和 PPI 核心网络进行节点链接度分析，得出 degree 值前 3 的有效化学成分和靶蛋白，为该复方中药治疗前列腺增生的关键小

分子和靶标。通过 PubChem 数据库（https://pubchem.ncbi.nlm.nih.gov/）下载关键小分子分子结构的 SDF 格式文件，PDB 蛋白数据库下载对应靶蛋白格式文件。MOE 软件验证靶标和关键小分子之间的分子对接可能性，"药材-成分-靶点"网络进行节点链接度分析，得出 degree 值前 3 的化学分子（Quercetin、Kaempferol、β-Sitosterol）和 PPI 网络核心基因对应靶蛋白（STAT3、TP53、MAPK3），利用 MOE 软件进行分子对接，Quercetin 与 STAT3、TP53、MAPK3 结合的最小自由能分别为–6.2270kcal/mol、–5.3062kcal/mol、–6.2270kcal/mol（图 3-38）；Kaempferol 与 STAT3、TP53、MAPK3 结合的最小自由能分别为–6.0943kcal/mol、–5.0185kcal/mol、–6.0943kcal/mol（图 3-39）；β-Sitosterol 与 STAT3、TP53、MAPK3 结合的最小自由能分别为–5.6950kcal/mol、–5.3841kcal/mol、–6.8763kcal/mol（图 3-40）。

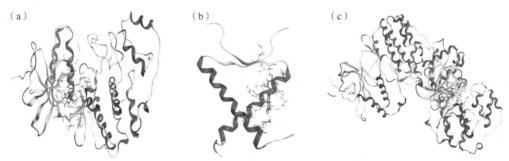

图 3-38　前列舒丸核心成分 Quercetin 与核心靶蛋白分子对接全局图（彩图请扫封底二维码）
（a）STAT3；（b）TP53；（c）MAPK3

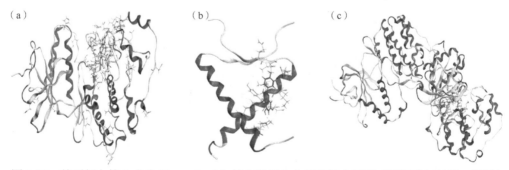

图 3-39　前列舒丸核心成分 Kaempferol 与核心靶蛋白分子对接全局图（彩图请扫封底二维码）
（a）STAT3；（b）TP53；（c）MAPK3

### 7. 讨论

本研究通过 PPI 网络进行基因筛选得到前列舒丸治疗 BPH 的核心靶点，靶点基因参与细胞凋亡、免疫调节、抗炎等作用机制过程。其中首选为 *STAT3*（转录因子基因），可参与免疫调节、细胞生长和分化、炎症反应、肿瘤生成和发展、细胞内信号传递、基因表达和多种细胞功能；其次为 *TP53*（肿瘤抑制基因），可

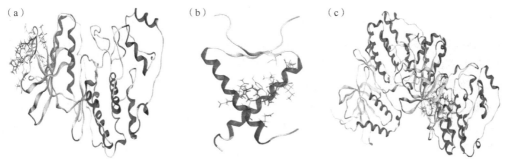

图 3-40　前列舒丸核心成分 β-Sitosterol 与核心靶蛋白分子对接全局图（彩图请扫封底二维码）
(a) STAT3；(b) TP53；(c) MAPK3

防止细胞恶性转化和癌症的发生，维护细胞基因组稳定性和正常功能；再次为 *MAPK3*（编码丝裂原活化蛋白激酶），可调节多种细胞信号通路、影响细胞生长、分化、凋亡和周期等过程，参与炎症反应和细胞骨架调节。

　　GO 功能注释结果显示，前列舒丸参与调控的分子功能主要富集在：细胞死亡正向调控、凋亡信号通路调控、对激素的反应、细胞对脂质、对无机物质、对有机环状化合物、对外来刺激的反应等过程中。KEGG 通路富集分析结果显示，前列舒丸主要对癌症途径、脂质和动脉粥样硬化、AGE-RAGE 信号通路在糖尿病并发症中的作用、化学致癌-受体活化、细胞衰老、MAPK 信号通路等起调控作用。

　　通过网络药理学构建分析得到 degree 值前 10 位的化学成分：Quercetin、Kaempferol、β-Sitosterol、Stigmasterol、Luteolin、Wogonin、Naringenin、Sitosterol、7-Methoxy-2-Methylisoflavone、Licochalcone A，它们可作为前列舒丸的质量标准控制指标。分子对接结果显示，前列舒丸的核心成分 Quercetin、Kaempferol、β-Sitosterol 与靶点蛋白 STAT3、TP53、MAPK3 结合的最小自由能均小于 0，具有较强的结合能力，它们是该药品中最重要的成药物质。当然，以上结论仅为模拟研究的结果，需要细胞学和动物学实验的验证。

# 第 6 节　网络药理学分析翁沥通胶囊

## 1. 活性成分收集筛选

　　通过中药系统药理学平台（TCMSP），检索翁沥通胶囊组成成分：大黄（Radix et Rhizoma Rhei，DH）、川木通（Caulis Clematidis Armandii，CMT）、甘草（*Glycyrrhiza uralensis* Fisch.，GC）、黄芪（Radix Astragali，HQ）、金银花（Flos Lonicerae Japonicae，JYH）、旋覆花（*Inula japonica* Thunb.，XFH）、薏苡仁（Semen Coicis，YYR）、泽兰（Herba Lycopi，ZL）、浙贝母（Bulbus Fritillariae Thunbergii，ZBM）、栀子（Fructus Gardeniae，ZZ）10 味中药材的有效化学成分，应用 ADME

参数筛选出可能的活性药物分子[设定口服生物利用度（oral bioavailability，OB）阈值≥30%、类药性（drug likeness，DL）阈值≥0.18%，其他参数默认]，TCMSP检索不到的中药通过中医药整合药理学研究平台 v2.0（TCMIP v2.0）和文献来筛选有效化学成分，SwissADME 进行药物成分虚拟筛选并与 *BPH* 基因靶点取交集，得到翁沥通胶囊有效化学成分 143 种。表 3-5 中大黄 10 种、川木通 3 种、甘草 87 种、黄芪 12 种、金银花 17 种、旋覆花 16 种、薏苡仁 6 种、泽兰 5 种、浙贝母 5 种、栀子 12 种，两种或两种以上药材中共有化学成分为 14 种。

**表 3-5　翁沥通胶囊 10 味中药材中独有有效化学成分和共有化学成分**

（a）药材独有有效化学成分

| DH | | | | | | |
|---|---|---|---|---|---|---|
| DH1 | DH2 | DH3 | DH4 | DH5 | DH6 | DH7 |
| 19587-65-6 | 84268-38-2 | 478-43-3 | 64032-49-1 | 41743-74-2 | 23313-21-5 | 474-58-8 |
| DH | | GC | | | | |
| DH8 | DH9 | GC1 | GC2 | GC3 | GC4 | GC5 |
| 481-72-1 | 18829-70-4 | 2035-15-6 | 578-86-9 | 23013-84-5 | 32383-76-9 | 104691-86-3 |
| GC6 | GC7 | GC8 | GC9 | GC10 | GC11 | GC12 |
| 19725-44-1 | 480-41-1 | 157414-03-4 | 119061-09-5 | 142488-54-8 | 145382-61-2 | 142474-53-1 |
| GC13 | GC14 | GC15 | GC16 | GC17 | GC18 | GC19 |
| 329319-08-6 | 151135-82-9 | 152511-47-2 | 117038-80-9 | 129280-33-7 | 42193-83-9 | 87440-56-0 |
| GC20 | GC21 | GC22 | GC23 | GC24 | GC25 | GC26 |
| 40323-57-7 | 146763-58-8 | 178330-48-8 | 58749-23-8 | 144506-15-0 | 125709-31-1 | 51847-92-8 |
| GC27 | GC28 | GC29 | GC30 | GC31 | GC32 | GC33 |
| 27762-99-8 | 124596-86-7 | 129145-50-2 | 129145-51-3 | 129145-53-5 | 66056-18-6 | 118524-14-4 |
| GC34 | GC35 | GC36 | GC37 | GC38 | GC39 | GC40 |
| 66056-19-7 | 66056-30-2 | 66067-26-3 | 157414-04-5 | 125709-32-2 | 551-15-5 | 117038-80-9 |
| GC41 | GC42 | GC43 | GC44 | GC45 | GC46 | GC47 |
| 65242-64-0 | 59870-68-7 | 41983-91-9 | 60008-03-9 | 60008-02-8 | 899436-04-5 | 1690-62-6 |
| GC48 | GC49 | GC50 | GC51 | GC52 | GC53 | GC54 |
| 166547-20-2 | 52766-70-8 | 87746-47-2 | 578-86-9 | 31524-62-6 | 23013-86-7 | 94805-83-1 |
| GC55 | GC56 | GC57 | GC58 | GC59 | GC60 | GC61 |
| 486-63-5 | 65428-13-9 | 4382-17-6 | 175554-11-7 | 58749-22-7 | 74046-05-2 | 68978-09-6 |
| GC62 | GC63 | GC64 | GC65 | GC66 | GC67 | |
| 158446-33-4 | 7050-07-9 | 152511-44-9 | 552-58-9 | 1092952-62-9 | 3211-63-0 | |
| GC68 | GC69 | GC70 | GC71 | GC72 | GC73 | GC74 |
| 506-31-0 | 20879-05-4 | 126716-34-5 | 126716-35-6 | 202815-29-0 | 145382-62-3 | 197304-01-1 |
| GC75 | GC76 | GC77 | GC78 | GC79 | | |
| 66056-30-2 | 53948-00-8 | 88478-02-8 | 2345-36-6 | 199331-35-6 | | |

续表

| HQ | | | | |
|---|---|---|---|---|
| HQ1 | HQ2 | HQ3 | HQ4 | HQ5 |
| 137217-84-6 | 73353-82-9 | 73340-41-7 | 59-30-3 | 137217-83-5 |

| YYR | | | JYH | |
|---|---|---|---|---|
| YYR1 | YYR2 | YYR3 | JYH1 | JYH2 |
| 474-40-8 | 3443-84-3 | 57-88-5 | 1191-41-9 | 4049-38-1 |

| JYH | | | | | | |
|---|---|---|---|---|---|---|
| JYH3 | JYH4 | JYH5 | JYH6 | JYH7 | JYH8 | JYH9 |
| / | 60077-46-5 | 7235-40-7 | 19716-26-8 | 82474-97-3 | / | 25488-59-9 |

| XFH | | | | | |
|---|---|---|---|---|---|
| XFH1 | XFH2 | XFH3 | XFH4 | XFH5 | XFH6 |
| 2284-31-3 | 4644-99-9 | 603-61-2 | 33627-41-7 | 33627-41-7 | 1286694-67-4 |
| XFH7 | XFH8 | XFH9 | XFH10 | | |
| 529-51-1 | 33627-28-0 | 618-67-7 | 519-96-0 | | |

| ZL | | | |
|---|---|---|---|
| ZL1 | ZL2 | ZL3 | ZL4 |
| 474-58-8 | 84-74-2 | 139-85-5 | 331-39-5 |

| ZBM | | | |
|---|---|---|---|
| ZBM1 | ZBM2 | ZBM3 | ZBM4 |
| 134-04-3 | 19773-24-1 | 151636-98-5 | 554-37-0 |

| ZZ | | | | | |
|---|---|---|---|---|---|
| ZZ1 | ZZ2 | ZZ3 | ZZ4 | ZZ5 | ZZ6 |
| 27876-94-4 | 482-44-0 | 85-86-9 | 482-45-1 | 111-62-6 | 1592-70-7 |

（b）药材共有化学成分

| 标注名称 | 分子名称 | 药材名称 | 标注名称 | 分子名称 | 药材名称 |
|---|---|---|---|---|---|
| D2 | 3301-49-3 | GC、HQ | D1 | 472-15-1 | GC、HQ |
| R1 | 544-35-4 | JYH、YYR、ZZ | B1 | 5779-62-4 | CMT、GC、YYR |
| Q1 | Chrysoeriol (CAS: 491-71-4) | JYH、XFH | Q2 | Luteolin (CAS: 491-70-3) | JYH、XFH |
| E1 | Isorhamnetin (CAS: 480-19-3) | GC、HQ、XFH | W1 | Corymbosin (CAS: 18103-41-8) | JYH、ZZ |
| D4 | Calycosin (CAS: 20575-57-9) | GC、HQ | D3 | Formononetin (CAS: 485-72-3) | GC、HQ |
| F1 | Kaempferol (CAS: 520-18-3) | GC、HQ、JYH、XFH、ZZ | G1 | Quercetin (CAS: 117-39-5) | GC、HQ、JYH、XFH、ZZ |
| C1 | Stigmasteriol (CAS: 83-48-7) | CMT、JYH、YYR、ZZ | A1 | β-Sitosterol (CAS: 83-46-5) | CMT、DH、JYH、XFH、ZL、ZBM、ZZ |

## 2. 有效成分靶蛋白预测筛选与交叉验证

利用 TCMSP 数据库预测筛选出符合条件的 143 种有效成分对应的靶蛋白。在 CTD 数据库中以前列腺增生（hyperplasia of prostate）为关键词搜索相关基因，Inference score 排序 30 以上的基因与 TCMSP 数据库预测靶蛋白取交集，得到 168

个交集相关靶蛋白。

### 3. GO 功能注释和 KEGG 通路富集分析

将得到的 168 个靶蛋白在 Metascape 分别进行 GO 功能注释和 KEGG 通路富集分析。GO 功能注释显示，靶点基因参与了：细胞死亡正向调控、凋亡信号通路调控、对激素的反应、细胞对脂质、对无机物质、对外来刺激、对有机环状化合物的反应等过程（图 3-41）。KEGG 通路富集分析显示这些反应过程可能通过癌症途径、脂质和动脉粥样硬化、化学致癌-受体活化、流体剪切应力与动脉粥样硬化、细胞衰老等通路发生（图 3-42）。

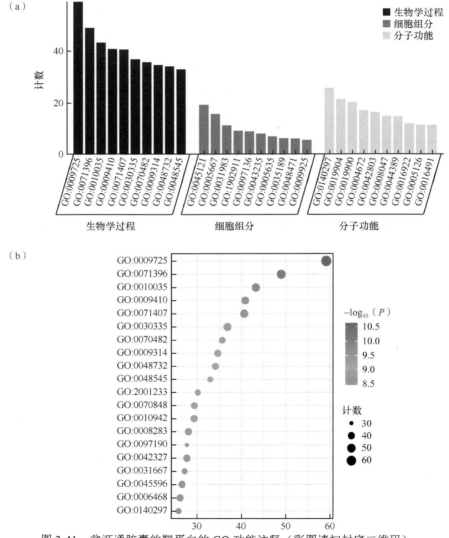

图 3-41　翁沥通胶囊的靶蛋白的 GO 功能注释（彩图请扫封底二维码）

（a）柱状图；（b）气泡图：气泡代表基因富集数目，气泡越大代表该 GO 功能中富集的基因越多

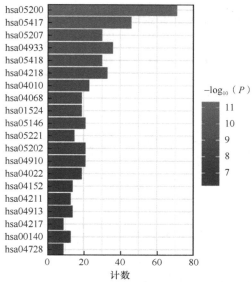

图 3-42　翁沥通胶囊的靶蛋白的 KEGG 通路富集柱状图（彩图请扫封底二维码）
颜色代表显著性，颜色越红代表基因在该 KEGG 通路中富集越显著

## 4. 成分靶蛋白互作分析

将获得的 168 个靶蛋白上传至 STRING 数据库进行蛋白质-蛋白质相互作用富集分析，种属设置为"*Homo sapiens*"，隐藏游离节点，最低交互要求分数（minimum required interaction score）设置为最高置信度（0.900）进行 PPI 网络图构建，运用 Cytoscape 3.9.1 对 PPI 网络图进一步分析和优化。获得了由 151 个节点和 773 条边组成的网络互作图（节点大小、颜色深浅、连线密度代表靶点基因的重要性，图 3-43）。获得 degree 值前 10 位的核心基因为：*TP53*、*MAPK3*、*STAT3*、*AKT1*、*MAPK1*、*RELA*、*ESR1*、*FOS*、*TNF*、*CTNNB1*，其互作关系如下：*TP53* 为肿瘤抑制基因，防止细胞恶性转化和癌症的发生，维护细胞基因组稳定性和正常功能；*MAPK3* 编码丝裂原活化蛋白激酶，调节多种细胞信号通路、影响细胞生长、分化、凋亡和周期等过程，参与炎症反应和细胞骨架调节；*STAT3* 为转录因子基因，参与免疫调节、细胞生长和分化、炎症反应、肿瘤生成和发展、细胞内信号传递、基因表达和多种细胞功能；*AKT1* 编码信号转导分子 PKB，通过多种途径调节细胞增殖、存活、代谢和细胞周期等生物学过程，维持组织稳态和正常生理功能；*MAPK1* 编码信号转导分子 ERK2，通过多种途径调节细胞增殖、分化、凋亡、迁移等生物学过程，维持组织稳态和正常生理功能；*RELA* 编码转录因子蛋白，参与细胞凋亡、免疫反应、细胞增殖和转移等生理与病理过程；*ESR1* 编码转录因子 ERα，在雌激素信号通路中发挥作用，影响细胞增殖、分化、凋亡和代谢等；*FOS* 编码转录因子 Fos 蛋白家族成员，调节基因转录和表达、激活信号通路、调节细胞周期和凋亡等；*TNF* 编码肿瘤坏死因子（TNF），参与炎症、细胞增殖和分化、细胞凋亡、免疫调节和代谢

调节作用等；*CTNNB1* 编码 β-catenin 蛋白，参与细胞黏附、细胞外基质附着、细胞极性、细胞周期调控、基因转录等过程，见图 3-44。

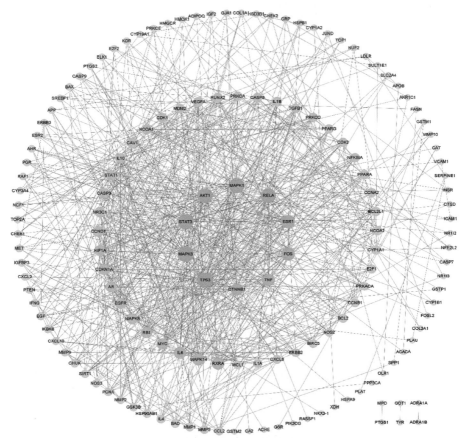

图 3-43　翁沥通胶囊的靶蛋白的 PPI 网络图

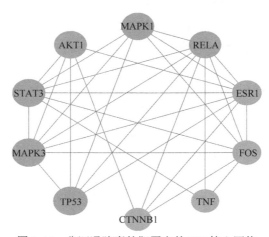

图 3-44　翁沥通胶囊的靶蛋白的 PPI 核心网络

**5. 复方中药网络药理学构建**

　　将筛选获得的 168 个靶蛋白对应基因导入 Cytoscape 3.9.1 软件，绘制复方中药网络图，即"药材-成分-靶点"网络图。网络共有 321 个节点，2772 条关系，其中翁沥通胶囊药物节点 10 个（中药材），化学成分节点 143 个，靶蛋白节点 168 个，见图 3-45。分析得到 degree 值前 10 位的化学成分为：Quercetin（CAS:117-39-5）、Kaempferol（CAS: 520-18-3）、β-Sitosterol（CAS: 83-46-5）、Luteolin（CAS: 491-70-3）、Isorhamnetin（CAS: 480-19-3）、Stigmasterol（CAS: 83-48-7）、

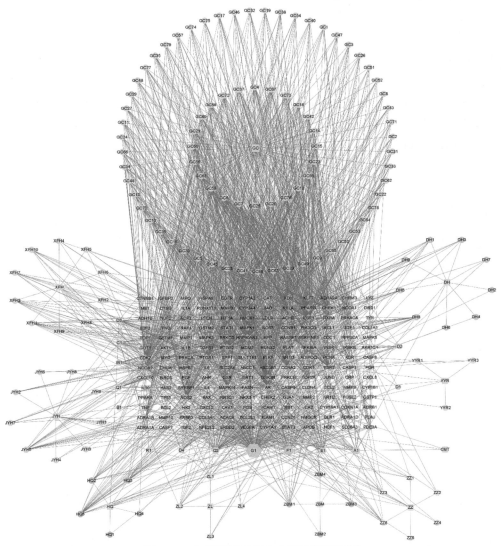

图 3-45　翁沥通胶囊复方中药网络药理图
方形为中药材、圆形为成分、菱形为靶标、六边形为共同成分

Formononetin（CAS: 485-72-3）、Calycosin（CAS: 20575-57-9）、Chrysoeriol（CAS: 491-71-4）、Corymbosin（CAS: 18103-41-8），见表3-5。

### 6. 靶蛋白与分子对接

将上述"药材-成分-靶点"网络和 PPI 核心网络进行节点链接度分析，得出 degree 值前 3 的有效化学成分和靶蛋白，为该复方中药治疗前列腺增生的关键小分子和靶标。通过 PubChem 数据库（https://pubchem.ncbi.nlm.nih.gov/）下载关键小分子分子结构的 SDF 格式文件，PDB 蛋白数据库下载对应靶蛋白格式文件。MOE 软件验证靶标和关键小分子之间的分子对接可能性，"药材-成分-靶点"网络进行节点链接度分析，得出 degree 值前 3 的化学分子（Quercetin、Kaempferol、β-Sitosterol）和 PPI 网络核心基因对应靶蛋白（TP53、MAPK3、STAT3），利用 MOE 软件进行分子对接，Quercetin 与 TP53、MAPK3、STAT3 结合的最小自由能分别为 −5.3062kcal/mol、−6.2270kcal/mol、−6.2270kcal/mol（图 3-46）；Kaempferol 与 TP53、MAPK3、STAT3 结合的最小自由能分别为−5.0185kcal/mol、−6.0943kcal/mol、−6.0943kcal/mol（图 3-47）；β-Sitosterol 与 TP53、MAPK3、STAT3 结合的最小自由能分别为−5.3841kcal/mol、−6.8763kcal/mol、−5.6950kcal/mol（图 3-48）。

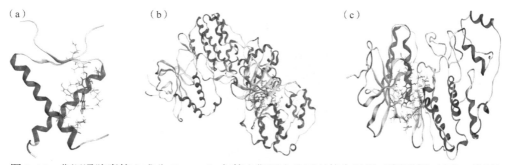

图 3-46　翁沥通胶囊核心成分 Quercetin 与核心靶蛋白分子对接全局图（彩图请扫封底二维码）

（a）TP53；（b）MAPK3；（c）STAT3

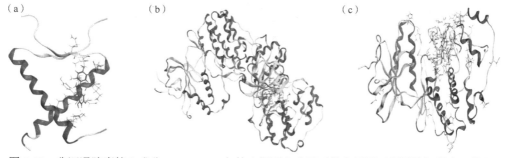

图 3-47　翁沥通胶囊核心成分 Kaempferol 与核心靶蛋白分子对接全局图（彩图请扫封底二维码）

（a）TP53；（b）MAPK3；（c）STAT3

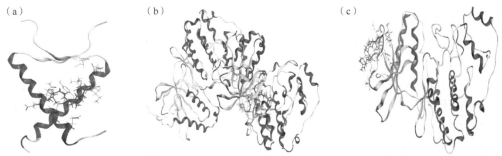

图 3-48　翁沥通胶囊核心成分 β-Sitosterol 与核心靶蛋白分子对接全局图（彩图请扫封底二维码）
（a）TP53；（b）MAPK3；（c）STAT3

**7. 讨论**

本研究通过 PPI 网络进行基因筛选得到翁沥通胶囊治疗 BPH 的核心靶点，靶点基因参与细胞凋亡、免疫调节、抗炎等作用机制过程。其中首选为 *TP53*（肿瘤抑制基因），可防止细胞恶性转化和癌症的发生，维护细胞基因组稳定性和正常功能；其次为 *MAPK3*（编码丝裂原活化蛋白激酶），可调节多种细胞信号通路、影响细胞生长、分化、凋亡和周期等过程，参与炎症反应和细胞骨架调节；再次为 *STAT3*（转录因子基因），可参与免疫调节、细胞生长和分化、炎症反应、肿瘤生成和发展、细胞内信号传递、基因表达和多种细胞功能。

GO 功能注释结果显示，翁沥通胶囊参与调控的分子功能主要富集在：细胞死亡正向调控、凋亡信号通路调控、对激素的反应、细胞对脂质、对无机物质、对外来刺激、对有机环状化合物的反应等过程中。KEGG 通路富集分析结果显示，翁沥通胶囊主要对癌症途径、脂质和动脉粥样硬化、化学致癌-受体活化、流体剪切应力与动脉粥样硬化、细胞衰老等通路起调控作用。

通过网络药理学构建分析得到 degree 值前 10 位的化学成分：Quercetin、Kaempferol、β-Sitosterol、Luteolin、Isorhamnetin、Stigmasterol、Formononetin、Calycosin、Chrysoeriol、Corymbosin，它们可作为翁沥通胶囊的质量标准控制指标。分子对接结果显示，翁沥通胶囊的核心成分 Quercetin、Kaempferol、β-Sitosterol 与靶点蛋白 TP53、MAPK3、STAT3 结合的最小自由能均小于 0，具有较强的结合能力，它们是该药品中最重要的成药物质。当然，以上结论仅为模拟研究的结果，需要细胞学和动物学实验的验证。

# 第 7 节　网络药理学分析古汉养生精

**1. 活性成分收集筛选**

通过中药系统药理学平台（TCMSP），检索古汉养生精组成成分：麦芽（Hordei Fructus Germinatus，MY）、甘草（*Glycyrrhiza uralensis* Fisch.，GC）、黄芪（Radix

Astragali，HQ）、白芍（Radix Paeoniae Alba，BS）、枸杞子（Fructus Lycii，GQZ）、黄精（Rhizoma Polygonati，HJ）、金樱子（Fructus Rosae Laevigatae，JYZ）、女贞子（Fructus Ligustri Lucidi，NZZ）、人参（*Panax ginseng* C. A. Mey.，RS）、菟丝子（Semen Cuscutae，TSZ）、淫羊藿（*Epimedium brevicornu* Maxim.，YYH）11 味中药材的有效化学成分，应用 ADME 参数筛选出可能的活性药物分子[设定口服生物利用度（oral bioavailability，OB）阈值≥30%、类药性（drug likeness，DL）阈值≥0.18%，其他参数默认]，TCMSP 检索不到的中药通过中医药整合药理学研究平台 v2.0（TCMIP v2.0）和文献来筛选有效化学成分，SwissADME 进行药物成分虚拟筛选并与 *BPH* 基因靶点取交集，得到有效化学成分 186 种。表 3-6 中麦芽 15 种、甘草 87 种、白芍 7 种、枸杞子 33 种、黄芪 16 种、黄精 9 种、金樱子 6 种、女贞子 7 种、人参 16 种、菟丝子 10 种、淫羊藿 20 种，两种或两种以上药材中共有化学成分为 16 种。

**表 3-6　古汉养生精 11 味中药材中独有有效化学成分和共有化学成分**

（a）药材独有有效化学成分

**YYH**

| YYH1 | YYH2 | YYH3 | YYH4 | YYH5 | YYH6 |
|---|---|---|---|---|---|
| / | 69887-40-7 | 1009835-15-7 | 12115-13-7 | 174286-26-1 | 149182-47-8 |
| YYH7 | YYH8 | YYH9 | YYH10 | YYH11 | YYH12 |
| 174391-72-1 | 51095-85-3 | 2955-23-9 | 2955-23-9 | 28610-31-3 | 491-71-4 |
| YYH13 | YYH14 | YYH15 | | | |
| 83-47-6 | 5999-95-1 | 4651-51-8 | | | |

**TSZ**

| TSZ1 | TSZ2 | TSZ3 | TSZ4 | TSZ5 | TSZ6 |
|---|---|---|---|---|---|
| 4736-55-4 | 80356-14-5 | 519-02-8 | 18472-36-1 | 474-62-4 | 607-80-7 |

**HQ**

| HQ1 | HQ2 | HQ3 | HQ4 | HQ5 |
|---|---|---|---|---|
| 5316760 | 73536-69-3 | 73340-41-7 | 94367-42-7 | 15689652 |
| HQ6 | HQ7 | HQ8 | | |
| 15689655 | 465-99-6 | 64997-52-0 | | |

**RS**

| RS1 | RS2 | RS3 | RS4 | RS5 | RS6 | RS7 |
|---|---|---|---|---|---|---|
| 50816-74-5 | 19666-76-3 | 23095-44-5 | 174721-08-5 | 78214-33-2 | 38210-27-4 | 506-32-1 |
| RS8 | RS9 | RS10 | RS11 | RS12 | RS13 | |
| 136945-65-8 | 36804-95-2 | 25650-56-0 | 19908-48-6 | 25103-50-8 | 130-86-9 | |

**NZZ**　　　　　　　　　　　　　　　　　　　　**JYZ**

| NZZ1 | NZZ2 | NZZ3 | JYZ1 | JYZ2 |
|---|---|---|---|---|
| 552-58-9 | 104121-88-2 | 480-18-2 | 2122-38-5 | 5561-99-9 |

续表

| HJ | | | | |
|---|---|---|---|---|
| HJ1 | HJ2 | HJ3 | HJ4 | HJ5 |
| 7374-79-0 | 21913-98-4 | 6665-67-4 | Baicalein（CAS: 491-67-8） | 512-04-9 |

| GQZ | | | | | |
|---|---|---|---|---|---|
| GQZ1 | GQZ2 | GQZ3 | GQZ4 | GQZ5 | GQZ6 |
| 16910-32-0 | / | 79-62-9 | 108333-83-1 | 405218-62-4 | 51-55-8 |
| GQZ7 | GQZ8 | GQZ9 | GQZ10 | GQZ11 | GQZ12 |
| 110559-10-9 | 96110-00-8 | 68520-29-6 | 68520-28-5 | / | 481-25-4 |
| GQZ13 | GQZ14 | GQZ15 | GQZ16 | GQZ17 | GQZ18 |
| 1106-35-0 | / | / | 17605-67-3 | 6890-88-6 | / |
| GQZ19 | GQZ20 | GQZ21 | GQZ22 | GQZ23 | GQZ24 |
| 94005931 | / | 78964-24-6 | 40957-83-3 | 474-58-8 | 1176-52-9 |
| GQZ25 | GQZ26 | GQZ27 | GQZ28 | GQZ29 | |
| 523-42-2 | 474-62-4 | 79-63-0 | 1191-41-9 | 474-40-8 | |

| BS | | | | |
|---|---|---|---|---|
| BS1 | | | BS2 | |
| 139954-00-0 | | | 23180-57-6 | |

| GC | | | | | | |
|---|---|---|---|---|---|---|
| GC1 | GC2 | GC3 | GC4 | GC5 | GC6 | GC7 |
| 199331-35-6 | 2345-36-6 | 88478-02-8 | 53948-00-8 | 66056-30-2 | 197304-01-1 | 145382-62-3 |
| GC8 | GC9 | GC10 | GC11 | GC12 | GC13 | |
| 202815-29-0 | 126716-35-6 | 126716-34-5 | 506-31-0 | 3211-63-0 | 1092952-62-9 | |
| GC14 | GC15 | GC16 | GC17 | GC18 | GC19 | GC20 |
| 552-58-9 | 152511-44-9 | 7050-07-9 | 158446-33-4 | 68978-09-6 | 74046-05-2 | 15228662 |
| GC21 | GC22 | GC23 | GC24 | GC25 | GC26 | GC27 |
| 4382-17-6 | 65428-13-9 | 486-63-5 | 94805-83-1 | 23013-86-7 | 31524-62-6 | 87746-47-2 |
| GC28 | GC29 | GC30 | GC31 | GC32 | GC33 | GC34 |
| 52766-70-8 | 166547-20-2 | 1690-62-6 | 899436-04-5 | 60008-02-8 | 60008-03-9 | 41983-91-9 |
| GC35 | GC36 | GC37 | GC38 | GC39 | GC40 | GC41 |
| 59870-68-7 | 65242-64-0 | 117038-80-9 | 551-15-5 | 11267805 | 157414-04-5 | 66067-26-3 |
| GC42 | GC43 | GC44 | GC45 | GC46 | GC47 | GC48 |
| 66056-30-2 | 66056-19-7 | 118524-14-4 | 66056-18-6 | 129145-53-5 | 129145-51-3 | 129145-50-2 |
| GC49 | GC50 | GC51 | GC52 | GC53 | GC54 | GC55 |
| 124596-86-7 | 27762-99-8 | 51847-92-8 | 125709-31-1 | 144506-15-0 | 58749-23-8 | 178330-48-8 |
| GC56 | GC57 | GC58 | GC59 | GC60 | GC61 | |
| 146763-58-8 | 40323-57-7 | 87440-56-0 | 42193-83-9 | 129280-33-7 | 117038-80-9 | |

续表

| GC62 | GC63 | GC64 | GC65 | GC66 | GC67 | GC68 |
|---|---|---|---|---|---|---|
| 184584-82-5 | 151135-82-9 | 329319-08-6 | 142474-53-1 | 145382-61-2 | 142488-54-8 | 119061-09-5 |

| GC69 | GC70 | | GC71 | | GC72 | GC73 |
|---|---|---|---|---|---|---|
| 157414-03-4 | (+)-Naringenin (CAS: 67604-48-2) | | 19725-44-1 | | 104691-86-3 | 32383-76-9 |

| GC74 | GC75 | GC76 | GC77 |
|---|---|---|---|
| 23013-84-5 | 2035-15-6 | 20879-05-4 | 58749-22-7 |

| MY |
|---|

| MY1 | MY2 | MY3 | MY4 | MY5 |
|---|---|---|---|---|
| 18103-42-9 | 528-53-0 | 67-97-0 | 536-08-3 | 35323-91-2 |

| MY6 | MY7 | MY8 | MY9 | MY10 |
|---|---|---|---|---|
| 61838-34-4 | 1919-91-1 | 10048-13-2 | 1406-18-4 | 7559-04-8 |

（b）药材共有化学成分

| 标注名称 | 分子名称 | 药材名称 | 标注名称 | 分子名称 | 药材名称 |
|---|---|---|---|---|---|
| A1 | Luteolin (CAS: 491-70-3) | MY、NZZ、YYH | B1 | Quercetin (CAS: 117-39-5) | GC、HQ、GQZ、JYZ、NZZ、TSZ、YYH |
| C1 | 472-15-1 | GC、HQ、BS | D1 | 3301-49-3 | GC、HQ |
| D2 | Formononetin (CAS: 485-72-3) | GC、HQ | D3 | Calycosin (CAS: 20575-57-9) | GC、HQ |
| E1 | Isorhamnetin (CAS: 480-19-3) | GC、HQ、TSZ | F1 | β-Sitosterol (CAS: 83-46-5) | MY、BS、GQZ、HJ、JYZ、NZZ、RS、TSZ |
| G1 | 31793-83-6 | MY、GC、BS、HJ、YYH | H1 | Kaempferol (CAS: 520-18-3) | GC、HQ、BS、JYZ、NZZ、RS、TSZ、YYH |
| I1 | 33609-88-0 | MY、HQ | J1 | Stigmasterol (CAS: 83-48-7) | GQZ、RS |
| K1 | 154-23-4 | MY、BS | L1 | 544-35-4 | GQZ、JYZ |
| M1 | 578-86-9 | GC、HJ、YYH | N1 | 5088-75-5 | GC、HJ |

## 2. 有效成分靶蛋白预测筛选与交叉验证

利用 TCMSP 数据库预测筛选出符合条件的 186 种有效成分对应的靶蛋白 324 个。在 CTD 数据库中以前列腺增生（hyperplasia of prostate）为关键词搜索相关基因，Inference score 排序 30 以上的基因与 TCMSP 数据库预测靶蛋白取交集，得到 204 个交集相关靶蛋白。

## 3. GO 功能注释和 KEGG 通路富集分析

将得到的 204 个靶蛋白在 Metascape 分别进行 GO 功能注释和 KEGG 通路富集分析。GO 功能注释显示，古汉养生精治疗前列腺增生的作用机制主要涉及对激素、细胞对脂质、对无机物质、细胞对含氮化合物、细胞对异物刺激、细胞对肽的反应（图 3-49）。KEGG 通路富集分析显示这些反应过程可能通过癌症通路、脂质和动脉粥样硬化、前列腺癌、化学致癌作用-受体激活、IL-17 信号转导途径、PI3K-Akt 信号通路等发生（图 3-50）。

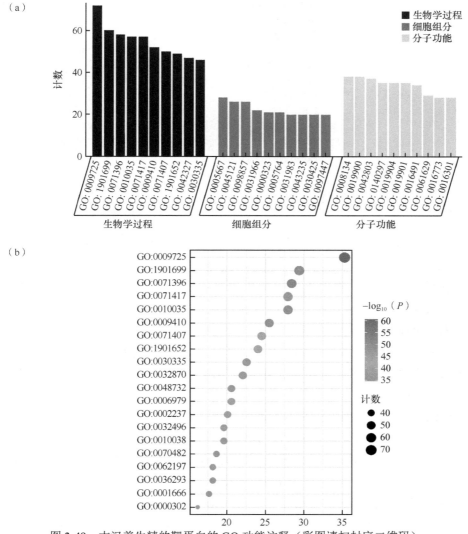

图 3-49　古汉养生精的靶蛋白的 GO 功能注释（彩图请扫封底二维码）

（a）柱状图；（b）气泡图：气泡代表基因富集数目，气泡越大代表该 GO 功能中富集的基因越多

### 4. 成分靶蛋白互作分析

将获得的 204 个靶蛋白上传至 STRING 数据库进行蛋白质-蛋白质相互作用富集分析，种属设置为"*Homo sapiens*"，隐藏游离节点，最低交互要求分数（minimum required interaction score）设置为最高置信度（0.900）进行 PPI 网络图

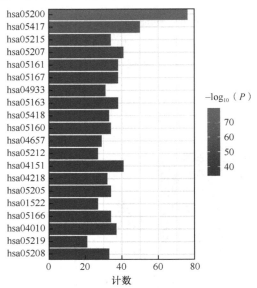

图 3-50　古汉养生精的靶蛋白的 KEGG 通路富集柱状图（彩图请扫封底二维码）
颜色代表显著性，颜色越红代表基因在该 KEGG 通路中富集越显著

构建，运用 Cytoscape 3.9.1 对 PPI 网络图进一步分析和优化。获得了由 183 个节点和 951 条边组成的网络互作图（节点大小、颜色深浅、连线密度代表靶点基因的重要性，图 3-51）。获得 degree 值前 10 位的核心基因为：*JUN*、*TP53*、*STAT3*、*AKT1*、*HSP90AA1*、*MAPK3*、*RELA*、*MAPK1*、*ESR1*、*FOS*，其互作关系如下：*JUN* 为染色体基因（禽肉瘤病毒 17 的转化基因），编码与病毒蛋白高度相似的蛋白，与特定靶 DNA 序列直接相互作用，调节基因表达；*TP53* 为肿瘤抑制基因，防止细胞恶性转化和癌症的发生，维护细胞基因组稳定性和正常功能；*STAT3* 为转录因子基因，参与免疫调节、细胞生长和分化、炎症反应、肿瘤生成和发展、细胞内信号传递、基因表达和多种细胞功能；*AKT1* 编码信号转导分子 PKB，通过多种途径调节细胞增殖、存活、代谢和细胞周期等生物学过程，维持组织稳态和正常生理功能；*HSP90AA1* 为细胞增殖基因，促进参与细胞周期控制和信号转导的特定目标蛋白的成熟、结构维护和适应调节；*MAPK3* 编码丝裂原活化蛋白激酶，调节多种细胞信号通路、影响细胞生长、分化、凋亡和周期等过程，参与炎症反应和细胞骨架调节；*RELA* 编码转录因子蛋白，参与细胞凋亡、免疫反应、细胞增殖和转移等生理与病理过程；*MAPK1* 编码信号转导分子 ERK2，通过多种途径调节细胞增殖、分化、凋亡、迁移等生物学过程，维持组织稳态和正常生理功能；*ESR1* 编码转录因子 ERα，在雌激素信号通路中发挥作用，影响细胞增殖、分化、凋亡和代谢等；*FOS* 编码转录因子 Fos 蛋白家族成员，调节基因转录和表达、激活信号通路、调节细胞周期和凋亡等，见图 3-52。

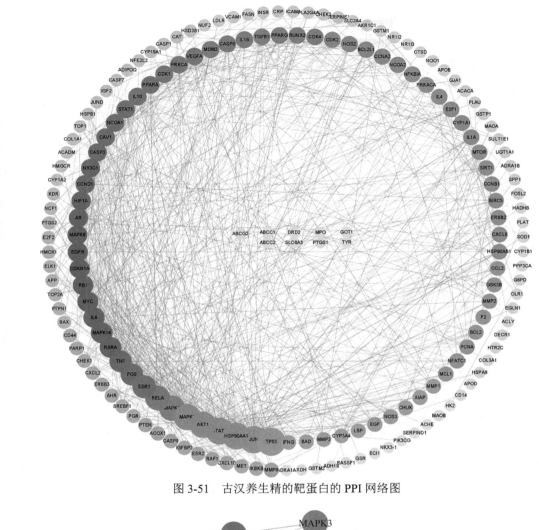

图 3-51　古汉养生精的靶蛋白的 PPI 网络图

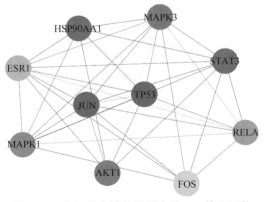

图 3-52　古汉养生精的靶蛋白的 PPI 核心网络

**5. 复方中药网络药理学构建**

将筛选获得的 204 个靶蛋白对应基因导入 Cytoscape 3.9.1 软件，绘制复方中药网络图，即"药材-成分-靶点"网络图。网络共有 401 个节点，3453 条关系，其中古汉养生精药物节点 11 个（中药材），化学成分节点 186 个，靶蛋白节点 204 个，见图 3-53。分析得到 degree 值前 10 位的化学成分为：Quercetin（CAS: 117-39-5）、Kaempferol（CAS: 520-18-3）、β-Sitosterol（CAS: 83-46-5）、Luteolin（CAS: 491-70-3）、Isorhamnetin（CAS: 480-19-3）、Formononetin（CAS: 485-72-3）、Calycosin（CAS: 20575-57-9）、Stigmasterol（CAS: 83-48-7）、Baicalein（CAS: 491-67-8）、(+)-Naringenin（CAS: 67604-48-2），见表 3-6。

**6. 靶蛋白与分子对接**

将上述"药材-成分-靶点"网络和 PPI 核心网络进行节点链接度分析，得出 degree 值前 3 的有效化学成分和靶蛋白，为该复方中药治疗前列腺增生的关键小分子和靶标。通过 PubChem 数据库（https://pubchem.ncbi.nlm.nih.gov/）下载关键小分子分子结构的 SDF 格式文件，PDB 蛋白数据库下载对应靶蛋白格式文件。MOE 软件验证靶标和关键小分子之间的分子对接可能性，"药材-成分-靶点"网络进行节点链接度分析，得出 degree 值前 3 的化学分子（Quercetin、Kaempferol、β-Sitosterol）和 PPI 网络核心基因对应靶蛋白（JUN、TP53、STAT3），利用 MOE 软件进行分子对接，Quercetin 与 JUN、TP53、STAT3 结合的最小自由能分别为–6.3236kcal/mol、–4.9197kcal/mol、–5.2521 kcal/mol（图 3-54）；Kaempferol 与 JUN、TP53、STAT3 结合的最小自由能分别为–6.0003kcal/mol、–4.7639kcal/mol、–5.2792kcal/mol（图 3-55）；β-Sitosterol 与 JUN、TP53、STAT3 结合的最小自由能分别为–6.1198kcal/mol、–5.7338kcal/mol、–6.4078kcal/mol（图 3-56）。

**7. 讨论**

本研究通过 PPI 网络进行基因筛选得到古汉养生精治疗 BPH 的核心靶点，靶点基因参与细胞凋亡、免疫调节、抗炎等作用机制过程。其中首选为 *TP53*（肿瘤抑制基因），可防止细胞恶性转化和癌症的发生，维护细胞基因组稳定性和正常功能；其次为 *JUN*（染色体基因），是禽肉瘤病毒 17 的转化基因，编码与病毒蛋白高度相似的蛋白，与特定靶 DNA 序列直接相互作用，调节基因表达；再次为 *STAT3*（转录因子基因），可参与免疫调节、细胞生长和分化、炎症反应、肿瘤生成和发展、细胞内信号传递、基因表达和多种细胞功能。

GO 功能注释结果显示，古汉养生精参与调控的分子功能主要富集在：对激素的反应、细胞对脂质、对无机物质、细胞对含氮化合物、细胞对异物刺激、细胞对肽的反应等过程中。KEGG 通路富集分析结果显示，古汉养生精主要对癌症通路、脂质和动脉粥样硬化、前列腺癌、化学致癌作用-受体激活、IL-17 信号转

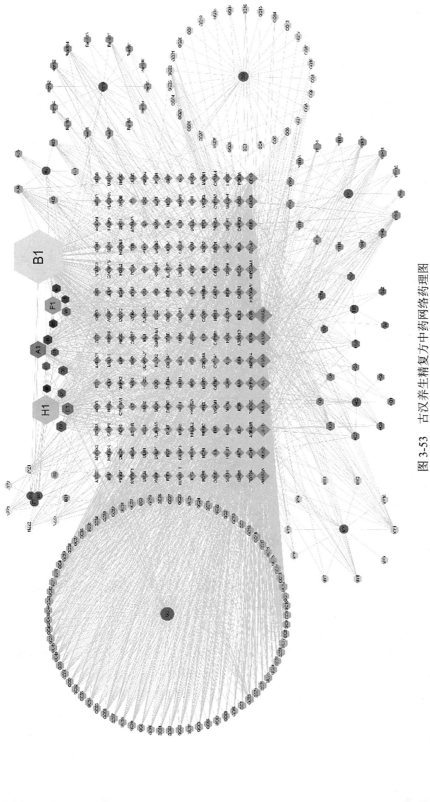

图 3-53　古汉养生精复方中药网络药理图

圆形为中药材、菱形为靶标、六边形为中药成分

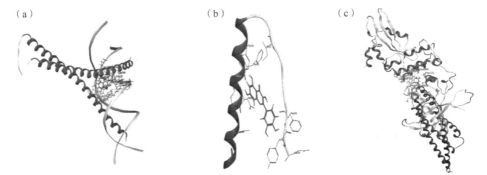

图 3-54　古汉养生精核心成分 Quercetin 与核心靶蛋白分子对接全局图（彩图请扫封底二维码）
（a）JUN；（b）TP53；（c）STAT3

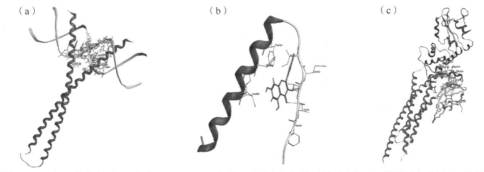

图 3-55　古汉养生精核心成分 Kaempferol 与核心靶蛋白分子对接全局图（彩图请扫封底二维码）
（a）JUN；（b）TP53；（c）STAT3

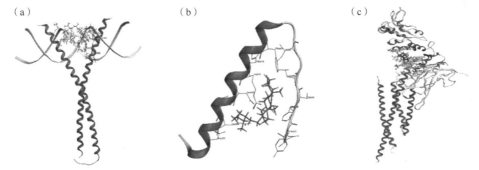

图 3-56　古汉养生精核心成分 β-Sitosterol 与核心靶蛋白分子对接全局图（彩图请扫封底二维码）
（a）JUN；（b）TP53；（c）STAT3

导途径、PI3K-Akt 信号通路起调控作用。

　　通过网络药理学构建分析得到 degree 值前 10 位的化学成分：Quercetin、Kaempferol、β-Sitosterol、Luteolin、Isorhamnetin、Formononetin、Calycosin、Stigmasterol、Baicalein、Naringenin，它们可作为古汉养生精的质量标准控制指标。分子对接结果显示，古汉养生精的核心成分 Quercetin、Kaempferol、β-Sitosterol 与靶点蛋白 JUN、TP53、STAT3 结合的最小自由能均小于 0，具有较强的结合能力，

它们是该药品中最重要的成药物质。当然，以上结论仅为模拟研究的结果，需要细胞学和动物学实验的验证。

## 第 8 节  网络药理学分析前列桂黄片

### 1. 活性成分收集筛选

通过中药系统药理学平台（TCMSP），检索前列桂黄片组成成分：川牛膝（Radix Cyathulae，CNX）、大黄（Radix et Rhizoma Rhei，DH）、蒲黄（Pollen Typhae，PH）、肉桂（Cortex Cinnanmomi，RG）、猪牙皂（Fructus Gleditsiae Abnormalis，ZYZ）5 味中药材的有效化学成分，应用 ADME 参数筛选出可能的活性药物分子[设定口服生物利用度（oral bioavailability，OB）阈值≥30%、类药性（drug likeness，DL）阈值≥0.18%，其他参数默认]，TCMSP 检索不到的中药通过中医药整合药理学研究平台 v2.0（TCMIP v2.0）和文献来筛选有效化学成分，SwissADME 进行药物成分虚拟筛选并与 BPH 基因靶点取交集，得到前列桂黄片有效化学成分 25 种。表 3-7 中川牛膝 3 种、大黄 7 种、蒲黄 6 种、肉桂 5 种、猪牙皂 2 种，两种或两种以上药材中共有化学成分为 2 种。

**表 3-7  前列桂黄片 5 味中药材中独有有效化学成分和共有化学成分**

（a）药材独有有效化学成分

| DH | | | |
|---|---|---|---|
| DH1 | DH2 | DH3 | DH4 |
| 474-58-8 | Toralactone (CAS: 41743-74-2) | 478-43-3 | 19587-65-6 |
| DH5 | | DH6 | |
| Aloe-Emodin (CAS: 481-72-1) | | 18829-70-4 | |
| CNX | | ZYZ | |
| CNX1 | | ZYZ1 | ZYZ2 |
| Betavulgarin (CAS: 51068-94-1) | | Stigmasterol (CAS: 83-48-7) | 31793-83-6 |
| RG | | | |
| RG1 | RG2 | RG3 | RG4 | RG5 |
| Melilotate (CAS: 495-78-3) | 29106-49-8 | 140-10-3 | 104-55-2 | 20315-25-7 |
| PH | | | |
| PH1 | PH2 | PH3 | PH4 |
| Arachidonic Acid (CAS: 506-32-1) | 480-41-1 | Kaempferol (CAS: 520-18-3) | Isorhamnetin (CAS: 480-19-3) |

（b）药材共有化学成分

| 标注名称 | 分子名称 | 药材名称 | 标注名称 | 分子名称 | 药材名称 |
|---|---|---|---|---|---|
| A1 | β-Sitosterol (CAS: 83-46-5) | CNX、DH、PH | B1 | Quercetin (CAS: 117-39-5) | CNX、PH |

**2. 有效成分靶蛋白预测筛选与交叉验证**

利用 TCMSP 数据库预测筛选出符合条件的 25 种有效成分对应的靶蛋白 251 个。在 CTD 数据库中以前列腺增生（hyperplasia of prostate）为关键词搜索相关基因，Inference score 排序 30 以上的基因与 TCMSP 数据库预测靶蛋白取交集，得到 164 个交集相关靶蛋白。

**3. GO 功能注释和 KEGG 通路富集分析**

将得到的 164 个靶蛋白在 Metascape 分别进行 GO 功能注释和 KEGG 通路富集分析。GO 功能注释显示，靶点基因参与了：激素水平调节、细胞对含氮化合物、细胞对无机物、对异物刺激、对细胞迁移调节、对腺体发育、对氧化压力的反应等过程（图 3-57）。KEGG 通路富集分析显示这些反应过程可能通过癌症通路、脂质与动脉硬化、流体剪切应力与动脉粥样硬化、化学致癌-受体激活、IL-17 信号通路、PI3K-Akt 信号通路、细胞衰老等发生（图 3-58）。

**4. 成分靶蛋白互作分析**

将获得的 164 个靶蛋白上传至 STRING 数据库进行蛋白质-蛋白质相互作用富集分析，种属设置为"*Homo sapiens*"，隐藏游离节点，最低交互要求分数（minimum required interaction score）设置为最高置信度（0.900）进行 PPI 网络图构建，运用 Cytoscape 3.9.1 对 PPI 网络图进一步分析和优化。获得了由 140 个节点和 699 条边组成的网络互作图（节点大小、颜色深浅、连线密度代表靶点基因的重要性，图 3-59）。获得 degree 值前 10 位的核心基因为：*TP53*、*MAPK1*、*JUN*、*HSP90AA1*、*RELA*、*AKT1*、*TNF*、*ESR1*、*FOS*、*IL6*，其互作关系如下：*TP53* 为肿瘤抑制基因，防止细胞恶性转化和癌症的发生，维护细胞基因组稳定性和正常功能；*MAPK1* 编码信号转导分子 ERK2，通过多种途径调节细胞增殖、分化、凋亡、迁移等生物学过程，维持组织稳态和正常生理功能；*JUN* 为染色体基因（禽

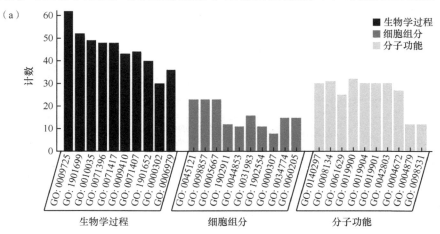

（b）

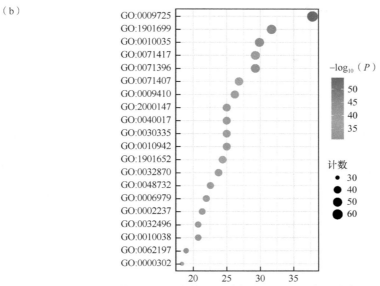

图 3-57　前列桂黄片的靶蛋白的 GO 功能注释（彩图请扫封底二维码）

（a）柱状图；（b）气泡图：气泡代表基因富集数目，气泡越大代表该 GO 功能中富集的基因越多

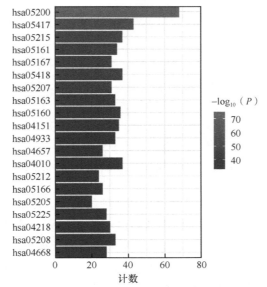

图 3-58　前列桂黄片的靶蛋白的 KEGG 通路富集柱状图（彩图请扫封底二维码）

颜色代表显著性，颜色越红代表基因在该 KEGG 通路中富集越显著

肉瘤病毒 17 的转化基因），编码与病毒蛋白高度相似的蛋白，与特定靶 DNA 序列直接相互作用，调节基因表达；*HSP90AA1* 为细胞增殖基因，促进参与细胞周期控制和信号转导的特定目标蛋白的成熟、结构维护和适应调节；*RELA* 编码转录因子蛋白，参与细胞凋亡、免疫反应、细胞增殖和转移等生理与病理过程；*AKT1*

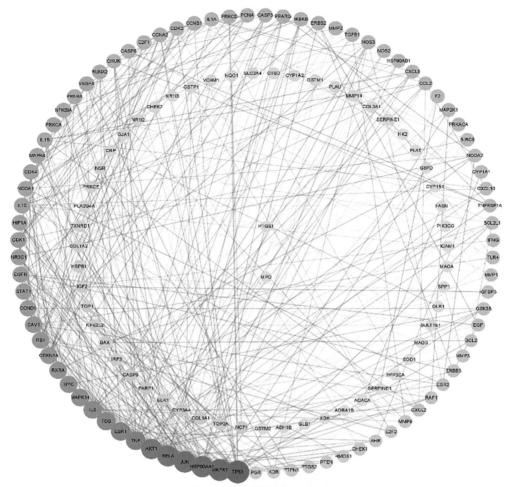

图 3-59　前列桂黄片的靶蛋白的 PPI 网络图

编码信号转导分子 PKB，通过多种途径调节细胞增殖、存活、代谢和细胞周期等生物学过程，维持组织稳态和正常生理功能；*TNF* 编码肿瘤坏死因子（TNF），参与炎症、细胞增殖和分化、细胞凋亡、免疫调节和代谢调节作用等；*ESR1* 编码转录因子 ERα，在雌激素信号通路中发挥作用，影响细胞增殖、分化、凋亡和代谢等；*FOS* 编码转录因子 Fos 蛋白家族成员，调节基因转录和表达、激活信号通路、调节细胞周期和凋亡等；*IL6* 编码白细胞介素-6（IL-6），其是一种重要的炎症介质，参与免疫调节、炎症反应、代谢调节、生长因子和神经调节等，见图 3-60。

**5. 复方中药网络药理学构建**

将筛选获得的 164 个靶蛋白对应基因导入 Cytoscape 3.9.1 软件，绘制复方中药网络图，即"药材-成分-靶点"网络图。网络共有 189 个节点，525 条关系，其

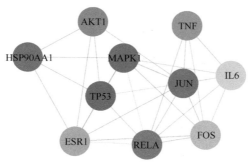

图 3-60 前列桂黄片的靶蛋白的 PPI 核心网络

中前列桂黄片药物节点 5 个（中药材），化学成分节点 20 个，靶蛋白节点 164 个，见图 3-61。分析得到 degree 值前 10 位的化学成分为：Quercetin（CAS: 117-39-5）、β-Sitosterol（CAS: 83-46-5）、Kaempferol（CAS: 520-18-3）、Isorhamnetin（CAS: 480-19-3）、Arachidonic Acid（CAS: 506-32-1）、Aloe-Emodin（CAS: 481-72-1）、Stigmasterol（CAS: 83-48-7）、Betavulgarin（CAS: 51068-94-1）、Melilotate（CAS: 495-78-3）、Toralactone（CAS: 41743-74-2），见表 3-7。

**6. 靶蛋白与分子对接**

将上述"药材-成分-靶点"网络和 PPI 核心网络进行节点链接度分析，得出 degree 值前 3 的有效化学成分和靶蛋白，为该复方中药治疗前列腺增生的关键小分子和靶标。通过 PubChem 数据库（https://pubchem.ncbi.nlm.nih.gov/）下载关键小分子分子结构的 SDF 格式文件，PDB 蛋白数据库下载对应靶蛋白格式文件。MOE 软件验证靶标和关键小分子之间的分子对接可能性，"药材-成分-靶点"网络进行节点链接度分析，得出 degree 值前 3 的化学分子（Quercetin、β-Sitosterol、Kaempferol）和 PPI 网络核心基因对应靶蛋白（TP53、MAPK1、JUN），利用 MOE 软件进行分子对接，Quercetin 与 TP53、MAPK1、JUN 结合的最小自由能分别为−4.9197kcal/mol、−6.3880kcal/mol、−6.3236kcal/mol（图 3-62）；β-Sitosterol 与 TP53、MAPK1、JUN 结合的最小自由能分别为 −5.7338kcal/mol、−7.4477kcal/mol、−6.1198kcal/mol（图 3-63）；Kaempferol 与 TP53、MAPK1、JUN 结合的最小自由能分别为−4.7639kcal/mol、−6.3210kcal/mol、−6.4266kcal/mol（图 3-64）。

**7. 讨论**

本研究通过 PPI 网络进行基因筛选得到前列桂黄片治疗 BPH 的核心靶点，靶点基因参与细胞凋亡、免疫调节、抗炎等作用机制过程。其中首选为 *TP53*（肿瘤抑制基因），可防止细胞恶性转化和癌症的发生，维护细胞基因组稳定性和正常功能；其次为 *MAPK1*（编码信号转导分子 ERK2），能通过多种途径调节细胞增

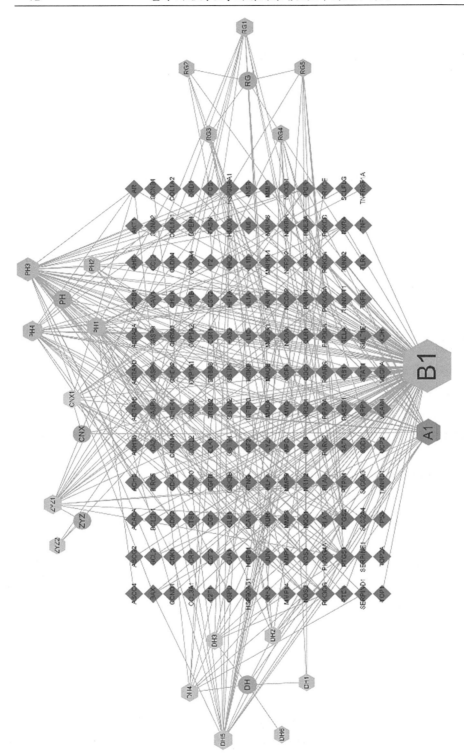

图 3-61　前列桂黄片复方中药网络药理图

圆形为中药材、菱形为靶标、六边形为中药成分

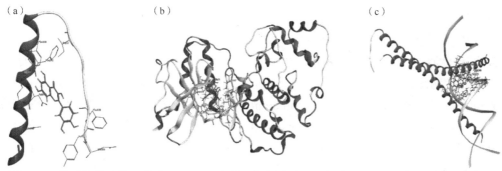

图 3-62　前列桂黄片核心成分 Quercetin 与核心靶蛋白分子对接全局图（彩图请扫封底二维码）
(a) TP53；(b) MAPK1；(c) JUN

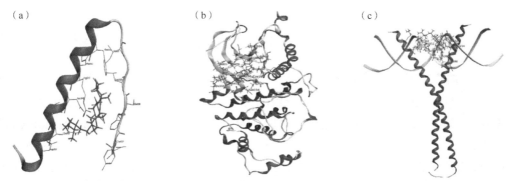

图 3-63　前列桂黄片核心成分 β-Sitosterol 与核心靶蛋白分子对接全局图（彩图请扫封底二维码）
(a) TP53；(b) MAPK1；(c) JUN

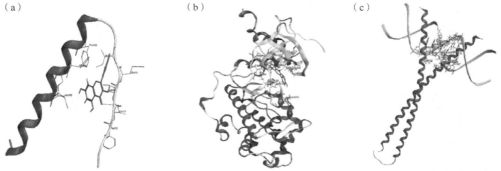

图 3-64　前列桂黄片核心成分 Kaempferol 与核心靶蛋白分子对接全局图（彩图请扫封底二维码）
(a) TP53；(b) MAPK1；(c) JUN

殖、分化、凋亡、迁移等生物学过程，维持组织稳态和正常生理功能；再次为 JUN（染色体基因），是禽肉瘤病毒 17 的转化基因，编码与病毒蛋白高度相似的蛋白，与特定靶 DNA 序列直接相互作用，调节基因表达。

GO 功能注释结果显示，前列桂黄片参与调控的分子功能主要富集在：激素水平调节、细胞对含氮化合物、细胞对无机物、对异物刺激、对细胞迁移调节、对腺体发育、对氧化压力的反应等过程中。KEGG 通路富集分析结果显示，前列桂黄片主要对癌症通路、脂质与动脉硬化、流体剪切应力与动脉粥样硬化、化学致癌-受体激活、IL-17 信号通路、PI3K-Akt 信号通路、细胞衰老等起调控作用。

通过网络药理学构建分析得到 degree 值前 10 位的化学成分：Quercetin、β-Sitosterol、Kaempferol、Isorhamnetin、Arachidonic Acid、Aloe-Emodin、Stigmasterol、Betavulgarin、Melilotate、Toralactone，它们可作为前列桂黄片的质量标准控制指标。分子对接结果显示，前列桂黄片的核心成分 Quercetin、β-Sitosterol、Kaempferol 与靶点蛋白 TP53、MAPK1、JUN 结合的最小自由能均小于 0，具有较强的结合能力，它们是该药品中最重要的成药物质。当然，以上结论仅为模拟研究的结果，需要细胞学和动物学实验的验证。

## 第 9 节　网络药理学分析西帕依麦孜彼子胶囊

### 1. 活性成分收集筛选

通过中药系统药理学平台（TCMSP），检索西帕依麦孜彼子胶囊组成成分：金樱子（Fructus Rosae Laevigatae，JYZ）、绵萆薢（*Dioscoreae septemlobae* Rhizoma，MBX）、芡实（Semen Euryales，QS）、桑葚（Fructus Mori，SS）、栀子（Fructus Gardeniae，ZZ）5 味中药材的有效化学成分，应用 ADME 参数筛选出可能的活性药物分子[设定口服生物利用度（oral bioavailability，OB）阈值≥30%、类药性（drug likeness，DL）阈值≥0.18%，其他参数默认]，TCMSP 检索不到的中药通过中医药整合药理学研究平台 v2.0（TCMIP v2.0）和文献来筛选有效化学成分，SwissADME 进行药物成分虚拟筛选并与 *BPH* 基因靶点取交集，得到西帕依麦孜彼子胶囊有效化学成分 18 种。表 3-8 中金樱子 6 种、绵萆薢 1 种、芡实 1 种、桑葚 4 种、栀子 12 种，两种或两种以上药材中共有成分为 5 种。

表 3-8　西帕依麦孜彼子胶囊 5 味中药材中独有有效化学成分和共有化学成分

（a）药材独有有效化学成分

| JYZ | | | |
| --- | --- | --- | --- |
| JYZ1 | | JYZ2 | |
| 4'-Methyl-*N*-Methylcoclaurine<br>（CAS: 71484-72-5） | | 5561-99-9 | |
| MBX | | SS | |
| MBX1 | | SS1 | SS2 |
| Diosgenin<br>（CAS: 512-04-9） | | 523-42-2 | Morin<br>（CAS: 480-16-0） |
| ZZ | | | |
| ZZ1 | ZZ2 | ZZ3 | ZZ4 |
| 3-Methylkempferol<br>（CAS: 1592-70-7） | 85-86-9 | Corymbosin<br>（CAS: 18103-41-8） | 111-62-6 |

续表

| ZZ5 | | ZZ6 | | ZZ7 | | ZZ8 | |
|---|---|---|---|---|---|---|---|
| 482-45-1 | | 482-44-0 | | 27876-94-4 | | Stigmasterol（CAS: 83-48-7） | |
| （b）药材共有化学成分 | | | | | | | |
| 标注名称 | 分子名称 | | 药材名称 | 标注名称 | 分子名称 | | 药材名称 |
| A1 | β-Carotene（CAS: 7235-40-7） | | QS、SS | B1 | 544-35-4 | | JYZ、ZZ |
| B2 | Kaempferol（CAS: 520-18-3） | | JYZ、ZZ | B3 | β-Sitosterol（CAS: 83-46-5） | | JYZ、ZZ |
| C1 | Quercetin（CAS: 117-39-5） | | JYZ、SS、ZZ | | | | |

## 2. 有效成分靶蛋白预测筛选与交叉验证

利用 TCMSP 数据库预测筛选出符合条件的 18 种有效成分对应的靶蛋白 223 个。在 CTD 数据库中以前列腺增生（hyperplasia of prostate）为关键词搜索相关基因，Inference score 排序 30 以上的基因与 TCMSP 数据库预测靶蛋白取交集，得到 151 个交集相关靶蛋白。

## 3. GO 功能注释和 KEGG 通路富集分析

将得到的 151 个靶蛋白在 Metascape 分别进行 GO 功能注释和 KEGG 通路富集分析。GO 功能注释显示，靶点基因参与了对激素的反应、对异物刺激、细胞对无机物、细胞对含氮化合物、细胞对有机环状化合物、对氧含量变化等的反应、细胞迁移正向调节、腺体发育等过程（图 3-65）。KEGG 通路富集分析显示这些反应过程可能对癌症的发生、血脂和动脉硬化、前列腺癌、流体剪切应力与动脉粥样硬化、化学致癌-受体活化、细胞衰老、TNF 信号通路、PI3K-Akt 信号通路、IL-17 信号通路、内分泌抵抗等起调控作用（图 3-66）。

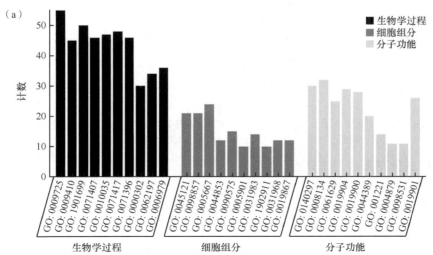

（b）
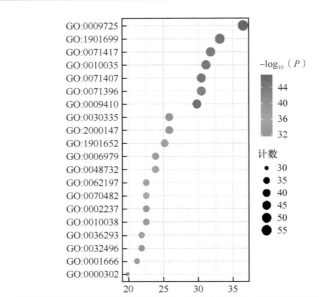

图 3-65　西帕依麦孜彼子胶囊的靶蛋白的 GO 功能注释（彩图请扫封底二维码）
（a）柱状图；（b）气泡图：气泡代表基因富集数目，气泡越大代表该 GO 功能中富集的基因越多

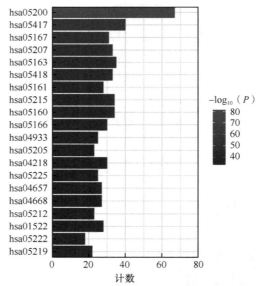

图 3-66　西帕依麦孜彼子胶囊的靶蛋白的 KEGG 通路富集柱状图（彩图请扫封底二维码）
颜色代表显著性，颜色越红代表基因在该 KEGG 通路中富集越显著

### 4. 成分靶蛋白互作分析

　　将获得的 151 个靶蛋白上传至 STRING 数据库进行蛋白质-蛋白质相互作用富集分析，种属设置为"*Homo sapiens*"，隐藏游离节点，最低交互要求分数（minimum required interaction score）设置为最高置信度（0.900）进行 PPI 网络图构建，运用

Cytoscape 3.9.1 对 PPI 网络图进一步分析和优化。获得了由 137 个节点和 657 条边组成的网络互作图（节点大小、颜色深浅、连线密度代表靶点基因的重要性，图 3-67）。获得 degree 值前 10 位的核心基因为：*TP53*、*JUN*、*AKT1*、*MAPK1*、*HSP90AA1*、*RELA*、*FOS*、*ESR1*、*TNF*、*CTNNB1*，其互作关系如下：*TP53* 为肿瘤抑制基因，防止细胞恶性转化和癌症的发生，维护细胞基因组稳定性和正常功能；*JUN* 为染色体基因（禽肉瘤病毒 17 的转化基因），编码与病毒蛋白高度相似的蛋白，与特定靶 DNA 序列直接相互作用，调节基因表达；*AKT1* 编码信号转导分子 PKB，通过多种途径调节细胞增殖、存活、代谢和细胞周期等生物学过程，维持组织稳态和正常生理功能；*MAPK1* 编码信号转导分子 ERK2，通过多种途径调节细胞增殖、分化、凋亡、迁移等生物学过程，维持组织稳态和正常生理功能；*HSP90AA1* 为细胞增殖基因，促进参与细胞周期控制和信号转导的特定目标蛋白

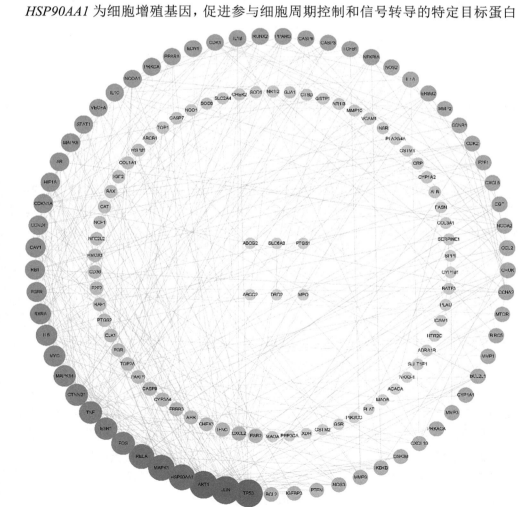

图 3-67 西帕依麦孜彼子胶囊的靶蛋白的 PPI 网络图

的成熟、结构维护和适应调节；*RELA* 编码转录因子蛋白，参与细胞凋亡、免疫反应、细胞增殖和转移等生理与病理过程；*FOS* 编码转录因子 Fos 蛋白家族成员，调节基因转录和表达、激活信号通路、调节细胞周期和凋亡等；*ESR1* 编码转录因子 ERα，在雌激素信号通路中发挥作用，影响细胞增殖、分化、凋亡和代谢等；*TNF* 编码肿瘤坏死因子（TNF），参与炎症、细胞增殖和分化、细胞凋亡、免疫调节和代谢调节作用等；*CTNNB1* 编码 β-catenin 蛋白，参与细胞黏附、细胞外基质附着、细胞极性、细胞周期调控、基因转录等过程，见图 3-68。

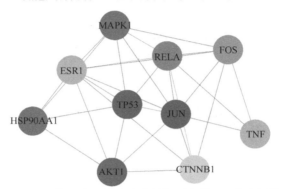

图 3-68　西帕依麦孜彼子胶囊的靶蛋白的 PPI 核心网络

**5. 复方中药网络药理学构建**

将筛选获得的 151 个靶蛋白对应基因导入 Cytoscape 3.9.1 软件，绘制复方中药网络图，即"药材-成分-靶点"网络图。网络共有 174 个节点，637 条关系，其中西帕依麦孜彼子胶囊药物节点 5 个（中药材），化学成分节点 18 个，靶蛋白节点 151 个，见图 3-69。分析得到 degree 值前 10 位的化学成分为：Quercetin（CAS: 117-39-5）、Kaempferol（CAS: 520-18-3）、β-Sitosterol（CAS: 83-46-5）、β-Carotene（CAS: 7235-40-7）、Stigmasterol（CAS: 83-48-7）、4′-Methyl-*N*-Methylcoclaurine（CAS: 71484-72-5）、Diosgenin（CAS: 512-04-9）、Corymbosin（CAS: 18103-41-8）、Morin（CAS: 480-16-0）、3-Methylkempferol（CAS: 1592-70-7），见表 3-8。

**6. 靶蛋白与分子对接**

将上述"药材-成分-靶点"网络和 PPI 核心网络进行节点链接度分析，得出 degree 值前 3 的有效化学成分和靶蛋白，为该复方中药治疗前列腺增生的关键小分子和靶标。通过 PubChem 数据库（https://pubchem.ncbi.nlm.nih.gov/）下载关键小分子分子结构的 SDF 格式文件，PDB 蛋白数据库下载对应靶蛋白格式文件。MOE 软件验证靶标和关键小分子之间的分子对接可能性，"药材-成分-靶点"网络进行节点链接度分析，得出 degree 值前 3 的化学分子（Quercetin、Kaempferol、β-Sitosterol）和 PPI 网络核心基因对应靶蛋白（TP53、JUN、AKT1），利用 MOE

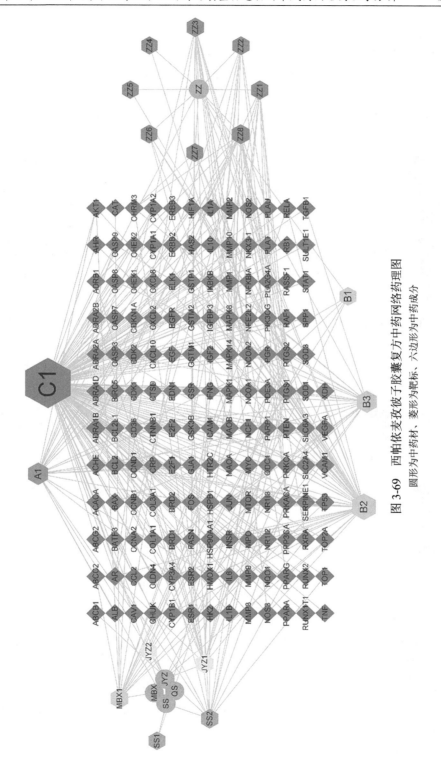

图 3-69　西帕依麦孜彼子胶囊复方中药网络药理图
圆形为中药材、菱形为靶标、六边形为中药成分

软件进行分子对接，Quercetin 与 TP53、JUN、AKT1 结合的最小自由能分别为 −4.9197kcal/mol、−6.3236kcal/mol、−4.6889kcal/mol（图 3-70）；Kaempferol 与 TP53、JUN、AKT1 结合的最小自由能分别为−4.7639kcal/mol、−6.4266kcal/mol、−4.6569kcal/mol（图 3-71）；β-Sitosterol 与 TP53、JUN、AKT1 结合的最小自由能分别为−5.7338kcal/mol、−6.1198kcal/mol、−5.2419kcal/mol（图 3-72）。

（a）　　　　　　　　　（b）　　　　　　　　　（c）

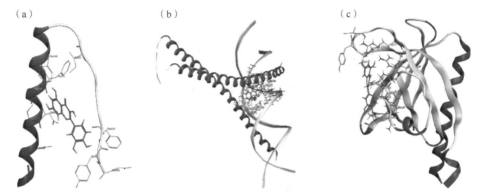

图 3-70　西帕依麦孜彼子胶囊核心成分 Quercetin 与核心靶蛋白分子对接全局图（彩图请扫封底二维码）

（a）TP53；（b）JUN；（c）AKT1

（a）　　　　　　　　　（b）　　　　　　　　　（c）

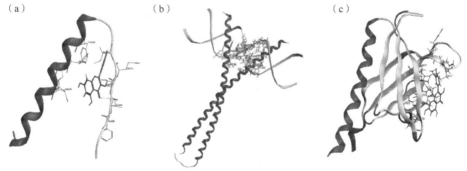

图 3-71　西帕依麦孜彼子胶囊核心成分 Kaempferol 与核心靶蛋白分子对接全局图（彩图请扫封底二维码）

（a）TP53；（b）JUN；（c）AKT1

## 7. 讨论

本研究通过 PPI 网络进行基因筛选得到西帕依麦孜彼子胶囊治疗 BPH 的核心靶点，靶点基因参与细胞凋亡、免疫调节、细胞增殖等作用机制过程。其中首选为 JUN（染色体基因），是禽肉瘤病毒 17 的转化基因，编码与病毒蛋白高度相似的蛋白，与特定靶 DNA 序列直接相互作用，调节基因表达；其次为 TP53（肿瘤抑制基因），可防止细胞恶性转化和癌症的发生，维护细胞基因组稳定性和正常功能；再次为 AKT1（编码信号转导分子 PKB），能通过多种途径调节细胞增殖、

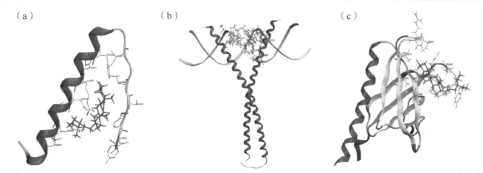

图 3-72　西帕依麦孜彼子胶囊核心成分 β-Sitosterol 与核心靶蛋白分子对接全局图（彩图请扫封底二维码）

(a) TP53；　(b) JUN；　(c) AKT1

存活、代谢和细胞周期等生物学过程，维持组织稳态和正常生理功能。

GO 功能注释结果显示，西帕依麦孜彼子胶囊参与调控的分子功能主要富集在：对激素的反应、对异物刺激、细胞对无机物、细胞对含氮化合物、细胞对有机环状化合物、对氧含量变化等的反应、细胞迁移正向调节、腺体发育等过程。KEGG 通路富集分析结果显示，西帕依麦孜彼子胶囊主要对癌症的发生、血脂和动脉硬化、前列腺癌、流体剪切应力与动脉粥样硬化、化学致癌-受体活化、细胞衰老、TNF 信号通路、PI3K-Akt 信号通路、IL-17 信号通路、内分泌抵抗等起调控作用。

通过网络药理学构建分析得到 degree 值前 10 位的化学成分：Quercetin、Kaempferol、β-Sitosterol、β-Carotene、Stigmasterol、4′-Methyl-*N*-Methylcoclaurine、Diosgenin、Corymbosin、Morin、3-Methylkempferol，它们可作为西帕依麦孜彼子胶囊的质量标准控制指标。分子对接结果显示，西帕依麦孜彼子胶囊的核心成分 Quercetin、Kaempferol、β-Sitosterol 与靶点蛋白 TP53、JUN、AKT1 结合的最小自由能均小于 0，具有较强的结合能力，它们是该药品中最重要的成药物质。当然，以上结论仅为模拟研究的结果，需要细胞学和动物学实验的验证。

# 第 10 节　网络药理学分析羊藿三川颗粒

## 1. 活性成分收集筛选

通过中药系统药理学平台（TCMSP），检索羊藿三川颗粒组成成分：车前子（Semen Plantaginis，CQZ）、川木通（Caulis Clematidis Armandii，CMT）、川木香（Vladimiriae Radix，CMX）、川牛膝（Radix Cyathulae，CNX）、海金沙（Spora Lygodii，HJS）、胡芦巴（Semen Trigonellae，HLB）、黄柏（Cortex Phellodendri Chinensis，HB）、人参（*Panax ginseng* C. A. Mey.，RS）、三七[*Panax notoginseng* (Burkill) F. H. Chen ex C. Chow & W. G. Huang，SQ]、琥珀（Amber，HP）、桃仁（Semen Persicae，TR）、土鳖虫（Eupolyphaga seu Steleophaga，TBC）、蜈蚣

（Scolopendra，WG）、淫羊藿（*Epimedium brevicornu* Maxim.，YYH）、郁金（Radix Curcumae，YJ）15 味中药材的有效化学成分，应用 ADME 参数筛选出可能的活性药物分子[设定口服生物利用度（oral bioavailability，OB）阈值≥30%、类药性（drug likeness，DL）阈值≥0.18%，其他参数默认]，TCMSP 检索不到的中药通过中医药整合药理学研究平台 v2.0（TCMIP v2.0）和文献来筛选有效化学成分，SwissADME 进行药物成分虚拟筛选并与 *BPH* 基因靶点取交集，得到羊藿三川颗粒有效化学成分 117 种。表 3-9 中车前子 8 种、川木通 3 种、川木香 5 种、川牛膝 3 种、海金沙 8 种、胡芦巴 11 种、琥珀 3 种、黄柏 23 种、人参 16 种、三七 7 种、桃仁 14 种、土鳖虫 16 种、蜈蚣 9 种、淫羊藿 20 种、郁金 3 种，两种或两种以上药材中共有化学成分为 12 种。

表 3-9　羊藿三川颗粒 15 味中药材中独有有效化学成分和共有化学成分

(a) 药材独有有效化学成分

| CQZ | | | | | |
|---|---|---|---|---|---|
| CQZ1 | CQZ2 | CQZ3 | CQZ4 | CQZ5 | CQZ6 |
| 474-58-8 | 78708-33-5 | 1447-88-7 | 27741-01-1 | 27696-41-9 | 61276-16-2 |
| CMX | | | | | |
| CMX1 | CMX2 | | CMX3 | CMX4 | CMX5 |
| 487-36-5 | 73174 | | 87827-55-2 | 580-72-3 | 51152-20-6 |
| CNX | HJS | | | | |
| CNX1 | HJS1 | | HJS2 | HJS3 | HJS4 |
| 51068-94-1 | Acacetin（CAS: 480-44-4） | | 520-34-3 | 111-62-6 | 480-36-4 |
| HLB | | | | | |
| HLB1 | HLB2 | | HLB3 | | HLB4 |
| 470-01-9 | 77-60-1 | | 38458-58-1 | | 41653-81-0 |
| HLB5 | HLB6 | | HLB7 | | HLB8 |
| 38953-85-4 | 20575-57-9 | | Formononetin（CAS: 485-72-3） | | 472-15-1 |
| HP | | | SQ | YJ | |
| HP1 | HP2 | HP3 | SQ1 | YJ1 | |
| 110-15-6 | 470-82-6 | 19132-75-3 | 544-35-4 | Naringenin（CAS: 480-41-1） | |
| HB | | | | | |
| HB1 | HB2 | HB3 | HB4 | HB5 | HB6 |
| 18207-71-1 | 15401-69-1 | 32728-75-9 | 38763-29-0 | 34316-15-9 | 83-95-4 |
| HB7 | HB8 | HB9 | HB10 | HB11 | HB12 |
| 84-26-4 | 119963-50-7 | 2543-94-4 | 6869-99-4 | / | 3486-66-6 |

续表

| HB13 | HB14 | HB15 | HB16 | HB17 | | |
|---|---|---|---|---|---|---|
| 5096-57-1 | 2086-83-1 | 52589-11-4 | 483-34-1 | 3486-67-7 | | |
| RS | | | | | | |
| RS1 | RS2 | RS3 | RS4 | RS5 | RS6 | |
| 50816-74-5 | 19666-76-3 | 23095-44-5 | 174721-08-5 | 38210-27-4 | 506-32-1 | |
| RS7 | RS8 | RS9 | RS10 | | | |
| 136945-65-8 | 36804-95-2 | / | 19908-48-6 | | | |
| TR | | | | | | |
| TR1 | TR2 | TR3 | TR4 | TR5 | TR6 | TR7 |
| 32451-86-8 | 160338-16-9 | 510-75-8 | 63351-80-4 | 72533-75-6 | 6980-44-5 | 357401-44-6 |
| TR8 | TR9 | TR10 | TR11 | TR12 | | |
| 357401-43-5 | 59102-35-1 | 128230-24-0 | 52846-39-6 | 474-40-8 | | |
| TBC | | | | | | |
| TBC1 | TBC2 | TBC3 | TBC4 | TBC5 | TBC6 | TBC7 |
| 100-51-6 | 431-03-8 | Epicatechin（CAS: 490-46-0） | 143-08-8 | 123-11-5 | 110-62-3 | 60-12-8 |
| TBC8 | TBC9 | TBC10 | TBC11 | TBC12 | TBC13 | TBC14 |
| 489-40-7 | 141-78-6 | 2363-88-4 | 18829-56-6 | 123-31-9 | 499-75-2 | 3913-81-3 |
| WG | | | | | | |
| WG1 | WG2 | WG3 | WG4 | WG5 | | |
| 14667-55-1 | 123-32-0 | 91-16-7 | 90-05-1 | 50-67-9 | | |
| WG6 | WG7 | WG8 | WG9 | | | |
| 1124-11-4 | 51-45-6 | 3777-69-3 | 69-61-4 | | | |
| YYH | | | | | | |
| YYH1 | YYH2 | YYH3 | YYH4 | YYH5 | YYH6 | YYH7 |
| / | 69887-40-7 | 69887-40-7 | 12115137 | 174286-26-1 | 149182-47-8 | 174391-72-1 |
| YYH8 | YYH9 | YYH10 | YYH11 | YYH12 | YYH13 | YYH14 |
| 51095-85-3 | 118525-40-9 | 2955-23-9 | 28610-31-3 | 491-71-4 | 5999-95-1 | 4651-51-8 |

（b）药材共有化学成分

| 标注名称 | 分子名称 | 药材名称 | 标注名称 | 分子名称 | 药材名称 |
|---|---|---|---|---|---|
| A1 | 78214-33-2 | RS、SQ | B1 | 25103-50-8 | HJS、RS、SQ |
| C1 | 578-86-9 | SQ、YYH | D1 | 83-47-6 | HB、YYH |
| E1 | Protopine（CAS: 130-86-9） | HB、RS | F1 | Stigmasterol（CAS: 83-48-7） | CMT、HB、RS、SQ |
| G1 | Kaempferol（CAS: 520-18-3） | HJS、HLB、RS、TBC、YYH | H1 | 31793-83-6 | CQZ、CMT、YYH、YJ |
| I1 | β-Sitosterol（CAS: 83-46-5） | CMT、CNX、HJS、HLB、HB、RS、SQ、TR、YJ | J1 | 465-99-6 | HJS、TR |
| K1 | Quercetin（CAS: 117-39-5） | CQZ、HLB、CNX、HB、SQ、TBC、YYH | L1 | Luteolin（CAS: 491-70-3） | HLB、YYH |

**2. 有效成分靶蛋白预测筛选与交叉验证**

利用 TCMSP 数据库预测筛选出符合条件的 117 种有效成分对应的靶蛋白 372 个。在 CTD 数据库中以前列腺增生（hyperplasia of prostate）为关键词搜索相关基因，Inference score 排序 30 以上的基因与 TCMSP 数据库预测靶蛋白取交集，得到 212 个交集相关靶蛋白。

**3. GO 功能注释和 KEGG 通路富集分析**

将得到的 212 个靶蛋白在 Metascape 分别进行 GO 功能注释和 KEGG 通路富集分析。GO 功能注释显示，靶点基因参与了：对激素的反应、对异物刺激、细胞对无机物、细胞对含氮化合物、细胞对脂质、对氧化压力、对金属离子等的反应、腺体发育等过程（图 3-73）。KEGG 通路富集分析显示这些反应过程可能通过对癌症通路、血脂和动脉硬化、前列腺癌、化学致癌-受体活化、流体剪切应力与动脉粥样硬化、PI3K-Akt 信号通路、IL-17 信号通路、细胞衰老、化学致癌作用-活性氧、内分泌拮抗等起调控作用（图 3-74）。

**4. 成分靶蛋白互作分析**

将获得的 212 个靶蛋白上传至 STRING 数据库进行蛋白质-蛋白质相互作用富集分析，种属设置为"*Homo sapiens*"，隐藏游离节点，最低交互要求分数（minimum required interaction score）设置为最高置信度（0.900）进行 PPI 网络图构建，运用 Cytoscape 3.9.1 对 PPI 网络图进一步分析和优化。获得了由 185 个节点和 951 条边组成的网络互作图（节点大小、颜色深浅、连线密度代表靶点基因的重要性，图 3-75）。获得 degree 值前 10 位的核心基因为：*TP53*、*JUN*、*AKT1*、*SRC*、*MAPK3*、*HSP90AA1*、*MAPK1*、*RELA*、*ESR1*、*FOS*，其互作关系如下：*TP53* 为肿瘤抑制基因，防止细胞恶性转化和癌症的发生，维护细胞基因组稳定性和

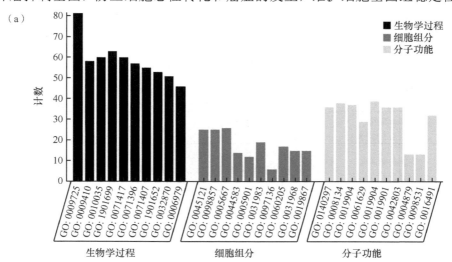

（b）

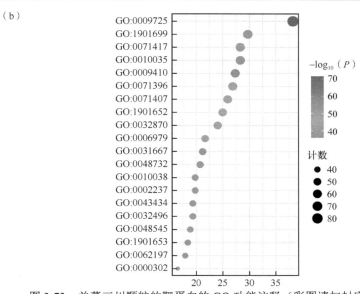

图 3-73　羊藿三川颗粒的靶蛋白的 GO 功能注释（彩图请扫封底二维码）

（a）柱状图；（b）气泡图：气泡代表基因富集数目，气泡越大代表该 GO 功能中富集的基因越多

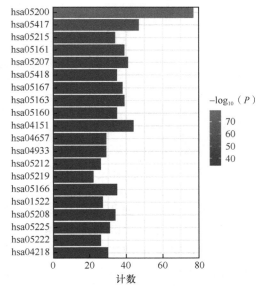

图 3-74　羊藿三川颗粒的靶蛋白的 KEGG 通路富集柱状图（彩图请扫封底二维码）

颜色代表显著性，颜色越红代表基因在该 KEGG 通路中富集越显著

正常功能；*JUN* 为染色体基因（禽肉瘤病毒 17 的转化基因），编码与病毒蛋白高度相似的蛋白，与特定靶 DNA 序列直接相互作用，调节基因表达；*AKT1* 编码信号转导分子 PKB，通过多种途径调节细胞增殖、存活、代谢和细胞周期等生物学过程，维持组织稳态和正常生理功能；*SRC* 编码酪氨酸激酶，调节多种信号通路、

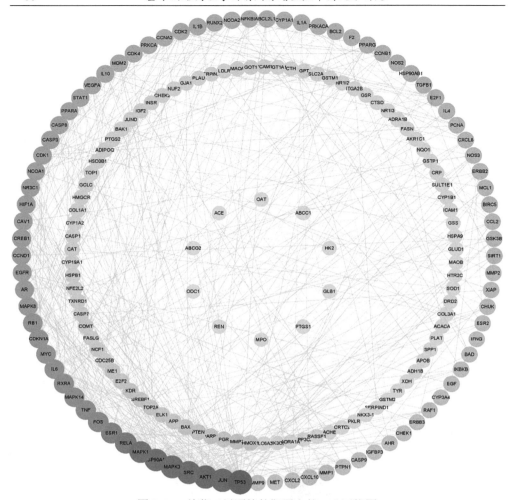

图 3-75　羊藿三川颗粒的靶蛋白的 PPI 网络图

影响细胞生长、分化和黏附等过程，与肿瘤发生和发展密切相关；*MAPK3* 编码丝裂原活化蛋白激酶，调节多种细胞信号通路、影响细胞生长、分化、凋亡和周期等过程，参与炎症反应和细胞骨架调节；*HSP90AA1* 为细胞增殖基因，促进参与细胞周期控制和信号转导的特定目标蛋白的成熟、结构维护和适应调节；*MAPK1* 编码信号转导分子 ERK2，通过多种途径调节细胞增殖、分化、凋亡、迁移等生物学过程，维持组织稳态和正常生理功能；*RELA* 编码转录因子蛋白，参与细胞凋亡、免疫反应、细胞增殖和转移等生理与病理过程；*ESR1* 编码转录因子 ERα，在雌激素信号通路中发挥作用，影响细胞增殖、分化、凋亡和代谢等；*FOS* 编码转录因子 Fos 蛋白家族成员，调节基因转录和表达、激活信号通路、调节细胞周期和凋亡等，见图 3-76。

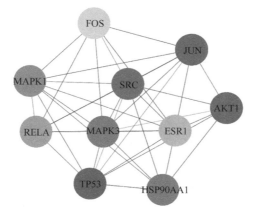

图 3-76　羊藿三川颗粒的靶蛋白的 PPI 核心网络

### 5. 复方中药网络药理学构建

将筛选获得的 212 个靶蛋白对应基因导入 Cytoscape 3.9.1 软件，绘制复方中药网络图，即"药材-成分-靶点"网络图。网络共有 344 个节点，2265 条关系，其中羊藿三川颗粒药物节点 15 个（中药材），化学成分节点 117 个，靶蛋白节点 212 个，见图 3-77。分析得到 degree 值前 10 位的化学成分为：Quercetin（CAS: 117-39-5）、Kaempferol（CAS: 520-18-3）、β-Sitosterol（CAS: 83-46-5）、Luteolin（CAS: 491-70-3）、Stigmasterol（CAS: 83-48-7）、Naringenin（CAS: 480-41-1）、Formononetin（CAS: 485-72-3）、Protopine（CAS: 130-86-9）、Epicatechin（CAS: 490-46-0）、Acacetin（CAS: 480-44-4），见表 3-9。

### 6. 靶蛋白与分子对接

将上述"药材-成分-靶点"网络和 PPI 核心网络进行节点链接度分析，得出 degree 值前 3 的有效化学成分和靶蛋白，为该复方中药治疗前列腺增生的关键小分子和靶标。通过 PubChem 数据库（https://pubchem.ncbi.nlm.nih.gov/）下载关键小分子分子结构的 SDF 格式文件，PDB 蛋白数据库下载对应靶蛋白格式文件。MOE 软件验证靶标和关键小分子之间的分子对接可能性，"药材-成分-靶点"网络进行节点链接度分析，得出 degree 值前 3 的化学分子（Quercetin、Kaempferol、β-Sitosterol）和 PPI 网络核心基因对应靶蛋白（TP53、JUN、AKT1），利用 MOE 软件进行分子对接，Quercetin 与 TP53、JUN、AKT1 结合的最小自由能分别为 −4.9197kcal/mol、−6.3236kcal/mol、−4.6889kcal/mol（图 3-78）；Kaempferol 与 TP53、JUN、AKT1 结合的最小自由能分别为−4.7639kcal/mol、−6.4266kcal/mol、−4.6569kcal/mol（图 3-79）；β-Sitosterol 与 TP53、JUN、AKT1 结合的最小自由能分别为−5.7338kcal/mol、−6.1198kcal/mol、−5.2419kcal/mol（图 3-80）。

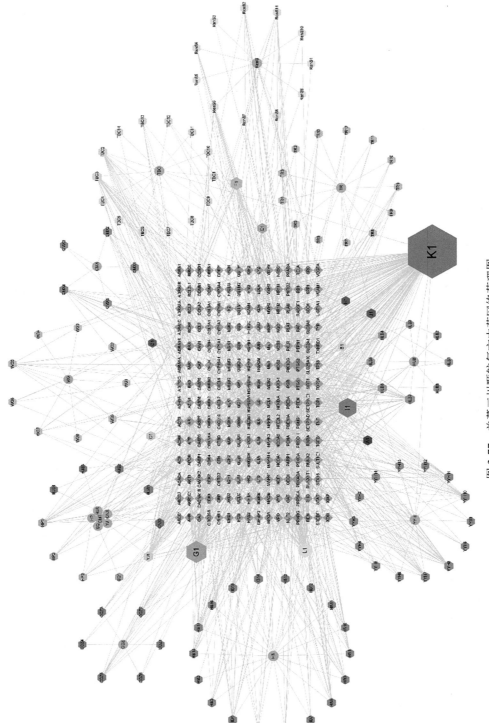

图 3-77 羊藿三川颗粒复方中药网络药理图

圆形为中药材，菱形为靶标，六边形为中药成分

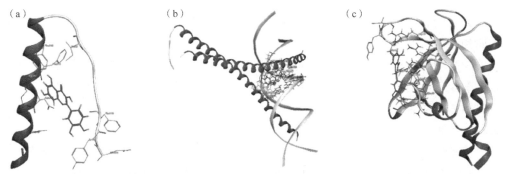

图 3-78　羊藿三川颗粒核心成分 Quercetin 与核心靶蛋白分子对接全局图（彩图请扫封底二维码）
（a）TP53；（b）JUN；（c）AKT1

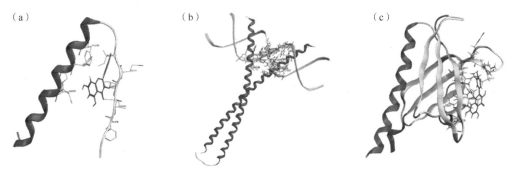

图 3-79　羊藿三川颗粒核心成分 Kaempferol 与核心靶蛋白分子对接全局图（彩图请扫封底二维码）
（a）TP53；（b）JUN；（c）AKT1

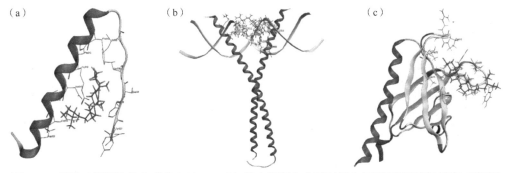

图 3-80　羊藿三川颗粒核心成分 β-Sitosterol 与核心靶蛋白分子对接全局图（彩图请扫封底二维码）
（a）TP53；（b）JUN；（c）AKT1

### 7. 讨论

本研究通过 PPI 网络进行基因筛选得到羊藿三川颗粒治疗 BPH 的核心靶点，靶点基因参与细胞凋亡、免疫调节、细胞增殖等作用机制过程。其中首选为 *TP53*（肿瘤抑制基因），可防止细胞恶性转化和癌症的发生，维护细胞基因组稳定性和正常功能；其次为 *JUN*（染色体基因），是禽肉瘤病毒 17 的转化基因，编码与病毒蛋白高度相似的蛋白，与特定靶 DNA 序列直接相互作用，调节基因表达；

再次为 *AKT1*（编码信号转导分子 PKB），能通过多种途径调节细胞增殖、存活、代谢和细胞周期等生物学过程，维持组织稳态和正常生理功能。

GO 功能注释结果显示，羊藿三川颗粒参与调控的分子功能主要富集在：对激素的反应、对异物刺激、细胞对无机物、细胞对含氮化合物、细胞对脂质、对氧化压力、对金属离子等的反应、腺体发育等过程中。KEGG 通路富集分析结果显示，羊藿三川颗粒主要可能通过对癌症通路、血脂和动脉硬化、前列腺癌、化学致癌-受体活化、流体剪切应力与动脉粥样硬化、PI3K-Akt 信号通路、IL-17 信号通路、细胞衰老、化学致癌作用-活性氧、内分泌拮抗等起调控作用。

通过网络药理学构建分析得到 degree 值前 10 位的化学成分：Quercetin、Kaempferol、β-Sitosterol、Luteolin、Stigmasterol、Naringenin、Formononetin、Protopine、Epicatechin、Acacetin，它们可作为羊藿三川颗粒的质量标准控制指标。分子对接结果显示，羊藿三川颗粒的核心成分 Quercetin、Kaempferol、β-Sitosterol 与靶点蛋白 TP53、JUN、AKT1 结合的最小自由能均小于 0，具有较强的结合能力，它们是该药品中最重要的成药物质。当然，以上结论仅为模拟研究的结果，需要细胞学和动物学实验的验证。

# 第 4 章 以槲皮素、木犀草素、山柰酚为 质量标志物的中成药网络药理学分析

本章介绍以槲皮素（Quercetin）、木犀草素（Luteolin）、山柰酚（Kaempferol）为共同质量标志物的 9 种中成药的网络药理学分析。

## 第 1 节 网络药理学分析复方雪参胶囊

### 1. 活性成分收集筛选

通过中药系统药理学平台（TCMSP），检索复方雪参胶囊组成成分：三七[*Panax notoginseng* (Burkill) F. H. Chen ex C. Chow & W. G. Huang，SQ]、三棱（Rhizoma Sparganii，SL）、莪术（Rhizoma Curcumae，EZ）、皂角刺（Spina Gleditsiae，ZJC）、泽兰（Herba Lycopi，ZL）、王不留行（Semen Vaccariae，WBLX）、猪苓（*Polyporus umbellatus* (Pers.) Fr.，ZhuL）、牵牛子（Semen Pharbitids，QNZ）、淫羊藿（*Epimedium brevicornu* Maxim.，YYH）、海马（*Hippocampus kelloggi* Jordan et Snyder，HM）、重楼（Rhizoma Paridis，CL）、金钱草（Herba Lysimachiae，JQC）、土茯苓（Rhizoma Smilacis Glabrae，TFL）、蒲公英（*Taraxacum mongolicum* Hand-Mazz.，PGY）、地龙（*P. pectinifera* Michaelsen，DL）、大黄（Radix et Rhizoma Rhei，DH）、虎杖（Rhizoma Polygoni Cuspidati，HZ）17 味中药材的有效化学成分，应用 ADME 参数筛选出可能活性药物分子[设定口服生物利用度（oral bioavailability，OB）阈值 ≥30%、类药性（drug likeness，DL）阈值≥0.18%，其他参数默认]，TCMSP 检索不到的中药通过中医药整合药理学研究平台 v2.0（TCMIP v2.0）和文献来筛选有效化学成分，SwissADME 进行药物成分虚拟筛选并与 *BPH* 基因靶点取交集，得到复方雪参胶囊有效化学成分 110 种。表 4-1 中大黄 10 种、地龙 14 种、莪术 2 种、海马 13 种、虎杖 10 种、金钱草 11 种、蒲公英 11 种、牵牛子 12 种、三棱 5 种、三七 7 种、土茯苓 15 种、王不留行 4 种、淫羊藿 21 种、皂角刺 11 种、泽兰 5 种、重楼 3 种、猪苓 5 种，两种或两种以上药材中共有化学成分为 27 种。

表 4-1 复方雪参胶囊 17 味中药材中独有有效化学成分和共有化学成分

（a）药材独有有效化学成分

| YYH | | | | | | |
|---|---|---|---|---|---|---|
| YYH1 | YYH2 | YYH3 | YYH4 | YYH5 | YYH6 | YYH7 |
| 4651-51-8 | 5999-95-1 | 83-47-6 | 491-71-4 | 2955-23-9 | 51095-85-3 | 174391-72-1 |

| YYH8 | YYH9 | YYH10 | YYH11 | YYH12 | YYH13 | YYH14 |
|------|------|-------|-------|-------|-------|-------|
| 149182-47-8 | 174286-261 | 28610-31-3 | 4206-59-1 | 489-32-7 | 39012-04-9 | 92618-98-9 |

| DH | | | | | | |
|------|------|------|------|------|------|
| DH1 | DH2 | DH3 | DH4 | DH5 | DH6 |
| 19587-65-6 | 41743-74-2 | 23313-21-5 | 474-58-8 | 481-72-1 | 18829-70-4 |

| DL | | | |
|------|------|------|------|
| DL1 | DL2 | DL3 | DL4 |
| 143-07-7 | 638-53-9 | 1002-84-2 | α-Glycine（CAS: 127883-08-3） |

| EZ | | ZL | |
|------|------|------|------|
| EZ1 | EZ2 | ZL1 | ZL2 |
| 4871-97-0 | 515-13-9 | 84-74-2 | 139-85-5 |

| HM | | | |
|------|------|------|------|
| HM1 | HM2 | HM3 | HM4 |
| 56-84-8 | 10417-94-4 | 506-26-3 | 373-49-9 |

| HZ | | | |
|------|------|------|------|
| HZ1 | HZ2 | HZ3 | HZ4 |
| 87339-74-0 | 6091-05-0 | 20045-06-1 | 154-23-4 |

| JQC | | | | | |
|------|------|------|------|------|------|
| JQC1 | JQC2 | JQC3 | JQC4 | JQC5 | JQC6 |
| 480-44-4 | 480-36-4 | 520-33-2 | 474-58-8 | 116183-66-5 | 480-19-3 |

| PGY | | | | | |
|------|------|------|------|------|------|
| PGY1 | PGY2 | PGY3 | PGY4 | PGY5 | PGY6 |
| 537-98-4 | 149-91-7 | Oxalic Acid（CAS: 144-62-7） | 50-81-7 | 520-34-3 | 2216-51-5 |

| QNZ | | | |
|------|------|------|------|
| QNZ1 | QNZ2 | QNZ3 | QNZ4 |
| 6980-44-5 | 478-43-3 | 37831-70-2 | 77-06-5 |
| QNZ5 | QNZ6 | QNZ7 | QNZ8 |
| 2390-99-0 | 602-85-7 | 548-42-5 | 548-43-6 |

| SL | | WBLX | |
|------|------|------|------|
| SL1 | SL2 | WBLX1 | WBLX2 |
| 485-72-3 | 2462-94-4 | 38953-85-4 | 164991-89-3 |

| SQ | | | CL |
|------|------|------|------|
| SQ1 | SQ2 | SQ3 | CL1 |
| 27554-26-3 | 544-35-4 | 78214-33-2 | 14144-06-0 |

| TFL | | | | |
|------|------|------|------|------|
| TFL1 | TFL2 | TFL3 | TFL4 | TFL5 |
| 121230-30-6 | 54081-47-9 | 33880-85-2 | 54081-48-0 | 480-41-1 |

续表

| TFL6 | TFL7 | TFL8 | TFL9 | TFL10 |
| --- | --- | --- | --- | --- |
| 29838-67-3 | 480-18-2 | 480-18-2 | 512-04-9 | Stigmasterol（CAS: 83-48-7） |

| ZJC | | | |
| --- | --- | --- | --- |
| ZJC1 | ZJC2 | ZJC3 | ZJC4 |
| Fisetin（CAS: 528-48-3） | 20725-03-5 | 111003-33-9 | 4049-38-1 |

| ZhuL | | | | |
| --- | --- | --- | --- | --- |
| ZhuL1 | ZhuL2 | ZhuL3 | ZhuL4 | ZhuL5 |
| 2465-11-4 | 17398-57-1 | 17608-76-3 | 32507-77-0 | 57-87-4 |

（b）药材共有化学成分

| 标注名称 | 分子名称 | 药材名称 | 标注名称 | 分子名称 | 药材名称 |
| --- | --- | --- | --- | --- | --- |
| A1 | 37159-97-0 | DL、HM | A2 | 302-84-1 | DL、HM |
| A3 | 73-32-5 | DL、HM | A4 | 544-63-8 | DL、HM |
| A5 | 3588-60-1 | DL、HM | A6 | 506-32-1 | DL、HM |
| A7 | 70642-86-3 | DL、HM | B1 | 84268-38-2 | DH、HZ |
| C1 | 28610-31-3 | QNZ、YYH | B3 | 64032-49-1 | DH、HZ |
| B2 | 478-43-3 | DH、HZ | C2 | Icaritin（CAS: 118525-40-9） | QNZ、YYH |
| L1 | 56-12-2 | DL、CL | F1 | 35323-91-2 | JQC、ZJC |
| E1 | 57-10-3 | DL、PGY | R1 | 60-33-3 | HM、PGY |
| Y1 | 578-86-9 | SQ、YYH | M1 | D-Alanine-3-13C（CAS: 133665-48-2） | DL、HM、CL |
| D1 | Luteolin（CAS: 491-70-3） | HZ、PGY、YYH | Q1 | 331-39-5 | PGY、ZL |
| W1 | Kaempferol（CAS: 520-18-3） | JQC、YYH、ZJC | U1 | 480-18-2 | TFL、ZJC |
| T1 | 83-48-7 | SL、SQ、TFL、WBLX、ZJC | J1 | β-Sitosterol（CAS: 83-46-5） | DH、HZ、SL、SQ、TFL、ZJC、ZL、QNZ |
| K1 | 5779-62-4 | JQC、QNZ、TFL、YYH、ZJC | G1 | Quercetin（CAS: 117-39-5） | HZ、JQC、PGY、SQ、TFL、WBLX、YYH、ZJC |
| H1 | 474-58-8 | SL、ZL | | | |

## 2. 有效成分靶蛋白预测筛选与交叉验证

利用 TCMSP 数据库预测筛选出符合条件的 110 种有效成分对应的靶蛋白 449 个。在 CTD 数据库中以前列腺增生（hyperplasia of prostate）为关键词搜索相关基因，Inference score 排序 30 以上的基因与 TCMSP 数据库预测靶蛋白取交集，得到 237 个交集相关靶蛋白。

### 3. GO 功能注释和 KEGG 通路富集分析

将得到的 237 个靶蛋白在 Metascape 分别进行 GO 功能注释和 KEGG 通路富集分析。GO 功能注释显示，靶点基因参与了：细胞死亡正向调控、凋亡信号通路调控、激素水平调节、调节小分子代谢过程、对生长因子的反应、转录因子结合和蛋白质磷酸化等过程（图 4-1）。KEGG 通路富集分析显示这些反应过程可能通过癌症通路、血脂和动脉粥样硬化、化学致癌-受体活化、流体剪切应力与动脉粥样硬化、细胞衰老、FoxO 信号通路、HIF-1 信号通路等发生（图 4-2）。

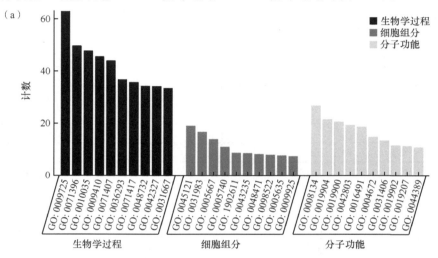

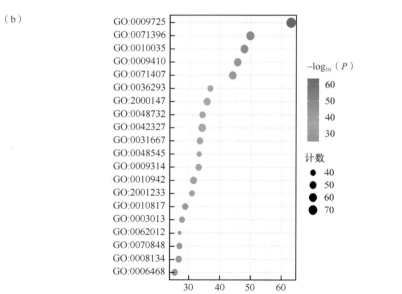

图 4-1　复方雪参胶囊的靶蛋白的 GO 功能注释（彩图请扫封底二维码）

（a）柱状图；（b）气泡图：气泡代表基因富集数目，气泡越大代表该 GO 功能中富集的基因越多

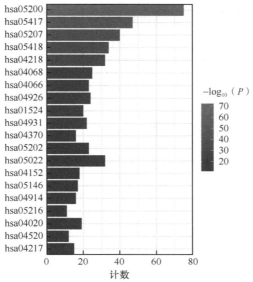

图 4-2　复方雪参胶囊的靶蛋白的 KEGG 通路富集柱状图（彩图请扫封底二维码）
颜色代表显著性，颜色越红代表基因在该 KEGG 通路中富集越显著

### 4. 成分靶蛋白互作分析

将获得的 237 个靶蛋白上传至 STRING 数据库进行蛋白质-蛋白质相互作用富集分析，种属设置为"*Homo sapiens*"，隐藏游离节点，最低交互要求分数（minimum required interaction score）设置为最高置信度（0.900）进行 PPI 网络图构建，运用 Cytoscape 3.9.1 对 PPI 网络图进一步分析和优化。获得由 190 个节点和 979 条边组成的网络互作图（节点大小、颜色深浅、连线密度代表靶点基因的重要性，图 4-3）。获得 degree 值前 10 位的核心基因为：*TP53*、*SRC*、*MAPK3*、*AKT1*、*MAPK1*、*RELA*、*CTNNB1*、*RXRA*、*ESR1*、*FOS*，其互作关系如下：*TP53* 为肿瘤抑制基因，防止细胞恶性转化和癌症的发生，维护细胞基因组稳定性和正常功能；*SRC* 编码酪氨酸激酶，调节多种信号通路、影响细胞生长、分化和黏附等过程，与肿瘤发生和发展密切相关；*MAPK3* 编码丝裂原活化蛋白激酶，调节多种细胞信号通路、影响细胞生长、分化、凋亡和周期等过程，参与炎症反应和细胞骨架调节；*AKT1* 编码信号转导分子 PKB，通过多种途径调节细胞增殖、存活、代谢和细胞周期等生物学过程，维持组织稳态和正常生理功能；*MAPK1* 编码信号转导分子 ERK2，通过多种途径调节细胞增殖、分化、凋亡、迁移等生物学过程，维持组织稳态和正常生理功能；*RELA* 编码转录因子蛋白，参与细胞凋亡、免疫反应、细胞增殖和转移等生理与病理过程；*CTNNB1* 编码 β-catenin 蛋白，参与细胞黏附、细胞外基质附着、细胞极性、细胞周期调控、基因转录等过程；*ESR1* 编码转录因子 ERα，在雌激素信号通路中发挥作用，影响细胞增殖、分化、凋亡

和代谢等；*RXRA* 编码核受体，参与细胞分化、细胞增殖、免疫反应、炎症反应、代谢调节、细胞凋亡等；*FOS* 编码转录因子 Fos 蛋白家族成员，可调节基因转录和表达、激活信号通路、调节细胞周期和凋亡等，见图 4-4。

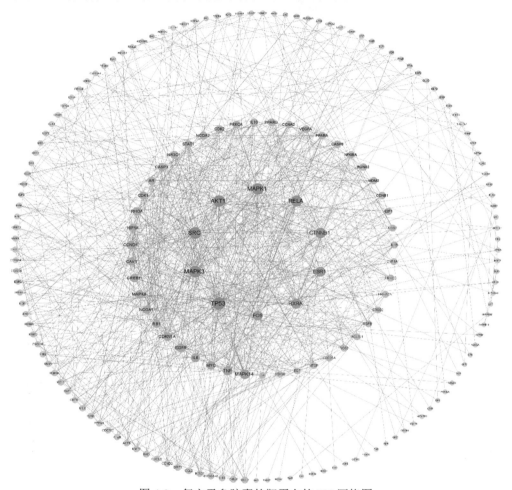

图 4-3　复方雪参胶囊的靶蛋白的 PPI 网络图

### 5. 复方中药网络药理学构建

将筛选获得的 237 个靶蛋白对应基因导入 Cytoscape 3.9.1 软件，绘制复方中药网络图，即"药材-成分-靶点"网络图。网络共有 364 个节点，2623 条关系，其中复方雪参胶囊药物节点 17 个（中药材），化学成分节点 110 个，靶蛋白节点 237 个，见图 4-5。分析得到 degree 值前 10 位的化学成分为：Quercetin（CAS：117-39-5）、Luteolin（CAS：491-70-3）、Kaempferol（CAS：520-18-3）、β-Sitosterol（CAS：83-46-5）、D-Alanine-3-13C（CAS：133665-48-2）、Stigmasterol（CAS：

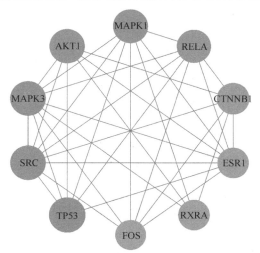

图 4-4　复方雪参胶囊的靶蛋白的 PPI 核心网络

83-48-7)、Icaritin（CAS: 118525-40-9）、Fisetin（CAS: 528-48-3）、α-Glycine（CAS: 127883-08-3）、Oxalic Acid（CAS: 144-62-7），见表 4-1。

**6. 靶蛋白与分子对接**

将上述"药材-成分-靶点"网络和 PPI 核心网络进行节点链接度分析，得出 degree 值前 3 的有效化学成分和靶蛋白，为该复方中药治疗前列腺增生的关键小分子和靶标。通过 PubChem 数据库（https://pubchem.ncbi.nlm.nih.gov/）下载关键小分子分子结构的 SDF 格式文件，PDB 蛋白数据库下载对应靶蛋白格式文件。MOE 软件验证靶标和关键小分子之间的分子对接可能性，"药材-成分-靶点"网络进行节点链接度分析，得出 degree 值前 3 的化学分子（Quercetin、Luteolin、Kaempferol）和 PPI 网络核心基因对应靶蛋白（TP53、SRC、MAPK3），利用 MOE 软件进行分子对接，Quercetin 与 TP53、SRC、MAPK3 结合的最小自由能分别为–5.3062kcal/mol、–4.9303kcal/mol、–6.2270kcal/mol（图 4-6）；Luteolin 与 TP53、SRC、MAPK3 结合的最小自由能分别为–5.4104kcal/mol、–5.1666kcal/mol、–5.9941kcal/mol（图 4-7）；Kaempferol 与 TP53、SRC、MAPK3 结合的最小自由能分别为–5.0185kcal/mol、–4.9728kcal/mol、–6.0943kcal/mol（图 4-8）。

**7. 讨论**

本研究通过 PPI 网络进行基因筛选得到复方雪参胶囊治疗 BPH 的核心靶点，靶点基因参与细胞凋亡、免疫调节、抗炎等作用机制过程。其中首选为 *TP53*（肿瘤抑制基因），其可防止细胞恶性转化和癌症的发生，维护细胞基因组稳定性和正常功能；其次为 *SRC*（编码酪氨酸激酶），可调节多种信号通路、影响细胞

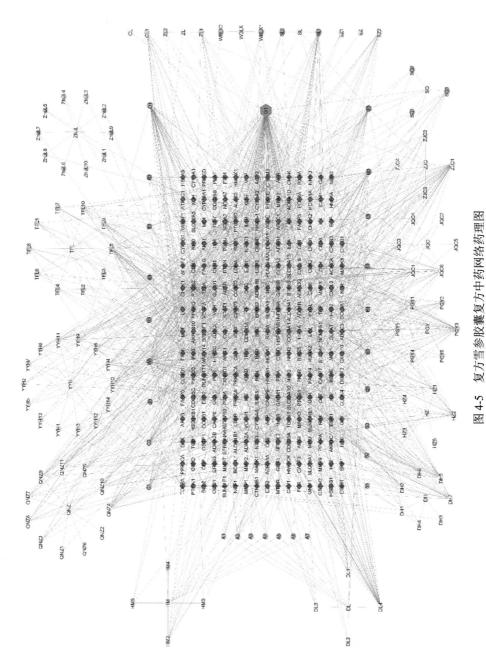

图 4-5　复方雪参胶囊复方中中药网络药理图

方形为中药材、圆形为成分、菱形为靶标、六边形为共同成分

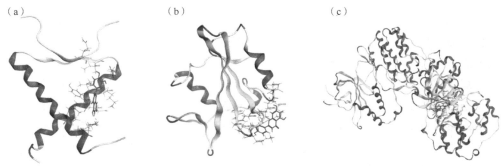

图 4-6　复方雪参胶囊核心成分 Quercetin 与核心靶蛋白分子对接全局图（彩图请扫封底二维码）
（a）TP53；（b）SRC；（c）MAPK3

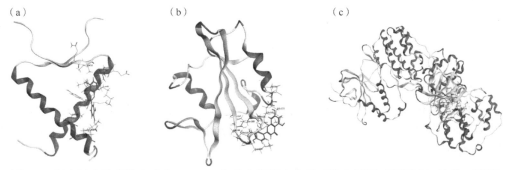

图 4-7　复方雪参胶囊核心成分 Luteolin 与核心靶蛋白分子对接全局图（彩图请扫封底二维码）
（a）TP53；（b）SRC；（c）MAPK3

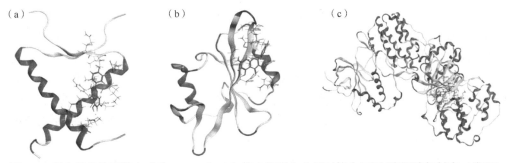

图 4-8　复方雪参胶囊核心成分 Kaempferol 与核心靶蛋白分子对接全局图（彩图请扫封底二维码）
（a）TP53；（b）SRC；（c）MAPK3

生长、分化和黏附等过程，与肿瘤发生和发展密切相关；再次为 *MAPK3*（编码丝裂原活化蛋白激酶），可调节多种细胞信号通路、影响细胞生长、分化、凋亡和周期等过程，参与炎症反应和细胞骨架调节。

GO 功能注释结果显示，复方雪参胶囊参与调控的分子功能主要富集在：细胞死亡正向调控、凋亡信号通路调控、激素水平调节、调节小分子代谢过程、对生长因子的反应、转录因子结合和蛋白质磷酸化等过程中。KEGG 通路富集分析结果显示，复方雪参胶囊主要对癌症通路、血脂和动脉粥样硬化、化学致癌-受体活化、流体剪切应力与动脉粥样硬化、细胞衰老、FoxO 信号通路、HIF-1 信号通路等起调控作用。

通过网络药理学构建分析得到 degree 值前 10 位的化学成分：Quercetin、Luteolin、Kaempferol、β-Sitosterol、D-Alanine-3-13C、Stigmasterol、Icaritin、Fisetin、α-Glycine、Oxalic Acid，它们可作为复方雪参胶囊的质量标准控制指标。分子对接结果显示，复方雪参胶囊核心成分 Quercetin、Luteolin、Kaempferol 与靶点蛋白 TP53、SRC、MAPK3 结合的最小自由能均小于 0，具有较强的结合能力，它们是该药品中最重要的成药物质。当然，以上结论仅为模拟研究的结果，需要细胞学和动物学实验的验证。

## 第 2 节　网络药理学分析前列闭尔通栓

### 1. 活性成分收集筛选

通过中药系统药理学平台（TCMSP），检索前列闭尔通栓组成成分：白花蛇舌草 [*Scleromitrion diffusum* (Willd.) R. J. Wang，BHSSC]、穿山甲（*Manis pentadactyla* L.，CSJ）、琥珀（Amber，HP）、黄柏（Cortex Phellodendri Chinensis，HB）、黄连（Rhizoma Coptidis，HL）、王不留行（Semen Vaccariae，WBLX）、马鞭草（*Verbena officinalis* Linn.，MBC）、土鳖虫（Eupolyphaga seu Steleophaga，TBC）、三七（*Panax notoginseng* (Burkill) F. H. Chen ex C. Chow & W. G. Huang，SQ）、蜈蚣（Scolopendra，WG）、栀子（Fructus Gardeniae，ZZ）11 味中药材的有效化学成分，应用 ADME 参数筛选出可能活性药物分子[设定口服生物利用度（oral bioavailability，OB）阈值≥30%、类药性（drug likeness，DL）阈值≥0.18%，其他参数默认]，TCMSP 检索不到的中药通过中医药整合药理学研究平台 v2.0（TCMIP v2.0）和文献来筛选有效化学成分，SwissADME 进行药物成分虚拟筛选并与 BPH 基因靶点取交集，得到前列闭尔通栓有效化学成分 80 种。表 4-2 中白花蛇舌草 5 种、穿山甲 3 种、琥珀 3 种、黄柏 23 种、黄连 10 种、土鳖虫 16 种、蜈蚣 9 种、栀子 12 种、三七 7 种、王不留行 4 种、马鞭草 11 种，两种或两种以上药材中共有化学成分为 9 种。

表 4-2　前列闭尔通栓 11 味药材中独有有效化学成分和共有化学成分

（a）药材独有有效化学成分

HB

| HB1 | HB2 | HB3 | HB4 | HB5 | HB6 |
| --- | --- | --- | --- | --- | --- |
| 52589-11-4 | 6869-99-4 | 2543-94-4 | 119963-50-7 | 84-26-4 | 83-95-4 |

续表

| HB7 | HB8 | HB9 | HB10 | HB11 | HB12 |
|---|---|---|---|---|---|
| 34316-15-9 | 32728-75-9 | 130-86-9 | 483-34-1 | 52589-11-4 | 5096-57-1 |

| HB13 | HB14 | HB15 | | | |
|---|---|---|---|---|---|
| 83-47-6 | 474-62-4 | 18207-71-1 | | | |

| MBC | | | | | |
|---|---|---|---|---|---|

| MBC1 | | MBC2 | | MBC3 | MBC4 |
|---|---|---|---|---|---|
| 520-34-3 | | 57096-02-3 | | 479-90-3 | 110979-06-1 |

| MBC5 | | MBC6 | | MBC7 | |
|---|---|---|---|---|---|
| 162899283 | | β-Carotene<br>（CAS: 7235-40-7） | | Luteolin<br>（CAS: 491-70-3） | |

| BHSSC | | | | CSJ | |
|---|---|---|---|---|---|

| BHSSC1 | | BHSSC2 | | CSJ1 | CSJ2 | CSJ3 |
|---|---|---|---|---|---|---|
| 481-16-3 | | 17241-42-8 | | 66-22-8 | 57-11-4 | 57-88-5 |

| SQ | | | | | |
|---|---|---|---|---|---|

| SQ1 | | SQ2 | | SQ3 | SQ4 |
|---|---|---|---|---|---|
| 27554-26-3 | | 544-35-4 | | 578-86-9 | 78214-33-2 |

| HP | | | | WBLX | |
|---|---|---|---|---|---|

| HP1 | HP2 | HP3 | | WBLX1 | WBLX2 |
|---|---|---|---|---|---|
| 110-15-6 | 6753-98-6 | 470-82-6 | | 38953-85-4 | 164991-89-3 |

| HL | | | | | |
|---|---|---|---|---|---|

| HL1 | | HL2 | | HL3 | HL4 |
|---|---|---|---|---|---|
| 6873-09-2 | | 522-97-4 | | 549-21-3 | 508-76-9 |

| TBC | | | | | | |
|---|---|---|---|---|---|---|

| TBC1 | TBC2 | TBC3 | TBC4 | TBC5 | TBC6 | TBC7 |
|---|---|---|---|---|---|---|
| 499-75-2 | 431-03-8 | 100-51-6 | 123-11-5 | 25152-84-5 | 18829-56-6 | 143-08-8 |

| TBC8 | TBC9 | TBC10 | TBC11 | TBC12 | TBC13 | TBC14 |
|---|---|---|---|---|---|---|
| 60-12-8 | 3913-81-3 | 110-62-3 | 123-31-9 | 489-40-7 | Epicatechin<br>（CAS: 490-46-0） | 141-78-6 |

| WG | | | | | |
|---|---|---|---|---|---|

| WG1 | | WG2 | WG3 | WG4 | WG5 |
|---|---|---|---|---|---|
| 14667-55-1 | | 123-32-0 | 91-16-7 | 90-05-1 | 50-67-9 |

| WG6 | | WG7 | WG8 | WG9 | |
|---|---|---|---|---|---|
| 1124-11-4 | | 51-45-6 | 3777-69-3 | 69-61-4 | |

| ZZ | | | | | |
|---|---|---|---|---|---|

| ZZ1 | | ZZ2 | | ZZ3 | ZZ4 |
|---|---|---|---|---|---|
| 27876-94-4 | | 482-44-0 | | 85-86-9 | 544-35-4 |

| ZZ5 | | ZZ6 | | ZZ7 | ZZ8 |
|---|---|---|---|---|---|
| 482-45-1 | | 111-62-6 | | 18103-41-8 | 1592-70-7 |

续表

（b）药材共有化学成分

| 标注名称 | 分子名称 | 药材名称 | 标注名称 | 分子名称 | 药材名称 |
|---|---|---|---|---|---|
| D1 | Berberine Sulfate（CAS: 633-66-9） | HB、HL | D4 | Palmatine（CAS: 3486-67-7） | HB、HL |
| D2 | 3486-66-6 | HB、HL | D3 | 38763-29-0 | HB、HL |
| D5 | Berberrubine（CAS: 15401-69-1） | HB、HL | B1 | β-Sitosterol（CAS: 83-46-5） | BHSSC、HB、MBC、SQ、ZZ |
| E1 | Kaempferol（CAS: 520-18-3） | MBC、TBC、ZZ | | | |
| A1 | Stigmasterol（CAS: 83-48-7） | BHSSC、HB、MBC、SQ、WBLX、ZZ | C1 | Quercetin（CAS: 117-39-5） | BHSSC、HB、HL、MBC、SQ、TBC、WBLX、ZZ |

### 2. 有效成分靶蛋白预测筛选与交叉验证

利用 TCMSP 数据库预测筛选出符合条件的 80 种有效成分对应的靶蛋白。在 CTD 数据库中以前列腺增生（hyperplasia of prostate）为关键词搜索相关基因，Inference score 排序 30 以上的基因与 TCMSP 数据库预测靶蛋白取交集，得到 182 个交集相关靶蛋白。

### 3. GO 功能注释和 KEGG 通路富集分析

将得到的 182 个靶蛋白在 Metascape 分别进行 GO 功能注释和 KEGG 通路富集分析。GO 功能注释显示，靶点基因参与了：细胞死亡正向调控、凋亡信号通路调控、对激素的反应、细胞对有机环状化合物、对无机物质、对外来刺激、细胞对脂质的反应等过程（图 4-9）。KEGG 通路富集分析显示这些反应过程可能通过癌症途径、脂质和动脉粥样硬化、化学致癌-受体活化、流体剪切应力与动脉粥样硬化、癌症中的蛋白聚糖、细胞衰老、MAPK 信号通路等发生（图 4-10）。

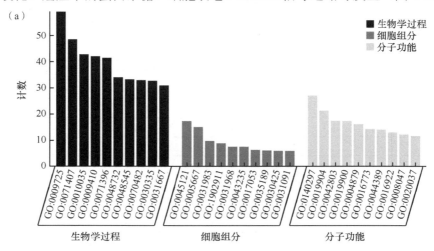

（b）

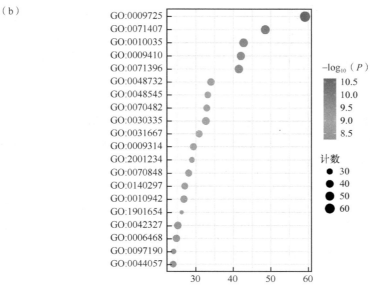

图 4-9　前列闭尔通栓的靶蛋白的 GO 功能注释（彩图请扫封底二维码）

（a）柱状图；（b）气泡图：气泡代表基因富集数目，气泡越大代表该 GO 功能中富集的基因越多

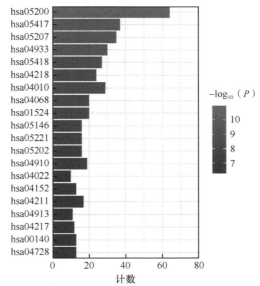

图 4-10　前列闭尔通栓的靶蛋白的 KEGG 通路富集柱状图（彩图请扫封底二维码）

颜色代表显著性，颜色越红代表基因在该 KEGG 通路中富集越显著

## 4. 成分靶蛋白互作分析

将获得的 182 个靶蛋白上传至 STRING 数据库进行蛋白质-蛋白质相互作用富集分析，种属设置为"*Homo sapiens*"，隐藏游离节点，最低交互要求分数（minimum required interaction score）设置为最高置信度（0.900）进行 PPI 网络图构建，运用

Cytoscape 3.9.1 对 PPI 网络图进一步分析和优化。获得了由 158 个节点和 746 条边组成的网络互作图（节点大小、颜色深浅、连线密度代表靶点基因的重要性，图 4-11）。获得 degree 值前 10 位的核心基因为：*TP53*、*AKT1*、*SRC*、*RELA*、*MAPK1*、*ESR1*、*FOS*、*CTNNB1*、*TNF*、*MAPK14*，其互作关系如下：*TP53* 为肿瘤抑制基因，防止细胞恶性转化和癌症的发生，维护细胞基因组稳定性和正常功能；*AKT1* 编码信号转导分子 PKB，通过多种途径调节细胞增殖、存活、代谢和细胞周期等生物学过程，维持组织稳态和正常生理功能；*SRC* 编码酪氨酸激酶，调节多种信号通路、影响细胞生长、分化和黏附等过程，与肿瘤发生和发展密切相关；*RELA* 编码转录因子蛋白，参与细胞凋亡、免疫反应、细胞增殖和转移等生理与病理过程；*MAPK1* 编码信号转导分子 ERK2，通过多种途径调节细胞增殖、分化、凋亡、迁移等生物学过程，维持组织稳态和正常生理功能；*ESR1* 编码转录因子 ERα，在雌激素信号通路中发挥作用，影响细胞增殖、分化、凋亡和代谢等；

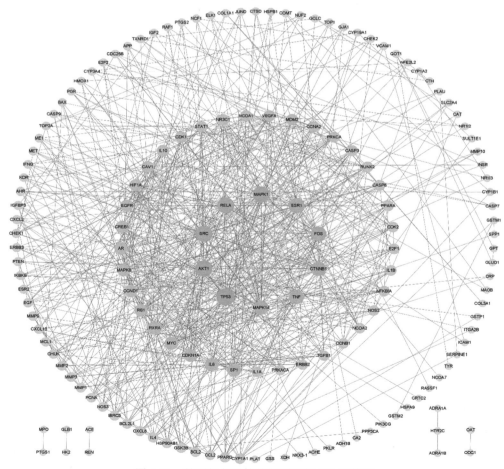

图 4-11　前列闭尔通栓的靶蛋白的 PPI 网络图

*FOS* 编码转录因子 Fos 蛋白家族成员，可调节基因转录和表达、激活信号通路、调节细胞周期和凋亡等；*CTNNB1* 编码 β-catenin 蛋白，参与细胞黏附、细胞外基质附着、细胞极性、细胞周期调控、基因转录等过程；*TNF* 编码肿瘤坏死因子（TNF），参与炎症反应、细胞增殖和分化、细胞凋亡、免疫调节和代谢调节等作用；*MAPK14* 编码细胞应激信号 p38α MAPK，参与炎症反应、细胞凋亡、代谢调节、细胞周期调节和神经调节等，见图 4-12。

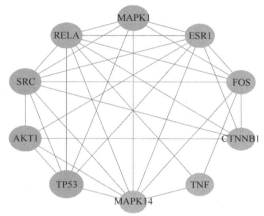

图 4-12　前列闭尔通栓的靶蛋白的 PPI 核心网络

### 5. 复方中药网络药理学构建

将筛选获得的 182 个靶蛋白对应基因导入 Cytoscape 3.9.1 软件，绘制复方中药网络图，即"药材-成分-靶点"网络图。网络共有 273 个节点，1880 条关系，其中前列闭尔通栓药物节点 11 个（中药材），化学成分节点 80 个，靶蛋白节点 182 个，见图 4-13。分析得到 degree 值前 10 位的化学成分为：Quercetin（CAS：117-39-5）、Luteolin（CAS：491-70-3）、Kaempferol（CAS：520-18-3）、β-Sitosterol（CAS：83-46-5）、Stigmasterol（CAS：83-48-7）、Palmatine（CAS：3486-67-7）、Epicatechin（CAS：490-46-0）、Berberine Sulfate（CAS：633-66-9）、Berberrubine（CAS：15401-69-1）、β-Carotene（CAS：7235-40-7），见表 4-2。

### 6. 靶蛋白与分子对接

将上述"药材-成分-靶点"网络和 PPI 核心网络进行节点链接度分析，得出 degree 值前 3 的有效化学成分和靶蛋白，为该复方中药治疗前列腺增生的关键小分子和靶标。通过 PubChem 数据库（https://pubchem.ncbi.nlm.nih.gov/）下载关键小分子分子结构的 SDF 格式文件，PDB 蛋白数据库下载对应靶蛋白格式文件。MOE 软件验证靶标和关键小分子之间的分子对接可能性，"药材-成分-靶点"网络进行节点链接度分析，得出 degree 值前 3 的化学分子（Quercetin、Luteolin、

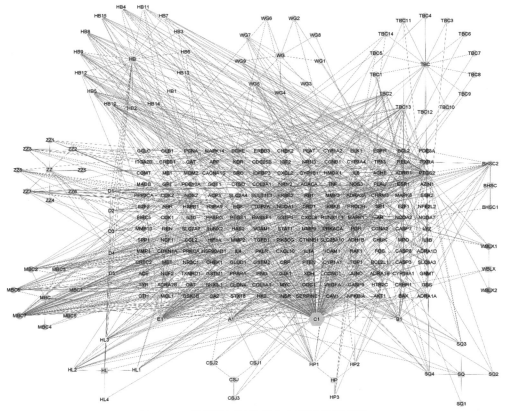

**图 4-13　前列闭尔通栓复方中药网络药理图**
方形为中药材、圆形为成分、菱形为靶标、六边形为共同成分

Kaempferol）和 PPI 网络核心基因对应靶蛋白（TP53、AKT1、SRC），利用 MOE 软件进行分子对接，Quercetin 与 TP53、AKT1、SRC 结合的最小自由能分别为−5.3062kcal/mol、−5.1856kcal/mol、−4.9303kcal/mol（图 4-14）；Luteolin 与 TP53、AKT1、SRC 结合的最小自由能分别为−5.0185kcal/mol、−4.8518kcal/mol、−4.9728kcal/mol（图 4-15）；Kaempferol 与 TP53、AKT1、SRC 结合的最小自由能分别为−5.3841kcal/mol、−5.6950kcal/mol、−5.8518kcal/mol（图 4-16）。

## 7. 讨论

本研究通过 PPI 网络进行基因筛选得到前列闭尔通栓治疗 BPH 的核心靶点，靶点基因参与细胞凋亡、免疫调节、抗炎等作用机制过程。其中首选为 *TP53*（肿瘤抑制基因），其可防止细胞恶性转化和癌症的发生，维护细胞基因组稳定性和正常功能；其次为 *AKT1*（编码信号转导分子 PKB），其通过多种途径调节细胞增殖、存活、代谢和细胞周期等生物学过程，维持组织稳态和正常生理功能；再次为 *SRC*（编码酪氨酸激酶），其可调节多种信号通路、影响细胞生长、分化和

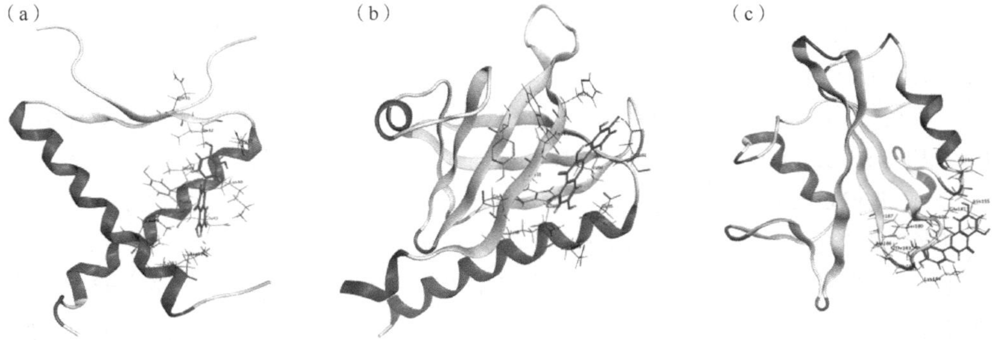

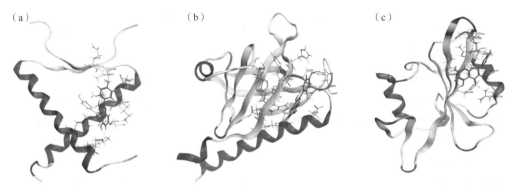

图 4-14　前列闭尔通栓核心成分 Quercetin 与核心靶蛋白分子对接全局图（彩图请扫封底二维码）
（a）TP53；（b）AKT1；（c）SRC

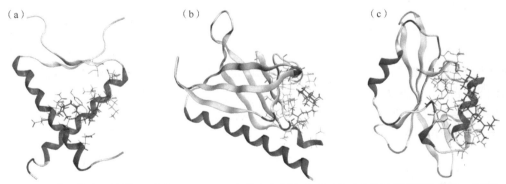

图 4-15　前列闭尔通栓核心成分 Luteolin 与核心靶蛋白分子对接全局图（彩图请扫封底二维码）
（a）TP53；（b）AKT1；（c）SRC

图 4-16　前列闭尔通栓核心成分 Kaempferol 与核心靶蛋白分子对接全局图（彩图请扫封底二维码）
（a）TP53；（b）AKT1；（c）SRC

黏附等过程，与肿瘤发生和发展密切相关。

　　GO 功能注释结果显示，前列闭尔通栓参与调控的分子功能主要富集在：细胞死亡正向调控、凋亡信号通路调控、对激素的反应、细胞对有机环状化合物、对无机物质、对外来刺激、细胞对脂质的反应等过程中。KEGG 通路富集分析结果显示，前列闭尔通栓主要对癌症途径、脂质和动脉粥样硬化、化学致癌-受体活化、流体剪切应力与动脉粥样硬化、癌症中的蛋白聚糖、细胞衰老、MAPK 信号通路等起调控作用。

通过网络药理学构建分析得到 degree 值前 10 位的化学成分：Quercetin、Luteolin、Kaempferol、β-Sitosterol、Stigmasterol、Palmatine、Epicatechin、Berberine Sulfate、Berberrubine、β-Carotene，它们可作为前列闭尔通栓的质量标准控制指标。分子对接结果显示，前列闭尔通栓核心成分 Quercetin、Luteolin、Kaempferol 与靶点蛋白 TP53、AKT1、SRC 结合的最小自由能均小于 0，具有较强的结合能力，它们是该药品中最重要的成药物质。当然，以上结论仅为模拟研究的结果，需要细胞学和动物学实验的验证。

## 第 3 节　网络药理学分析前列癃闭通胶囊

### 1. 活性成分收集筛选

通过中药系统药理学平台（TCMSP），检索前列癃闭通胶囊组成成分：柴胡（Radix Bupleuri，CH）、川牛膝（Radix Cyathulae，CNX）、茯苓[*Poria cocos* (Schw.) Wolf, FL]、黄芪（Radix Astragali，HQ）、桃仁（Semen Persicae，TR）、桂枝（Ramulus Cinnamomi，GZ）、土鳖虫（Eupolyphaga seu Steleophaga，TBC）、冬葵果（Fructus Malvae，DKG）、枳壳（Fructus Aurantii，ZQ）、淫羊藿（*Epimedium brevicornu* Maxim.，YYH）、虎杖（Rhizoma Polygoni Cuspidati，HZ）11 味中药材的有效化学成分，应用 ADME 参数筛选出可能活性药物分子[设定口服生物利用度（oral bioavailability，OB）阈值≥30%、类药性（drug likeness，DL）阈值≥0.18%，其他参数默认]，TCMSP 检索不到的中药通过中医药整合药理学研究平台 v2.0（TCMIP v2.0）和文献来筛选有效化学成分，SwissADME 进行药物成分虚拟筛选并与 *BPH* 基因靶点取交集，得到前列癃闭通胶囊有效化学成分 86 种。表 4-3 中柴胡 11 种、茯苓 4 种、黄芪 12 种、桃仁 15 种、虎杖 10 种、淫羊藿 22 种、桂枝 6 种、冬葵果 4 种、土鳖虫 16 种、枳壳 4 种、川牛膝 3 种，两种或两种以上药材中共有化学成分为 10 种。

表 4-3　前列癃闭通胶囊 11 味药材中独有有效化学成分和共有化学成分

（a）药材独有有效化学成分

| CH | | | | | | |
| --- | --- | --- | --- | --- | --- | --- |
| CH1 | CH2 | CH3 | CH4 | CH5 | CH6 | CH7 |
| 83-48-7 | 17245-30-6 | 83162-82-7 | 18423-69-3 | 73069-28-0 | 481-18-5 | 1429-30-7 |

| HZ | | | | | |
| --- | --- | --- | --- | --- | --- |
| HZ1 | HZ2 | HZ3 | HZ4 | HZ5 | HZ6 |
| 87339-74-0 | 6091-05-0 | 20045-06-1 | 84268-38-2 | 478-43-3 | 64032-49-1 |

续表

| FL | | | GZ | | |
|---|---|---|---|---|---|
| FL1 | FL2 | FL3 | GZ1 | GZ2 | GZ3 |
| 176390-66-2 | 2465-11-4 | 2061-64-5 | 111003-33-9 | 35323-91-2 | 480-18-2 |

| HQ | | | | |
|---|---|---|---|---|
| HQ1 | HQ2 | HQ3 | HQ4 | HQ5 |
| 20575-57-9 | 137217-84-6 | 3301-49-3 | 73353-82-9 | 472-15-1 |
| HQ6 | HQ7 | HQ8 | HQ9 | |
| 73340-41-7 | 59-30-3 | Formononetin（CAS: 485-72-3） | 7-*O*-Methylisomucronulatol（CAS: 137217-83-5） | |

| TR | | | | | | |
|---|---|---|---|---|---|---|
| TR1 | TR2 | TR3 | TR4 | TR5 | TR6 | TR7 |
| 474-40-8 | 2531-21-7 | 128230-24-0 | 59102-35-1 | 357401-43-5 | 357401-44-6 | 6980-44-5 |
| TR8 | TR9 | TR10 | TR11 | TR12 | TR13 | |
| 72533-75-6 | 63351-80-4 | 510-75-8 | 160338-16-9 | 32451-86-8 | 474-62-4 | |

| TBC | | | | | | |
|---|---|---|---|---|---|---|
| TBC1 | TBC2 | TBC3 | TBC4 | TBC5 | TBC6 | TBC7 |
| 499-75-2 | 431-03-8 | 100-51-6 | 123-11-5 | 25152-84-5 | 18829-56-6 | 143-08-8 |
| TBC8 | TBC9 | TBC10 | TBC11 | TBC12 | TBC13 | TBC14 |
| 60-12-8 | 3913-81-3 | 110-62-3 | 123-31-9 | 489-40-7 | Epicatechin（CAS: 490-46-0） | 141-78-6 |

| YYH | | | | | |
|---|---|---|---|---|---|
| YYH1 | YYH2 | YYH3 | YYH4 | YYH5 | YYH6 |
| 4651-51-8 | 578-86-9 | 491-71-4 | 28610-31-3 | 2955-23-9 | 118525-40-9 |
| YYH7 | YYH8 | YYH9 | YYH10 | YYH11 | YYH12 |
| 51095-85-3 | 174391-72-1 | 149182-47-8 | 174286-26-1 | 34866-20-1 | 28610-31-3 |

| YYH | | | | CNX |
|---|---|---|---|---|
| YYH13 | YYH14 | YYH15 | YYH16 | CNX1 |
| 113558-15-9 | 4206-59-1 | 489-32-7 | 39012-04-9 | 51068-94-1 |

| ZQ | | | |
|---|---|---|---|
| ZQ1 | ZQ2 | ZQ3 | ZQ4 |
| 14957-38-1 | 520-33-2 | Naringenin（CAS: 480-41-1） | Nobiletin（CAS: 478-01-3） |

（b）药材共有化学成分

| 标注名称 | 分子名称 | 药材名称 | 标注名称 | 分子名称 | 药材名称 |
|---|---|---|---|---|---|
| A1 | 5999-95-1 | CH、YYH | G1 | 83-47-6 | DKG、YYH |
| H1 | 474-58-8 | FL、TR | W1 | 154-23-4 | GZ、HZ |

续表

| B1 | Isorhamnetin（CAS: 480-19-3） | CH、HQ | J1 | 5779-62-4 | GZ、YYH |
|----|----|----|----|----|----|
| D1 | Kaempferol（CAS: 520-18-3） | CH、HQ、TBC、YYH | Q1 | Luteolin（CAS: 491-70-3） | DKG、HZ、YYH |
| C1 | Quercetin（CAS: 117-39-5） | CH、CNX、DKG、HZ、HQ、TBC、YYH | F1 | β-Sitosterol（CAS: 83-46-5） | CNX、DKG、GZ、HZ、TR、ZQ |

## 2. 有效成分靶蛋白预测筛选与交叉验证

利用 TCMSP 数据库预测筛选出符合条件的 86 种有效成分对应的靶蛋白。在 CTD 数据库中以前列腺增生（hyperplasia of prostate）为关键词搜索相关基因，Inference score 排序 30 以上的基因与 TCMSP 数据库预测靶蛋白取交集，得到 184 个交集相关靶蛋白。

## 3. GO 功能注释和 KEGG 通路富集分析

将得到的 184 个靶蛋白在 Metascape 分别进行 GO 功能注释和 KEGG 通路富集分析。GO 功能注释显示，靶点基因参与了：细胞死亡正向调控、凋亡信号通路调控、对激素的反应、细胞对脂质的反应、对无机物质的反应、细胞对有机环状化合物的反应、对外来刺激的反应、对缺氧的反应等过程（图 4-17）。KEGG 通路富集分析显示这些反应过程可能通过癌症途径、脂质和动脉粥样硬化、化学致癌-受体活化、松弛素信号通路、FoxO 信号通路等发生（图 4-18）。

## 4. 成分靶蛋白互作分析

将获得的 184 个靶蛋白上传至 STRING 数据库进行蛋白质-蛋白质相互作用富集分析，种属设置为"Homo sapiens"，隐藏游离节点，最低交互要求分数（minimum required interaction score）设置为最高置信度（0.900）进行 PPI 网络图

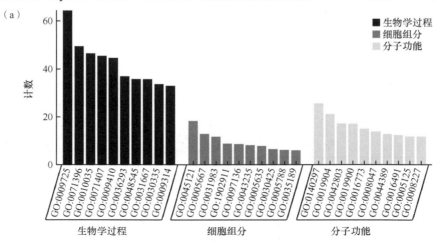

（b）

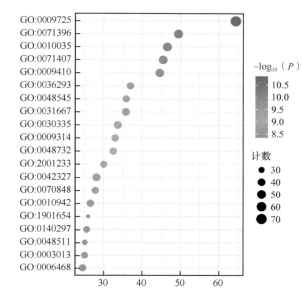

图 4-17　前列癃闭通胶囊的靶蛋白的 GO 功能注释（彩图请扫封底二维码）

（a）柱状图；（b）气泡图：气泡代表基因富集数目，气泡越大代表该 GO 功能中富集的基因越多

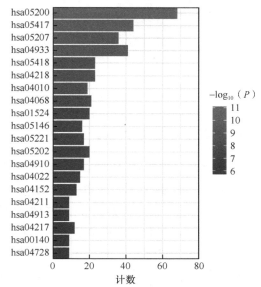

图 4-18　前列癃闭通胶囊的靶蛋白的 KEGG 通路富集柱状图（彩图请扫封底二维码）

颜色代表显著性，颜色越红代表基因在该 KEGG 通路中富集越显著

构建，运用 Cytoscape 3.9.1 对 PPI 网络图进一步分析和优化。获得了由 162 个节点和 762 条边组成的网络互作图（节点大小、颜色深浅、连线密度代表靶点基因的重要性，图 4-19）。获得 degree 值前 10 位的核心基因为：*TP53*、*MAPK3*、*AKT1*、*SRC*、*MAPK1*、*RELA*、*ESR1*、*FOS*、*IL6*、*TNF*，其互作关系如下：*TP53* 为肿瘤

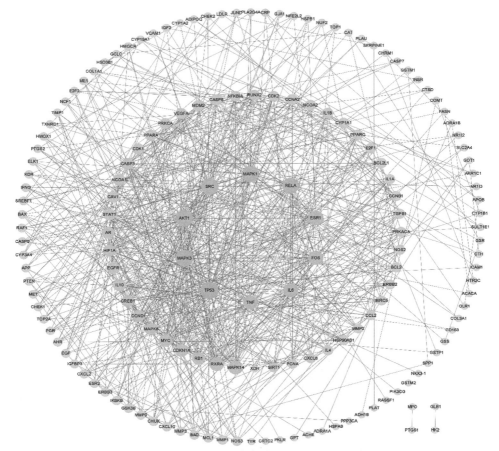

图 4-19　前列癃闭通胶囊的靶蛋白的 PPI 网络图

抑制基因,防止细胞恶性转化和癌症的发生,维护细胞基因组稳定性和正常功能; *MAPK3* 编码丝裂原活化蛋白激酶,调节多种细胞信号通路、影响细胞生长、分化、凋亡和周期等过程,参与炎症反应和细胞骨架调节;*AKT1* 编码信号转导分子 PKB,通过多种途径调节细胞增殖、存活、代谢和细胞周期等生物学过程,维持组织稳态和正常生理功能;*SRC* 编码酪氨酸激酶,调节多种信号通路、影响细胞生长、分化和黏附等过程,与肿瘤发生和发展密切相关;*MAPK1* 编码信号转导分子 ERK2,通过多种途径调节细胞增殖、分化、凋亡、迁移等生物学过程,维持组织稳态和正常生理功能;*RELA* 编码转录因子蛋白,参与细胞凋亡、免疫反应、细胞增殖和转移等生理与病理过程;*ESR1* 编码转录因子 ERα,在雌激素信号通路中发挥作用,影响细胞增殖、分化、凋亡和代谢等;*FOS* 编码转录因子 Fos 蛋白家族成员,可调节基因转录和表达、激活信号通路、调节细胞周期和凋亡等;*IL6* 编码白细胞介素-6(IL-6),其是一种重要的炎症介质,参与免疫调节、炎症反应、代谢调节、生长因子和神经调节等;*TNF* 编码肿瘤坏死因子(TNF),参与炎症反应、细胞增殖和分化、细胞凋亡、免疫调节和代谢调节等，见图 4-20。

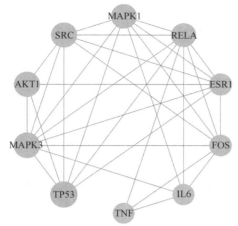

图 4-20　前列癃闭通胶囊的靶蛋白的 PPI 核心网络

**5. 复方中药网络药理学构建**

将筛选获得的 184 个靶蛋白对应基因导入 Cytoscape 3.9.1 软件，绘制复方中药网络图，即"药材-成分-靶点"网络图。网络共有 281 个节点，1953 条关系，其中前列癃闭通胶囊药物节点 11 个（中药材），化学成分节点 86 个，靶蛋白节点 184 个，见图 4-21。分析得到 degree 值前 10 位的化学成分为：Quercetin（CAS: 117-39-5）、Kaempferol（CAS: 520-18-3）、Luteolin（CAS: 491-70-3）、β-Sitosterol（CAS: 83-46-5）、Isorhamnetin（CAS: 480-19-3）、Naringenin（CAS: 480-41-1）、Formononetin（CAS: 485-72-3）、7-*O*-Methylisomucronulatol（CAS: 137217-83-5）、Nobiletin（CAS: 478-01-3）、Epicatechin（CAS: 490-46-0），见表 4-3。

**6. 靶蛋白与分子对接**

将上述"药材-成分-靶点"网络和 PPI 核心网络进行节点链接度分析，得出 degree 值前 3 的有效化学成分和靶蛋白，为该复方中药治疗前列腺增生的关键小分子和靶标。通过 PubChem 数据库（https://pubchem.ncbi.nlm.nih.gov/）下载关键小分子分子结构的 SDF 格式文件，PDB 蛋白数据库下载对应靶蛋白格式文件。MOE 软件验证靶标和关键小分子之间的分子对接可能性，"药材-成分-靶点"网络进行节点链接度分析，得出 degree 值前 3 的化学分子（Quercetin、Kaempferol、Luteolin）和 PPI 网络核心基因对应靶蛋白（TP53、MAPK3、AKT1），利用 MOE 软件进行分子对接，Quercetin 与 TP53、MAPK3、AKT1 结合的最小自由能分别为−5.3062kcal/mol、−6.2270kcal/mol、−5.1856kcal/mol（图 4-22）；Kaempferol 与 TP53、MAPK3、AKT1 结合的最小自由能分别为−5.0185kcal/mol、−6.0943kcal/mol、−4.8581kcal/mol（图 4-23）；Luteolin 与 TP53、MAPK3、AKT1

结合的最小自由能分别为−5.4104kcal/mol、−5.9941kcal/mol、−5.0794kcal/mol（图4-24）。

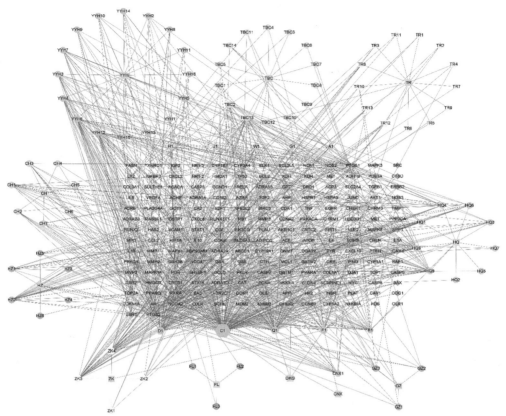

图 4-21　前列癃闭通胶囊复方中药网络药理图

方形为中药材、圆形为成分、菱形为靶标、六边形为共同成分

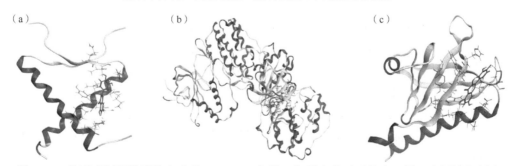

图 4-22　前列癃闭通胶囊核心成分 Quercetin 与核心靶蛋白分子对接全局图（彩图请扫封底二维码）

（a）TP53；（b）MAPK3；（c）AKT1

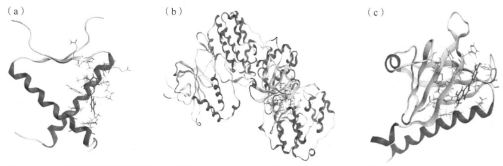

图 4-23　前列癃闭通胶囊核心成分 Kaempferol 与核心靶蛋白分子对接全局图（彩图请扫封底二维码）

（a）TP53；（b）MAPK3；（c）AKT1

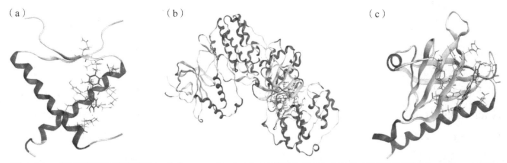

图 4-24　前列癃闭通胶囊核心成分 Luteolin 与核心靶蛋白分子对接全局图（彩图请扫封底二维码）

（a）TP53；（b）MAPK3；（c）AKT1

## 7. 讨论

本研究通过 PPI 网络进行基因筛选得到前列癃闭通胶囊治疗 BPH 的核心靶点，靶点基因参与细胞凋亡、免疫调节、抗炎等作用机制过程。其中首选为 *TP53*（肿瘤抑制基因），其可防止细胞恶性转化和癌症的发生，维护细胞基因组稳定性和正常功能；其次为 *MAPK3*（编码丝裂原活化蛋白激酶），其可调节多种细胞信号通路，影响细胞生长、分化、凋亡和周期等过程，参与炎症反应和细胞骨架调节；再次为 *AKT1*（编码信号转导分子 PKB），其通过多种途径调节细胞增殖、存活、代谢和细胞周期等生物学过程，维持组织稳态和正常生理功能。

GO 功能注释结果显示，前列癃闭通胶囊参与调控的分子功能主要富集在：细胞死亡正向调控、凋亡信号通路调控、对激素的反应、细胞对脂质的反应、对无机物质的反应、细胞对有机环状化合物的反应、对外来刺激的反应、对缺氧的反应等过程中。KEGG 通路富集分析结果显示，前列癃闭通胶囊主要对癌症途径、脂质和动脉粥样硬化、化学致癌-受体活化、松弛素信号通路、FoxO 信号通路等起调控作用。

通过网络药理学构建分析得到 degree 值前 10 位的化学成分：Quercetin、Kaempferol、Luteolin、β-Sitosterol、Isorhamnetin、Naringenin、Formononetin、7-O-Methylisomucronulatol、Nobiletin、Epicatechin，它们可作为前列癃闭通胶囊的质量标准控制指标。分子对接结果显示，前列癃闭通胶囊核心成分 Quercetin、Kaempferol、Luteolin 与靶点蛋白 TP53、MAPK3、AKT1 结合的最小自由能均小于 0，具有较强的结合能力，它们是该药品中最重要的成药物质。当然，以上结论仅为模拟研究的结果，需要细胞学和动物学实验的验证。

# 第 4 节　网络药理学分析前列通片

## 1. 活性成分收集筛选

通过中药系统药理学平台（TCMSP），检索前列通片组成成分：八角茴香（Anisi Stellati Fructus，BJHX）、车前子（Semen Plantaginis，CQZ）、关黄柏（Cortex Phellodendri Amurensis，GHB）、琥珀（Amber，HP）、泽兰（Herba Lycopi，ZL）、王不留行（Semen Vaccariae，WBLX）、黄芪（Radix Astragali，HQ）、两头尖（Rhizoma Anemones Raddeanae，LTJ）、肉桂（Cortex Cinnanmomi，RG）、蒲公英（*Taraxacum mongolicum* Hand-Mazz.，PGY）10 味中药材的有效化学成分，应用 ADME 参数筛选出可能活性药物分子[设定口服生物利用度（oral bioavailability，OB）阈值≥30%、类药性（drug likeness，DL）阈值≥0.18%，其他参数默认]，TCMSP 检索不到的中药通过中医药整合药理学研究平台 v2.0（TCMIP v2.0）和文献来筛选有效化学成分，SwissADME 进行药物成分虚拟筛选并与 *BPH* 基因靶点取交集，得到前列通片有效化学成分 63 种。表 4-4 中八角茴香 5 种、车前子 6 种、关黄柏 21 种、琥珀 3 种、蒲公英 10 种、王不留行 4 种、黄芪 13 种、两头尖 3 种、泽兰 5 种、肉桂 5 种，两种或两种以上药材中共有化学成分为 8 种。

**表 4-4　前列通片 10 味药材中独有有效化学成分和共有化学成分**

（a）药材独有有效化学成分

| GHB | | | | | |
|---|---|---|---|---|---|
| GHB1 | GHB2 | GHB3 | GHB4 | GHB5 | GHB6 |
| 52589-11-4 | 633-66-9 | 5096-57-1 | 3486-66-6 | Wogonin<br>（CAS: 632-85-9） | 83-47-6 |
| GHB7 | GHB8 | GHB9 | GHB10 | GHB11 | GHB12 |
| Baicalein<br>（CAS: 491-67-8） | 15401-69-1 | 474-62-4 | 6869-99-4 | 20194-52-9 | 10481-92-2 |
| GHB13 | GHB14 | GHB15 | GHB16 | GHB17 | GHB18 |
| 3621-38-3 | 612086-81-4 | 27313-86-6 | 16202-17-8 | 18207-71-1 | 3486-67-7 |

续表

| HP | | | BJHX | |
| --- | --- | --- | --- | --- |
| HP1 | HP2 | HP3 | BJHX1 | |
| 110-15-6 | 6753-98-6 | 470-82-6 | 154-23-4 | |
| CQZ | | | | |
| CQZ1 | CQZ2 | | CQZ3 | CQZ4 |
| 1447-88-7 | 474-58-8 | | 78708-33-5 | 27696-41-9 |
| HQ | | | | |
| HQ1 | HQ2 | | HQ3 | HQ4 |
| 20575-57-9 | 137217-84-6 | | 480-19-3 | 3301-49-3 |
| HQ5 | HQ6 | | HQ7 | HQ8 |
| 73353-82-9 | 73340-41-7 | | 59-30-3 | Formononetin（CAS: 485-72-3） |
| HQ | | | LTJ | |
| HQ9 | | | LTJ1 | LTJ2 |
| 7-O-Methylisomucronulatol（CAS: 137217-83-5） | | | 512-04-9 | 128887-82-1 |
| ZL | | | WBLX | |
| ZL1 | ZL2 | ZL3 | WBLX1 | WBLX2 |
| 474-58-8 | 84-74-2 | 139-85-5 | 38953-85-4 | 164991-89-3 |
| PGY | | | | |
| PGY1 | PGY2 | | PGY3 | PGY4 |
| 537-98-4 | 149-91-7 | | 60-33-3 | Oxalic Acid（CAS: 144-62-7） |
| PGY5 | PGY6 | | PGY7 | PGY8 |
| 50-81-7 | 520-34-3 | | 2216-51-5 | 57-10-3 |
| RG | | | | |
| RG1 | RG2 | RG3 | RG4 | RG5 |
| 140-10-3 | 20315-25-7 | 104-55-2 | 495-78-3 | 69-61-4 |

（b）药材共有化学成分

| 标注名称 | 分子名称 | 药材名称 | 标注名称 | 分子名称 | 药材名称 |
| --- | --- | --- | --- | --- | --- |
| A1 | 472-15-1 | BJHX、HQ | D1 | 5779-62-4 | CQZ、LTJ |
| A2 | Kaempferol（CAS: 520-18-3） | BJHX、HQ | C1 | Luteolin（CAS: 491-70-3） | BJHX、HQ |
| E1 | β-Sitosterol（CAS: 83-46-5） | GHB、ZL | F1 | Stigmasterol（CAS: 83-48-7） | GHB、WBLX |
| B1 | Quercetin（CAS: 117-39-5） | BJHX、CQZ、GHB、HQ、PGY、WBLX | G1 | 331-39-5 | PGY、ZL |

## 2. 有效成分靶蛋白预测筛选与交叉验证

利用 TCMSP 数据库预测筛选出符合条件的 63 种有效成分对应的靶蛋白。在 CTD 数据库中以前列腺增生（hyperplasia of prostate）为关键词搜索相关基因，Inference score 排序 30 以上的基因与 TCMSP 数据库预测靶蛋白取交集，得到 200 个交集相关靶蛋白。

### 3. GO 功能注释和 KEGG 通路富集分析

将得到的 200 个靶蛋白在 Metascape 分别进行 GO 功能注释和 KEGG 通路富集分析。GO 功能注释显示，靶点基因参与了：细胞死亡正向调控、凋亡信号通路调控、细胞运动的正向调节、对激素的反应、对无机物质、细胞对有机环状化合物、细胞对脂质、对外来刺激等的反应过程（图 4-25）。KEGG 通路富集分析显示这些反应过程可能通过癌症途径、脂质和动脉粥样硬化、流体剪切应力与动脉粥样硬化、化学致癌-受体活化、细胞衰老、MAPK 信号通路等发生（图 4-26）。

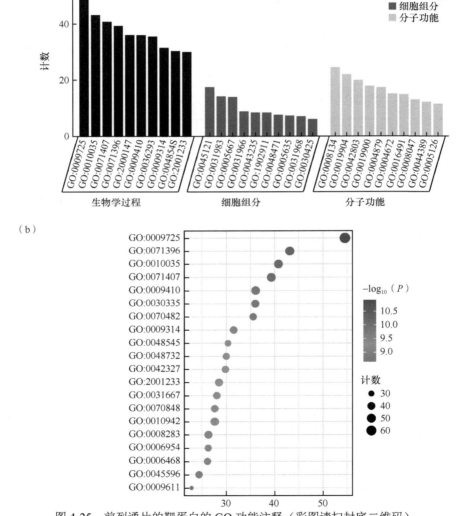

图 4-25　前列通片的靶蛋白的 GO 功能注释（彩图请扫封底二维码）

（a）柱状图；（b）气泡图；气泡代表基因富集数目，气泡越大代表该 GO 功能中富集的基因越多

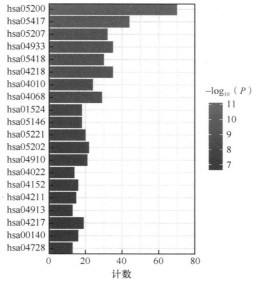

图 4-26　前列通片的靶蛋白的 KEGG 通路富集柱状图（彩图请扫封底二维码）
颜色代表显著性，颜色越红代表基因在该 KEGG 通路中富集越显著

### 4. 成分靶蛋白互作分析

将获得的 200 个靶蛋白上传至 STRING 数据库进行蛋白质-蛋白质相互作用富集分析，种属设置为"*Homo sapiens*"，隐藏游离节点，最低交互要求分数（minimum required interaction score）设置为最高置信度（0.900）进行 PPI 网络图构建，运用 Cytoscape 3.9.1 对 PPI 网络图进一步分析和优化。获得了由 165 个节点和 761 条边组成的网络互作图（节点大小、颜色深浅、连线密度代表靶点基因的重要性，图 4-27）。获得 degree 值前 10 位的核心基因为：*TP53*、*RELA*、*SRC*、*AKT1*、*MAPK1*、*TNF*、*FOS*、*ESR1*、*MAPK14*、*IL6*，其互作关系如下：*TP53* 为肿瘤抑制基因，防止细胞恶性转化和癌症的发生，维护细胞基因组稳定性和正常功能；*RELA* 编码转录因子蛋白，参与细胞凋亡、免疫反应、细胞增殖和转移等生理与病理过程；*SRC* 编码酪氨酸激酶，调节多种信号通路，影响细胞生长、分化和黏附等过程，与肿瘤发生和发展密切相关；*AKT1* 编码信号转导分子 PKB，通过多种途径调节细胞增殖、存活、代谢和细胞周期等生物学过程，维持组织稳态和正常生理功能；*MAPK1* 编码信号转导分子 ERK2，通过多种途径调节细胞增殖、分化、凋亡、迁移等生物学过程，维持组织稳态和正常生理功能；*TNF* 编码肿瘤坏死因子（TNF），参与炎症反应、细胞增殖和分化、细胞凋亡、免疫调节和代谢调节等；*FOS* 编码转录因子 Fos 蛋白家族成员，可调节基因转录和表达、激活信号通路、调节细胞周期和凋亡等；*ESR1* 编码转录因子 ERα，在雌激素信号通路中发挥作用，影响细胞增殖、分化、凋亡和代谢等；*MAPK14* 编码细胞应激

信号 p38α MAPK，参与炎症反应、细胞凋亡、代谢调节、细胞周期调节和神经调节等；*IL6* 编码白细胞介素-6（IL-6），其是一种重要的炎症介质，参与免疫调节、炎症反应、代谢调节、生长因子和神经调节等，见图 4-28。

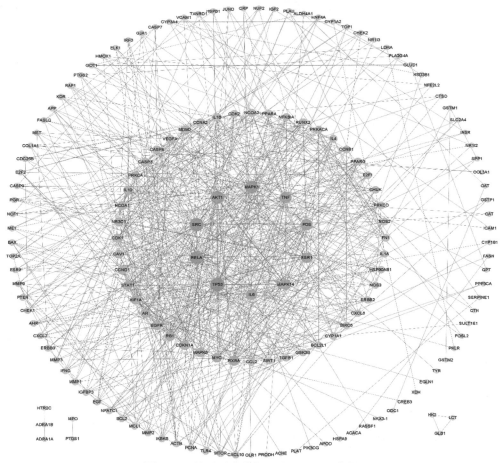

图 4-27  前列通片的靶蛋白的 PPI 网络图

## 5. 复方中药网络药理学构建

将筛选获得的 200 个靶蛋白对应基因导入 Cytoscape 3.9.1 软件，绘制复方中药网络图，即"药材-成分-靶点"网络图。网络共有 273 个节点，1556 条关系，其中前列通片药物节点 10 个（中药材），化学成分节点 63 个，靶蛋白节点 200 个，见图 4-29。分析得到 degree 值前 10 位的化学成分为：Quercetin（CAS: 117-39-5）、Luteolin（CAS: 491-70-3）、Kaempferol（CAS: 520-18-3）、β-Sitosterol（CAS: 83-46-5）、Oxalic Acid（CAS: 144-62-7）、Wogonin（CAS: 632-85-9）、Baicalein（CAS: 491-67-8）、Stigmasterol（CAS: 83-48-7）、7-*O*-Methylisomucronulatol

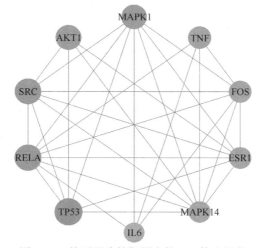

图 4-28　前列通片的靶蛋白的 PPI 核心网络

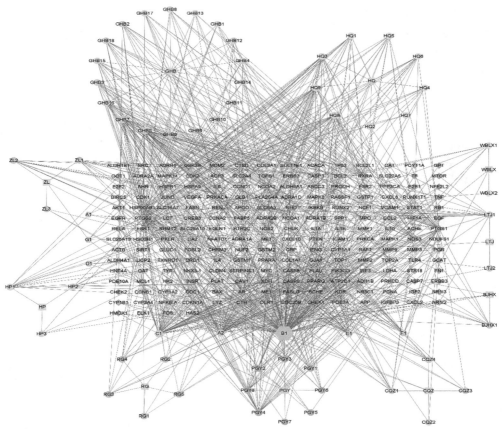

图 4-29　前列通片复方中药网络药理图
方形为中药材、圆形为成分、菱形为靶标、六边形为共同成分

（CAS: 137217-83-5）、Formononetin（CAS: 485-72-3），见表 4-4。

### 6. 靶蛋白与分子对接

将上述"药材-成分-靶点"网络和 PPI 核心网络进行节点链接度分析，得出 degree 值前 3 的有效化学成分和靶蛋白，为该复方中药治疗前列腺增生的关键小分子和靶标。通过 PubChem 数据库（https://pubchem.ncbi.nlm.nih.gov/）下载关键小分子分子结构的 SDF 格式文件，PDB 蛋白数据库下载对应靶蛋白格式文件。MOE 软件验证靶标和关键小分子之间的分子对接可能性，"药材-成分-靶点"网络进行节点链接度分析，得出 degree 值前 3 的化学分子（Quercetin、Luteolin、Kaempferol）和 PPI 网络核心基因对应靶蛋白（TP53、RELA、SRC），利用 MOE 软件进行分子对接，Quercetin 与 TP53、RELA、SRC 结合的最小自由能分别为 −5.3062kcal/mol、−5.7106kcal/mol、−4.9303kcal/mol（图 4-30）；Luteolin 与 TP53、RELA、SRC 结合的最小自由能分别为 −5.4104kcal/mol、−5.7638kcal/mol、−5.1666kcal/mol（图 4-31）；Kaempferol 与 TP53、RELA、SRC 结合的最小自由能分别为 −5.0185kcal/mol、−6.1890kcal/mol、−4.9728kcal/mol（图 4-32）。

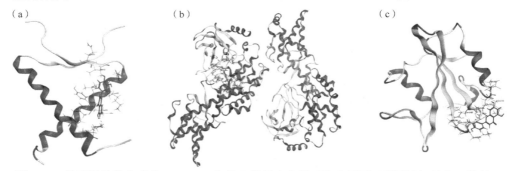

图 4-30　前列通片核心成分 Quercetin 与核心靶蛋白分子对接全局图（彩图请扫封底二维码）
（a）TP53；（b）RELA；（c）SRC

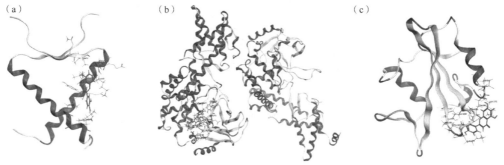

图 4-31　前列通片核心成分 Luteolin 与核心靶蛋白分子对接全局图（彩图请扫封底二维码）
（a）TP53；（b）RELA；（c）SRC

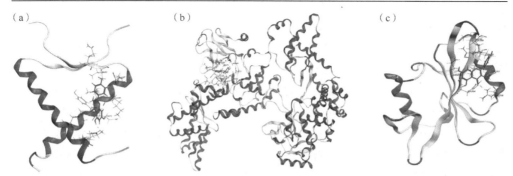

图 4-32　前列通片核心成分 Kaempferol 与核心靶蛋白分子对接全局图（彩图请扫封底二维码）

(a) TP53；（b) RELA；（c) SRC

### 7. 讨论

本研究通过 PPI 网络进行基因筛选得到前列通片治疗 BPH 的核心靶点，靶点基因参与细胞凋亡、免疫调节、抗炎等作用机制过程。其中首选为 *TP53*（肿瘤抑制基因），其可防止细胞恶性转化和癌症的发生，维护细胞基因组稳定性和正常功能；其次为 *RELA*（编码转录因子蛋白），其可参与细胞凋亡、免疫反应、细胞增殖和转移等生理与病理过程；再次为 *SRC*（编码酪氨酸激酶），其可调节多种信号通路，影响细胞生长、分化和黏附等过程，与肿瘤发生和发展密切相关。

GO 功能注释结果显示，前列通片参与调控的分子功能主要富集在：细胞死亡正向调控、凋亡信号通路调控、细胞运动的正向调节、对激素的反应、对无机物质、细胞对有机环状化合物、细胞对脂质、对外来刺激等的反应过程中。KEGG 通路富集分析结果显示，前列通片主要对癌症途径、脂质和动脉粥样硬化、流体剪切应力与动脉粥样硬化、化学致癌-受体活化、细胞衰老、MAPK 信号通路等起调控作用。

通过网络药理学构建分析得到 degree 值前 10 位的化学成分：Quercetin、Luteolin、Kaempferol、β-Sitosterol、Oxalic Acid、Wogonin、Baicalein、Stigmasterol、7-*O*-Methylisomucronulatol、Formononetin，它们可作为前列通片的质量标准控制指标。分子对接结果显示，前列通片核心成分 Quercetin、Luteolin、Kaempferol 与靶点蛋白 TP53、RELA、SRC 结合的最小自由能均小于 0，具有较强的结合能力，它们是该药品中最重要的成药物质。当然，以上结论仅为模拟研究的结果，需要细胞学和动物学实验的验证。

## 第 5 节　网络药理学分析温肾前列胶囊

### 1. 活性成分收集筛选

通过中药系统药理学平台（TCMSP），检索温肾前列胶囊组成成分：萹蓄

[*Gentianopsis barbata* (Froel.) Ma，BX]、车前子（Semen Plantaginis，CQZ）、茯苓[*Poria cocos* (Schw.) Wolf，FL]、附子（Radix Aconiti Lateralis Praeparata，FZ）、马齿苋（*Portulaca oleracea* Linn.，MCX）、牡丹皮（Cortex Moutan，MDP）、牛膝（*Achyranthes bidentata* Blume，NX）、瞿麦（*Dianthus superbus* Linn.，QM）、淫羊藿（*Epimedium brevicornu* Maxim.，YYH）、肉桂（Cortex Cinnanmomi，RG）、山药（Rhizoma Dioscoreae，SY）、山茱萸（Fructus Cornus Officinalis，SZY）、熟地黄（Radix Rehmanniae Praeparata，SDH）、泽泻[*Alisma orientalis* (Sam.) Juz.，ZX]、虎杖（Rhizoma Polygoni Cuspidati，HZ）15 味中药材的有效化学成分，应用 ADME 参数筛选出可能活性药物分子[设定口服生物利用度（oral bioavailability，OB）阈值≥30%、类药性（drug likeness，DL）阈值≥0.18%，其他参数默认]，TCMSP 检索不到的中药通过中医药整合药理学研究平台 v2.0（TCMIP v2.0）和文献来筛选有效化学成分，SwissADME 进行药物成分虚拟筛选并与 *BPH* 基因靶点取交集，得到温肾前列胶囊有效化学成分 104 种。表 4-5 中萹蓄 9 种、车前子 6 种、茯苓 4 种、附子 1 种、虎杖 10 种、马齿苋 9 种、牡丹皮 6 种、牛膝 16 种、瞿麦 6 种、肉桂 5 种、山药 12 种、山茱萸 14 种、淫羊藿 22 种、熟地黄 2 种、泽泻 6 种，两种或两种以上药材中共有化学成分为 8 种。

**表 4-5　温肾前列胶囊 15 味药材中独有有效化学成分和共有化学成分**

（a）药材独有有效化学成分

| BX | | | | |
|---|---|---|---|---|
| BX1 | BX2 | BX3 | BX4 | BX5 |
| 92-61-5 | 331-39-5 | 522-12-3 | 149-91-7 | 572-30-5 |
| BX6 | BX7 | | BX8 | BX9 |
| 158560-11-3 | 156765-33-2 | | Myricitrin<br>（CAS: 17912-87-7） | 62858-07-5 |
| HZ | | | | | |
| HZ1 | HZ2 | HZ3 | HZ4 | HZ5 | HZ6 |
| 87339-74-0 | 6091-05-0 | 20045-06-1 | 84268-38-2 | 478-43-3 | 64032-49-1 |
| FL | | | | |
| FL1 | FL2 | | FL3 | FL4 |
| 176390-66-2 | 2465-11-4 | | 2061-64-5 | 474-58-8 |
| CQZ | | | | |
| CQZ1 | CQZ2 | | CQZ3 | CQZ4 |
| 1447-88-7 | 474-58-8 | | 78708-33-5 | 27696-41-9 |
| ZX | | | | | |
| ZX1 | ZX2 | | ZX3 | ZX4 | ZX5 |
| 26575-95-1 | 115333-90-9 | | 26575-93-9 | 2277-28-3 | 19865-76-0 |

续表

| MCX | | | | |
|---|---|---|---|---|
| MCX1 | MCX2 | MCX3 | MCX4 | MCX5 |
| 93444-49-6 | 7235-40-7 | 24604-97-5 | 4934-32-1 | 15121-53-6 |

| RG | | | | |
|---|---|---|---|---|
| RG1 | RG2 | RG3 | RG4 | RG5 |
| 140-10-3 | 20315-25-7 | 104-55-2 | 495-78-3 | 69-61-4 |

| NX | | | | |
|---|---|---|---|---|
| NX1 | NX2 | NX3 | NX4 | NX5 |
| 481-18-5 | 4748-12-3 | 633-66-9 | 3486-66-6 | Wogonin（CAS: 632-85-9） |
| NX6 | NX7 | NX8 | NX9 | NX10 |
| 6869-99-4 | Baicalein（CAS: 491-67-8） | 6873-09-2 | 17312-31-1 | 481-18-5 |

| NX | | MDP | |
|---|---|---|---|
| NX11 | NX12 | MDP1 | MDP2 |
| 3486-67-7 | 474-58-8 | 472-15-1 | 301312-49-2 |

| SY | | | | | | |
|---|---|---|---|---|---|---|
| SY1 | SY2 | SY3 | SY4 | SY5 | SY6 | SY7 |
| 5950-12-9 | 111003-33-9 | 95851-37-9 | 111843-10-8 | 56362-42-6 | 474-62-4 | 481-14-1 |

| SY | | | | QM | | |
|---|---|---|---|---|---|---|
| SY8 | SY9 | SY10 | SY11 | QM1 | QM2 | QM3 |
| 435321-73-6 | 512-04-9 | 76996-28-6 | 57-88-5 | 91-64-5 | 118-58-1 | 120-51-4 |

| QM | | | SZY | | |
|---|---|---|---|---|---|
| QM4 | QM5 | QM6 | SZY1 | SZY2 | SZY3 |
| 84-65-1 | 123-08-0 | Eugenol（CAS: 97-53-0） | 472-26-4 | 1191-41-9 | 27554-26-3 |

| SZY | | | | | | |
|---|---|---|---|---|---|---|
| SZY4 | SZY5 | SZY6 | SZY7 | SZY8 | SZY9 | SZY10 |
| 544-35-4 | 110979-06-1 | 6980-25-2 | 7431-92-7 | 6474-90-4 | 111-62-6 | 6980-25-2 |

| YYH | | | | | |
|---|---|---|---|---|---|
| YYH1 | YYH2 | YYH3 | YYH4 | YYH5 | YYH6 |
| 4651-51-8 | 5999-95-1 | 578-86-9 | 491-71-4 | 28610-31-3 | 2955-23-9 |
| YYH7 | YYH8 | YYH9 | YYH10 | YYH11 | |
| Icaritin（CAS: 118525-40-9） | 51095-85-3 | 174391-72-1 | 149182-47-8 | 174286-26-1 | |
| YYH12 | YYH13 | YYH14 | YYH15 | YYH16 | YYH17 |
| 34866-20-1 | 28610-31-3 | 113558-15-9 | 4206-59-1 | 489-32-7 | 39012-04-9 |

（b）药材共有化学成分

| 标注名称 | 分子名称 | 药材名称 | 标注名称 | 分子名称 | 药材名称 |
|---|---|---|---|---|---|
| C1 | 154-23-4 | HZ、MDP | H1 | 83-47-6 | SZY、YYH |

续表

| E1 | Luteolin<br>（CAS: 491-70-3） | HZ、MCX、YYH | G1 | Stigmasterol<br>（CAS: 83-48-7） | NX、SY、SZY、SDH |
|----|----|----|----|----|----|
| D1 | β-Sitosterol<br>（CAS: 83-46-5） | HZ、MCX、NX、SZY | F1 | Kaempferol<br>（CAS: 520-18-3） | MCX、MDP、NX、YYH |
| A1 | 5779-62-4 | CQZ、FZ、MDP、SZY、SDH、YYH、ZX | B1 | Quercetin<br>（CAS: 117-39-5） | CQZ、HZ、MCX、MDP、NX、YYH |

### 2. 有效成分靶蛋白预测筛选与交叉验证

利用 TCMSP 数据库预测筛选出符合条件的 104 种有效成分对应的靶蛋白。在 CTD 数据库中以前列腺增生（hyperplasia of prostate）为关键词搜索相关基因，Inference score 排序 30 以上的基因与 TCMSP 数据库预测靶蛋白取交集，得到 200 个交集相关靶蛋白。

### 3. GO 功能注释和 KEGG 通路富集分析

将得到的 200 个靶蛋白在 Metascape 分别进行 GO 功能注释和 KEGG 通路富集分析。GO 功能注释显示，靶点基因参与了：细胞死亡正向调控、凋亡信号通路调控、对激素的反应、细胞对脂质、细胞对有机环状化合物、对外来刺激、对无机物质等的反应过程（图 4-33）。KEGG 通路富集分析显示这些反应过程可能通过细胞衰老、癌症途径、脂质和动脉粥样硬化、流体剪切应力与动脉粥样硬化、化学致癌-受体活化通路等发生（图 4-34）。

### 4. 成分靶蛋白互作分析

将获得的 200 个靶蛋白上传至 STRING 数据库进行蛋白质-蛋白质相互作用富集分析，种属设置为"*Homo sapiens*"，隐藏游离节点，最低交互要求分数（minimum required interaction score）设置为最高置信度（0.900）进行 PPI 网络图

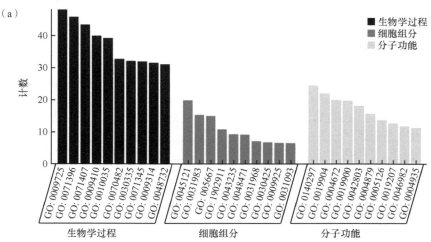

（b）

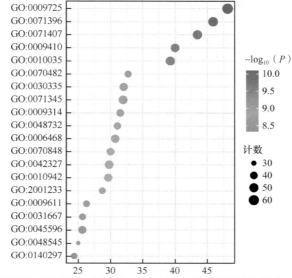

图 4-33　温肾前列胶囊的靶蛋白的 GO 功能注释（彩图请扫封底二维码）

（a）柱状图；（b）气泡图：气泡代表基因富集数目，气泡越大代表该 GO 功能中富集的基因越多

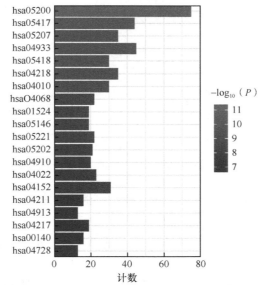

图 4-34　温肾前列胶囊的靶蛋白的 KEGG 通路富集柱状图（彩图请扫封底二维码）

颜色代表显著性，颜色越红代表基因在该 KEGG 通路中富集越显著

构建，运用 Cytoscape 3.9.1 对 PPI 网络图进一步分析和优化。获得了由 172 个节点和 876 条边组成的网络互作图（节点大小、颜色深浅、连线密度代表靶点基因的重要性，图 4-35）。获得 degree 值前 10 位的核心基因为：*HSP90AA1*、*TP53*、*RELA*、*AKT1*、*MAPK1*、*TNF*、*FOS*、*ESR1*、*CTNNB1*、*MAPK14*，其互作关系如

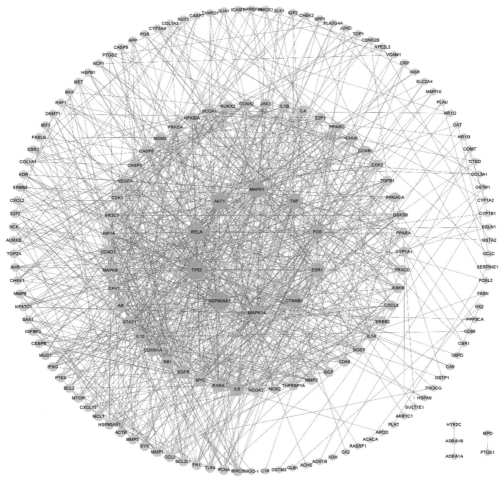

图 4-35 温肾前列胶囊的靶蛋白的 PPI 网络图

下：*HSP90AA1* 为细胞增殖基因，促进参与细胞周期控制和信号转导的特定目标蛋白的成熟、结构维护和适应调节；*TP53* 为肿瘤抑制基因，防止细胞恶性转化和癌症的发生，维护细胞基因组稳定性和正常功能；*RELA* 编码转录因子蛋白，参与细胞凋亡、免疫反应、细胞增殖和转移等生理与病理过程；*AKT1* 编码信号转导分子 PKB，通过多种途径调节细胞增殖、存活、代谢和细胞周期等生物学过程，维持组织稳态和正常生理功能；*MAPK1* 编码信号转导分子 ERK2，通过多种途径调节细胞增殖、分化、凋亡、迁移等生物学过程，维持组织稳态和正常生理功能；*TNF* 编码肿瘤坏死因子（TNF），参与炎症反应、细胞增殖和分化、细胞凋亡、免疫调节和代谢调节等；*FOS* 编码转录因子 Fos 蛋白家族成员，可调节基因转录和表达、激活信号通路、调节细胞周期和凋亡等；*ESR1* 编码转录因子 ERα，在雌激素信号通路中发挥作用，影响细胞增殖、分化、凋亡和代谢等；*CTNNB1* 编码

β-catenin 蛋白，参与细胞黏附、细胞外基质附着、细胞极性、细胞周期调控、基因转录等过程；*MAPK14* 编码细胞应激信号 p38α MAPK，参与炎症反应、细胞凋亡、代谢调节、细胞周期调节和神经调节等，见图 4-36。

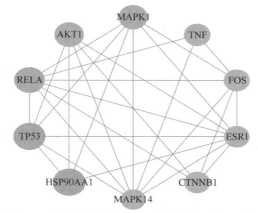

图 4-36　温肾前列胶囊的靶蛋白的 PPI 核心网络

### 5. 复方中药网络药理学构建

将筛选获得的 200 个靶蛋白对应基因导入 Cytoscape 3.9.1 软件，绘制复方中药网络图，即"药材-成分-靶点"网络图。网络共有 319 个节点，1960 条关系，其中温肾前列胶囊药物节点 15 个（中药材），化学成分节点 104 个，靶蛋白节点 200 个，见图 4-37。分析得到 degree 值前 10 位的化学成分为：Quercetin（CAS: 117-39-5）、Kaempferol（CAS: 520-18-3）、Luteolin（CAS: 491-70-3）、β-Sitosterol（CAS: 83-46-5）、Stigmasterol（CAS: 83-48-7）、Wogonin（CAS: 632-85-9）、Baicalein（CAS: 491-67-8）、Myricitrin（CAS: 17912-87-7）、Eugenol（CAS: 97-53-0）、Icaritin（CAS: 118525-40-9），见表 4-5。

### 6. 靶蛋白与分子对接

将上述"药材-成分-靶点"网络和 PPI 核心网络进行节点链接度分析，得出 degree 值前 3 的有效化学成分和靶蛋白，为该复方中药治疗前列腺增生的关键小分子和靶标。通过 PubChem 数据库（https://pubchem.ncbi.nlm.nih.gov/）下载关键小分子分子结构的 SDF 格式文件，PDB 蛋白数据库下载对应靶蛋白格式文件。MOE 软件验证靶标和关键小分子之间的分子对接可能性，"药材-成分-靶点"网络进行节点链接度分析，得出 degree 值前 3 的化学分子（Quercetin、Kaempferol、Luteolin）和 PPI 网络核心基因对应靶蛋白（HSP90AA1、TP53、RELA），利用 MOE 软件进行分子对接，Quercetin 与 HSP90AA1、TP53、RELA 结合的最小自由能分别为−6.0005kcal/mol、−5.3062kcal/mol、−5.7106kcal/mol（图 4-38）；Kaempferol 与 HSP90AA1、TP53、RELA 结合的最小自由能分别为−6.1709kcal/mol、

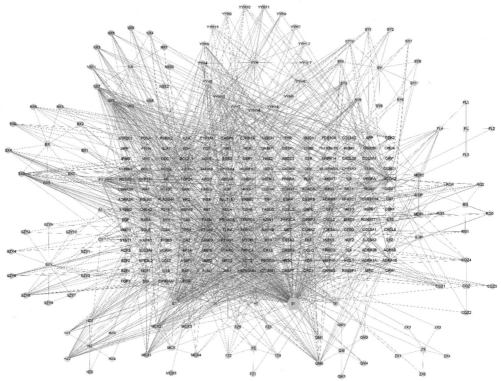

图 4-37　温肾前列胶囊复方中药网络药理图
方形为中药材、圆形为成分、菱形为靶标、六边形为共同成分

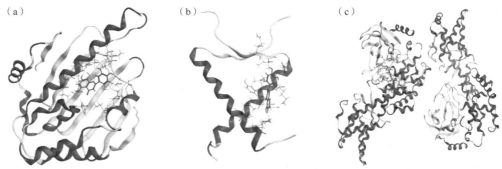

图 4-38　温肾前列胶囊核心组分 Quercetin 与核心靶蛋白分子对接全局图（彩图请扫封底二维码）
（a）HSP90AA1；（b）TP53；（c）RELA

−5.0185kcal/mol、−6.1890kcal/mol（图 4-39）；Luteolin 与 HSP90AA1、TP53、RELA 结合的最小自由能分别为−5.8112kcal/mol、−5.4104kcal/mol、−5.7638kcal/mol（图 4-40）。

## 7. 讨论

本研究通过 PPI 网络进行基因筛选得到温肾前列胶囊治疗 BPH 的核心靶点，

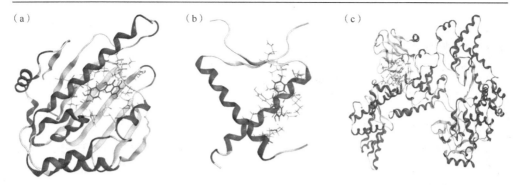

图 4-39　温肾前列胶囊核心组分 Kaempferol 与核心靶蛋白分子对接全局图（彩图请扫封底二维码）
(a) HSP90AA1；(b) TP53；(c) RELA

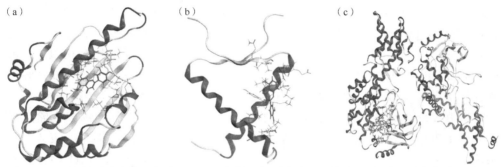

图 4-40　温肾前列胶囊核心组分 Luteolin 与核心靶蛋白分子对接全局图（彩图请扫封底二维码）
(a) HSP90AA1；(b) TP53；(c) RELA

靶点基因参与细胞凋亡、免疫调节、抗炎等作用机制过程。其中首选为 *HSP90AA1*（细胞增殖基因），可促进参与细胞周期控制和信号转导的特定目标蛋白的成熟、结构维护和适应调节；其次为 *TP53*（肿瘤抑制基因），其可防止细胞恶性转化和癌症的发生，维护细胞基因组稳定性和正常功能；再次为 *RELA*（编码转录因子蛋白），其可参与细胞凋亡、免疫反应、细胞增殖和转移等生理与病理过程。

GO 功能注释结果显示，温肾前列胶囊参与调控的分子功能主要富集在：细胞死亡正向调控、凋亡信号通路调控、对激素的反应、细胞对脂质、细胞对有机环状化合物、对外来刺激、对无机物质等的反应过程中。KEGG 通路富集分析结果显示，温肾前列胶囊主要对细胞衰老、癌症途径、脂质和动脉粥样硬化、流体剪切应力与动脉粥样硬化、化学致癌-受体活化通路等起调控作用。

通过网络药理学构建分析得到 degree 值前 10 位的化学成分：Quercetin、Kaempferol、Luteolin、β-Sitosterol、Stigmasterol、Wogonin、Baicalein、Myricitrin、Eugenol、Icaritin，它们可作为温肾前列胶囊的质量标准控制指标。分子对接结果显示，温肾前列胶囊核心成分 Quercetin、Kaempferol、Luteolin 与靶点蛋白 HSP90AA1、TP53、RELA 结合的最小自由能均小于 0，具有较强的结合能力，它

们是该药品中最重要的成药物质。当然，以上结论仅为模拟研究的结果，需要细胞学和动物学实验的验证。

# 第 6 节　网络药理学分析前列癃闭通片

## 1. 活性成分收集筛选

通过中药系统药理学平台（TCMSP），检索前列癃闭通片组成成分：柴胡（Radix Bupleuri，CH）、川牛膝（Radix Cyathulae，CNX）、冬葵果（Fructus Malvae，DKG）、茯苓[*Poria cocos* (Schw.) Wolf，FL]、桂枝（Ramulu*s* Cinnamomi，GZ）、虎杖（Rhizoma Polygoni Cuspidati，HZ）、黄芪（Radix Astragali，HQ）、桃仁（Semen Persicae，TR）、淫羊藿（*Epimedium brevicornu* Maxim.，YYH）、土鳖虫（Eupolyphaga seu Steleophaga，TBC）、枳壳（Fructus Aurantii，ZK）11 味中药材的有效化学成分，应用 ADME 参数筛选出可能活性药物分子[设定口服生物利用度（oral bioavailability，OB）阈值≥30%、类药性（drug likeness，DL）阈值≥0.18%，其他参数默认]，TCMSP 检索不到的中药通过中医药整合药理学研究平台 v2.0（TCMIP v2.0）和文献来筛选有效化学成分，SwissADME 进行药物成分虚拟筛选并与 *BPH* 基因靶点取交集，得到前列癃闭通片有效化学成分 88 种。表 4-6 中柴胡 11 种、川牛膝 3 种、冬葵果 4 种、茯苓 4 种、桂枝 6 种、虎杖 11 种、黄芪 16 种、桃仁 15 种、土鳖虫 16 种、淫羊藿 20 种、枳壳 5 种，两种或两种以上药材中共有化学成分为 10 种。

表 4-6　前列癃闭通片 11 味药材中独有有效化学成分和共有化学成分

（a）药材独有有效化学成分

| CH | | | | | |
| --- | --- | --- | --- | --- | --- |
| CH1 | CH2 | CH3 | CH4 | CH5 | CH6 |
| 18423-69-3 | 481-18-5 | 73069-28-0 | 17245-30-6 | 21967-41-9 | 1429-30-7 |
| CH | GZ | | | | |
| CH7 | GZ1 | | GZ2 | | GZ3 |
| 83-48-7 | 480-18-2 | | 111003-33-9 | | 35323-91-2 |
| CNX | | FL | | | |
| CNX1 | | FL1 | | FL2 | FL3 |
| 51068-94-1 | | / | | 1105-11-9 | 176390-66-2 |
| HZ | | | | | |
| HZ1 | HZ2 | HZ3 | HZ4 | HZ5 | HZ6 |
| 20045-06-1 | 6091-05-0 | 87339-74-0 | 163001298 | 478-43-3 | 84268-38-2 |
| HZ | HQ | | | | |
| HZ7 | HQ1 | | HQ2 | HQ3 | HQ4 |
| Emodin（CAS: 518-82-1） | 5316760 | | 33609-88-0 | 20575-57-9 | Formononetin（CAS: 485-72-3） |

续表

| HQ | | | | | | |
|---|---|---|---|---|---|---|
| HQ5 | HQ6 | HQ7 | HQ8 | HQ9 | HQ10 | |
| 73536-69-3 | 73340-41-7 | 94367-42-7 | 137217-83-5 | 73353-82-9 | 3301-49-3 | |
| HQ | | | TR | | | |
| HQ11 | HQ12 | TR1 | TR2 | TR3 | TR4 | |
| 472-15-1 | 64997-52-0 | 32451-86-8 | 160338-16-9 | 510-75-8 | 63351-80-4 | |
| TR | | | | | | |
| TR5 | TR6 | TR7 | TR8 | TR9 | TR10 | |
| 72533-75-6 | 6980-44-5 | 357401-44-6 | 357401-43-5 | 59102-35-1 | 128230-24-0 | |
| TR11 | | TR12 | | TR13 | | |
| 32483-54-8 | | 474-40-8 | | 474-62-4 | | |
| TBC | | | | | | |
| TBC1 | TBC2 | TBC3 | TBC4 | TBC5 | TBC6 | TBC7 |
| 100-51-6 | 431-03-8 | 490-46-0 | 143-08-8 | 123-11-5 | 110-62-3 | 60-12-8 |
| TBC8 | TBC9 | TBC10 | TBC11 | TBC12 | TBC13 | TBC14 |
| 489-40-7 | 141-78-6 | 2363-88-4 | 18829-56-6 | 123-31-9 | 499-75-2 | 3913-81-3 |
| YYH | | | | | | |
| YYH1 | YYH2 | YYH3 | YYH4 | YYH5 | YYH6 | |
| / | 69887-40-7 | 1009835-15-7 | 12115137 | 174286-26-1 | 149182-47-8 | |
| YYH7 | YYH8 | YYH9 | YYH10 | YYH11 | YYH12 | |
| 174391-72-1 | 51095-85-3 | 2955-23-9 | 2955-23-9 | 28610-31-3 | 491-71-4 | |
| YYH | | ZK | | | | |
| YYH13 | YYH14 | ZK1 | ZK2 | ZK3 | ZK4 | |
| 578-86-9 | 4651-51-8 | 14957-38-1 | Nobiletin (CAS: 478-01-3) | Naringenin (CAS: 480-41-1) | 520-33-2 | |

（b）药材共有化学成分

| 标注名称 | 分子名称 | 药材名称 | 标注名称 | 分子名称 | 药材名称 |
|---|---|---|---|---|---|
| A1 | 83-47-6 | DKG、YYH | B1 | 5999-95-1 | CH、YYH |
| C1 | 154-23-4 | GZ、HZ | D1 | Kaempferol (CAS: 520-18-3) | CH、HQ、TBC、YYH |
| E1 | 31793-83-6 | GZ、YYH | F1 | β-Sitosterol (CAS: 83-46-5) | CNX、DKG、GZ、HZ、TR、ZK |
| G1 | Isorhamnetin (CAS: 480-19-3) | CH、HQ | H1 | Hederagenin (CAS: 465-99-6) | FL、HQ、TR |
| I1 | Quercetin (CAS: 117-39-5) | CH、CNX、DKG、HZ、HQ、TBC、YYH | J1 | Luteolin (CAS: 491-70-3) | DKG、HZ、YYH |

## 2. 有效成分靶蛋白预测筛选与交叉验证

利用 TCMSP 数据库预测筛选出符合条件的 88 种有效成分对应的靶蛋白 342 个。在 CTD 数据库中以前列腺增生（hyperplasia of prostate）为关键词搜索相关基因，Inference score 排序 30 以上的基因与 TCMSP 数据库预测靶蛋白取交集，得到 208 个交集相关靶蛋白。

### 3. GO 功能注释和 KEGG 通路富集分析

　　将得到的 208 个靶蛋白在 Metascape 分别进行 GO 功能注释和 KEGG 通路富集分析。GO 功能注释显示，靶点基因参与了：激素水平和对脂质的调节、细胞对无机物、对异物刺激、细胞对含氮化合物、对氧气水平下降、对肽类激素等的反应过程（图 4-41）。KEGG 通路富集分析显示这些反应过程可能通过前列腺癌症途径、脂质与动脉硬化、化学致癌-受体激活、流体剪切应力与动脉硬化、内分泌抵抗、细胞衰老等通路发生（图 4-42）。

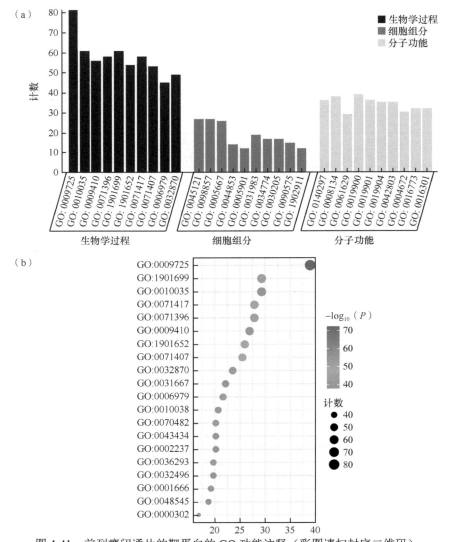

图 4-41　前列癃闭通片的靶蛋白的 GO 功能注释（彩图请扫封底二维码）

（a）柱状图；（b）气泡图；气泡代表基因富集数目，气泡越大代表该 GO 功能中富集的基因越多

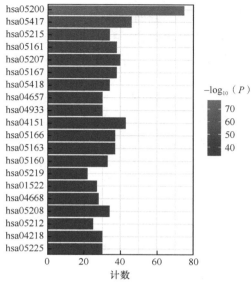

图 4-42　前列癃闭通片的靶蛋白的 KEGG 通路富集柱状图（彩图请扫封底二维码）

颜色代表显著性，颜色越红代表基因在该 KEGG 通路中富集越显著

### 4. 成分靶蛋白互作分析

将获得的 208 个靶蛋白上传至 STRING 数据库进行蛋白质-蛋白质相互作用富集分析，种属设置为"*Homo sapiens*"，隐藏游离节点，最低交互要求分数（minimum required interaction score）设置为最高置信度（0.900）进行 PPI 网络图构建，运用 Cytoscape 3.9.1 对 PPI 网络图进一步分析和优化。获得了由 184 个节点和 947 条边组成的网络互作图（节点大小、颜色深浅、连线密度代表靶点基因的重要性，图 4-43）。获得 degree 值前 10 位的核心基因为：*TP53*、*JUN*、*SRC*、*MAPK3*、*AKT1*、*MAPK1*、*HSP90AA1*、*RELA*、*ESR1*、*FOS*，其互作关系如下：*TP53* 为肿瘤抑制基因，防止细胞恶性转化和癌症的发生，维护细胞基因组稳定性和正常功能；*JUN* 为染色体基因（禽肉瘤病毒 17 的转化基因），编码一种与病毒蛋白高度相似的蛋白，与特定靶 DNA 序列直接相互作用，调节基因表达；*SRC* 编码酪氨酸激酶，调节多种信号通路，影响细胞生长、分化和黏附等过程，与肿瘤发生和发展密切相关；*MAPK3* 编码丝裂原活化蛋白激酶，调节多种细胞信号通路，影响细胞生长、分化、凋亡和周期等过程，参与炎症反应和细胞骨架调节；*AKT1* 编码信号转导分子 PKB，通过多种途径调节细胞增殖、存活、代谢和细胞周期等生物学过程，维持组织稳态和正常生理功能；*MAPK1* 编码信号转导分子 ERK2，通过多种途径调节细胞增殖、分化、凋亡、迁移等生物学过程，维持组织稳态和正常生理功能；*HSP90AA1* 为细胞增殖基因，促进参与细胞周期控制和信号转导的特定目标蛋白的成熟、结构维护和适应调节；*RELA* 编码转录因子蛋白，

参与细胞凋亡、免疫反应、细胞增殖和转移等生理与病理过程；*ESR1* 编码转录因子 ERα，在雌激素信号通路中发挥作用，影响细胞增殖、分化、凋亡和代谢等；*FOS* 编码转录因子 Fos 蛋白家族成员，可调节基因转录和表达、激活信号通路、调节细胞周期和凋亡等，见图 4-44。

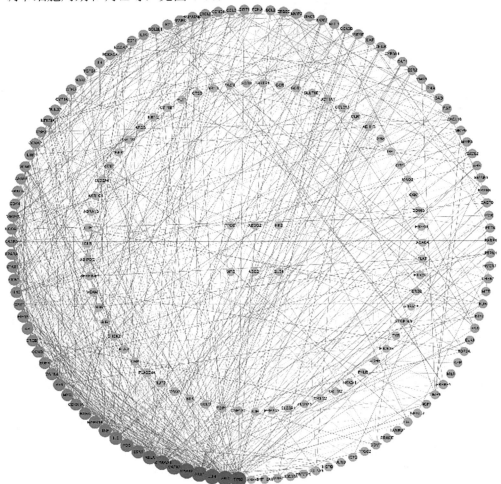

图 4-43　前列癃闭通片的靶蛋白的 PPI 网络图

## 5. 复方中药网络药理学构建

将筛选获得的 208 个靶蛋白对应基因导入 Cytoscape 3.9.1 软件，绘制复方中药网络图，即"药材-成分-靶点"网络图。网络共有 307 个节点，2010 条关系，其中前列癃闭通片药物节点 11 个（中药材），化学成分节点 88 个，靶蛋白节点 208 个，见图 4-45。分析得到 degree 值前 10 位的化学成分为：Quercetin（CAS: 117-39-5）、Kaempferol（CAS: 520-18-3）、Luteolin（CAS: 491-70-3）、β-Sitosterol

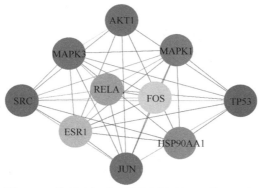

图 4-44 前列癃闭通片的靶蛋白的 PPI 核心网络

（CAS: 83-46-5）、Isorhamnetin（CAS: 480-19-3）、Hederagenin（CAS: 465-99-6）、Naringenin（CAS: 480-41-1）、Emodin（CAS: 518-82-1）、Formononetin（CAS: 485-72-3）、Nobiletin（CAS: 478-01-3），见表 4-6。

## 6. 靶蛋白与分子对接

将上述"药材-成分-靶点"网络和 PPI 核心网络进行节点链接度分析，得出 degree 值前 3 的有效化学成分和靶蛋白，为该复方中药治疗前列腺增生的关键小分子和靶标。通过 PubChem 数据库（https://pubchem.ncbi.nlm.nih.gov/）下载关键小分子分子结构的 SDF 格式文件，PDB 蛋白数据库下载对应靶蛋白格式文件。MOE 软件验证靶标和关键小分子之间的分子对接可能性，"药材-成分-靶点"网络进行节点链接度分析，得出 degree 值前 3 的化学分子（Quercetin、Kaempferol、Luteolin）和 PPI 网络核心基因对应靶蛋白（TP53、JUN、SRC），利用 MOE 软件进行分子对接，Quercetin 与 TP53、JUN、SRC 结合的最小自由能分别为 −4.9197kcal/mol、−6.3236kcal/mol、−5.2526kcal/mol（图 4-46）；Kaempferol 与 TP53、JUN、SRC 结合的最小自由能分别为−4.7639kcal/mol、−6.4266kcal/mol、−5.3107kcal/mol（图 4-47）；Luteolin 与 TP53、JUN、SRC 结合的最小自由能分别为−4.8535kcal/mol、−6.1921kcal/mol、−5.2659kcal/mol（图 4-48）。

## 7. 讨论

本研究通过 PPI 网络进行基因筛选得到前列癃闭通片治疗 BPH 的核心靶点，靶点基因参与细胞凋亡、免疫调节、抗炎等作用机制过程。其中首选为 TP53（肿瘤抑制基因），其可防止细胞恶性转化和癌症的发生，维护细胞基因组稳定性和正常功能；其次为 JUN（染色体基因），其是禽肉瘤病毒 17 的转化基因，编码一种与病毒蛋白高度相似的蛋白，与特定靶 DNA 序列直接相互作用，调节基因表达；再次为 SRC（编码酪氨酸激酶），其可调节多种信号通路，影响细胞生长、分化和黏附等过程，与肿瘤发生和发展密切相关。

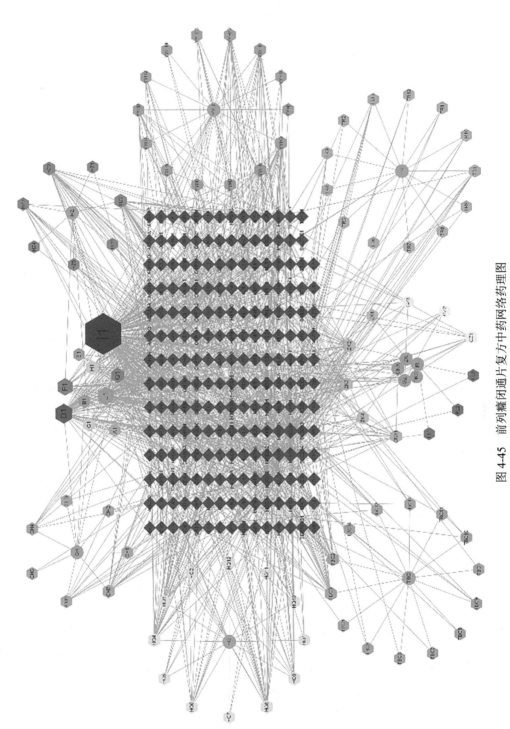

图 4-45 前列癃闭通片复方中药网络药理图
圆形为中药材、菱形为中药成分、六边形为靶标

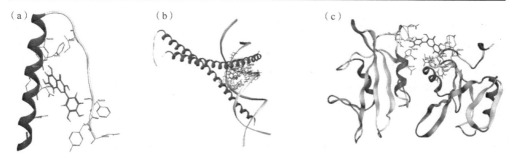

图 4-46　前列癃闭通片核心组分 Quercetin 与核心靶蛋白分子对接全局图（彩图请扫封底二维码）

(a) TP53；　(b) JUN；　(c) SRC

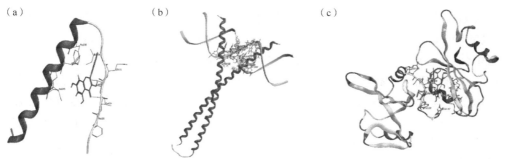

图 4-47　前列癃闭通片核心组分 Kaempferol 与核心靶蛋白分子对接全局图（彩图请扫封底二维码）

(a) TP53；　(b) JUN；　(c) SRC

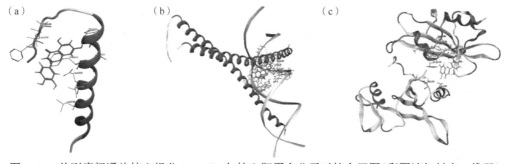

图 4-48　前列癃闭通片核心组分 Luteolin 与核心靶蛋白分子对接全局图（彩图请扫封底二维码）

(a) TP53；　(b) JUN；　(c) SRC

　　GO 功能注释结果显示，前列癃闭通片参与调控的分子功能主要富集在：激素水平和对脂质的调节、细胞对无机物、对异物刺激、细胞对含氮化合物、对氧气水平下降、对肽类激素等的反应过程中。KEGG 通路富集分析结果显示，前列癃闭通片主要对前列腺癌症途径、脂质与动脉硬化、化学致癌-受体激活、流体剪切应力与动脉硬化、内分泌抵抗、细胞衰老等通路起调控作用。

　　通过网络药理学构建分析得到 degree 值前 10 位的化学成分：Quercetin、Kaempferol、Luteolin、β-Sitosterol、Isorhamnetin、Hederagenin、Naringenin、Emodin、

Formononetin、Nobiletin，它们可作为前列癃闭通片的质量标准控制指标。分子对接结果显示，前列癃闭通片核心成分 Quercetin、Kaempferol、Luteolin 与靶点蛋白 TP53、JUN、SRC 结合的最小自由能均小于 0，具有较强的结合能力，它们是该药品中最重要的成药物质。当然，以上结论仅为模拟研究的结果，需要细胞学和动物学实验的验证。

## 第 7 节　网络药理学分析前列舒乐片

### 1. 活性成分收集筛选

通过中药系统药理学平台（TCMSP），检索前列舒乐片组成成分：车前草（Herba Plantaginis，CQC）、淫羊藿（*Epimedium brevicornu* Maxim.，YYH）、川牛膝（Radix Cyathulae，CNX）、黄芪（Radix Astragali，HQ）、蒲黄（Pollen Typhae，PH）5 味中药材的有效化学成分，应用 ADME 参数筛选出可能活性药物分子[设定口服生物利用度（oral bioavailability，OB）阈值≥30%、类药性（drug likeness，DL）阈值≥0.18%，其他参数默认]，TCMSP 检索不到的中药通过中医药整合药理学研究平台 v2.0（TCMIP v2.0）和文献来筛选有效化学成分，SwissADME 进行药物成分虚拟筛选并与 *BPH* 基因靶点取交集，得到前列舒乐片有效化学成分 43 种。表 4-7 中车前草 7 种、淫羊藿 20 种、川牛膝 3 种、黄芪 16 种、蒲黄 6 种，两种或两种以上药材中共有化学成分为 6 种。

表 4-7　前列舒乐片 5 味药材中独有有效化学成分和共有化学成分

（a）药材独有有效化学成分

| YYH | | | | | |
| --- | --- | --- | --- | --- | --- |
| YYH1 | YYH2 | YYH3 | YYH4 | YYH5 | YYH6 |
| / | 69887-40-7 | 1009835-15-7 | 12115137 | 174286-26-1 | 149182-47-8 |
| YYH7 | YYH8 | YYH9 | | YYH10 | YYH11 |
| 174391-72-1 | 51095-85-3 | Icaritin（CAS: 118525-40-9） | | 2955-23-9 | 28610-31-3 |
| YYH12 | YYH13 | YYH14 | | YYH15 | YYH16 |
| 491-71-4 | 578-86-9 | 83-47-6 | | 5999-95-1 | 4651-51-8 |
| HQ | | | | | |
| HQ1 | HQ2 | HQ3 | | HQ4 | HQ5 |
| 5316760 | 33609-88-0 | 20575-57-9 | | Formononetin（CAS: 485-72-3） | 73536-69-3 |
| HQ6 | HQ7 | HQ8 | | | |
| 73340-41-7 | 94367-42-7 | 7-*O*-Methylisomucronulatol（CAS: 137217-83-5） | | | |

续表

| HQ9 | HQ10 | HQ11 | HQ12 | HQ13 |
|---|---|---|---|---|
| 73353-82-9 | 465-99-6 | 3301-49-3 | 472-15-1 | 64997-52-0 |

| CNX | | PH | | |
|---|---|---|---|---|
| CNX1 | | PH1 | | PH2 |
| 51068-94-1 | | Arachidonic Acid（CAS: 506-32-1） | | 480-41-1 |

| CQC | | | | |
|---|---|---|---|---|
| CQC1 | CQC2 | CQC3 | CQC4 | CQC5 |
| 18003-33-3 | 31564-28-0 | Baicalein（CAS: 491-67-8） | 1447-88-7 | 83-48-7 |

（b）药材共有化学成分

| 标注名称 | 分子名称 | 药材名称 | 标注名称 | 分子名称 | 药材名称 |
|---|---|---|---|---|---|
| A1 | 117-39-5 | CQC、YYH | A2 | Luteolin（CAS: 491-70-3） | CQC、YYH |
| B1 | β-Sitosterol（CAS: 83-46-5） | CNX、PH | C1 | Quercetin（CAS: 117-39-5） | CNX、HQ、PH、YYH |
| D1 | Kaempferol（CAS: 520-18-3） | HQ、PH、YYH | E1 | Isorhamnetin（CAS: 480-19-3） | HQ、PH |

## 2. 有效成分靶蛋白预测筛选与交叉验证

利用 TCMSP 数据库预测筛选出符合条件的 43 种有效成分对应的靶蛋白 277 个。在 CTD 数据库中以前列腺增生（hyperplasia of prostate）为关键词搜索相关基因，Inference score 排序 30 以上的基因与 TCMSP 数据库预测靶蛋白取交集，得到 174 个交集相关靶蛋白。

## 3. GO 功能注释和 KEGG 通路富集分析

将得到的 174 个靶蛋白在 Metascape 分别进行 GO 功能注释和 KEGG 通路富集分析。GO 功能注释显示，前列舒乐片治疗前列腺增生的作用机制主要涉及对激素的反应、对无机物质、细胞对含氮化合物、对异物刺激、细胞对有机环状化合物、对脂质等的反应、细胞运动正向调节和对细胞迁移积极调节等过程（图 4-49）。KEGG 通路富集分析显示这些反应过程可能通过癌症通路、血脂和动脉粥样硬化、前列腺癌症、人类巨细胞病毒感染、人类 T 细胞白血病病毒感染、细胞衰老、PI3K-Akt 信号通路、MAPK 信号通路发生（图 4-50）。

## 4. 成分靶蛋白互作分析

将获得的 174 个靶蛋白上传至 STRING 数据库进行蛋白质-蛋白质相互作用富集分析，种属设置为 "Homo sapiens"，隐藏游离节点，最低交互要求分数（minimum

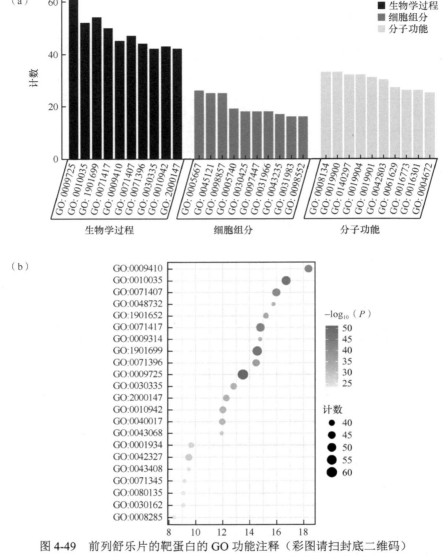

图 4-49　前列舒乐片的靶蛋白的 GO 功能注释（彩图请扫封底二维码）
（a）柱状图；（b）气泡图：气泡代表基因富集数目，气泡越大代表该 GO 功能中富集的基因越多

required interaction score）设置为最高置信度（0.900）进行 PPI 网络图构建，运用 Cytoscape 3.9.1 对 PPI 网络图进一步分析和优化。获得了由 152 个节点和 763 条边组成的网络互作图（节点大小、颜色深浅、连线密度代表靶点基因的重要性，图 4-51）。获得 degree 值前 10 位的核心基因为：*TP53*、*JUN*、*HSP90AA1*、*TNF*、*AKT1*、*MAPK14*、*FOS*、*MAPK1*、*ESR1*、*RELA*，其互作关系如下：*TP53* 为肿瘤抑制基因，防止细胞恶性转化和癌症的发生，维护细胞基因组稳定性和正常功能；*JUN* 为染色体基因（禽肉瘤病毒 17 的转化基因），编码一种与病毒蛋白

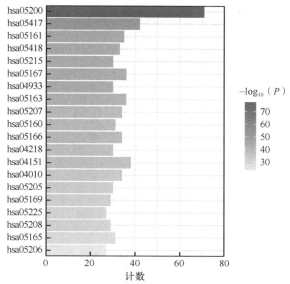

图 4-50　前列舒乐片的靶蛋白的 KEGG 通路富集柱状图（彩图请扫封底二维码）
颜色代表显著性，颜色越红代表基因在该 KEGG 通路中富集越显著

高度相似的蛋白，与特定靶 DNA 序列直接相互作用，调节基因表达；*HSP90AA1* 为细胞增殖基因，促进参与细胞周期控制和信号转导的特定目标蛋白的成熟、结构维护和适应调节；*TNF* 编码肿瘤坏死因子（TNF），参与炎症反应、细胞增殖和分化、细胞凋亡、免疫调节和代谢调节等；*AKT1* 编码信号转导分子 PKB，通过多种途径调节细胞增殖、存活、代谢和细胞周期等生物学过程，维持组织稳态和正常生理功能；*MAPK14* 编码细胞应激信号 p38α MAPK，参与炎症反应、细胞凋亡、代谢调节、细胞周期调节和神经调节等；*FOS* 编码转录因子 Fos 蛋白家族成员，可调节基因转录和表达、激活信号通路、调节细胞周期和凋亡等；*MAPK1* 编码信号转导分子 ERK2，通过多种途径调节细胞增殖、分化、凋亡、迁移等生物学过程，维持组织稳态和正常生理功能；*ESR1* 编码转录因子 ERα，在雌激素信号通路中发挥作用，影响细胞增殖、分化、凋亡和代谢等；*RELA* 编码转录因子蛋白，参与细胞凋亡、免疫反应、细胞增殖和转移等生理与病理过程，见图 4-52。

**5. 复方中药网络药理学构建**

将筛选获得的 174 个靶蛋白对应基因导入 Cytoscape 3.9.1 软件，绘制复方中药网络图，即"药材-成分-靶点"网络图。网络共有 222 个节点，1184 条关系，其中前列舒乐片药物节点 5 个（中药材），化学成分节点 43 个，靶蛋白节点 174 个，见图 4-53。分析得到 degree 值前 10 位的化学成分为：Quercetin（CAS：117-39-5）、Kaempferol（CAS：520-18-3）、Luteolin（CAS：491-70-3）、Isorhamnetin

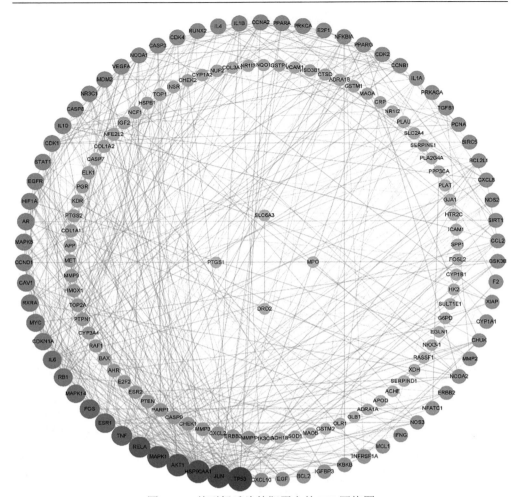

图 4-51　前列舒乐片的靶蛋白的 PPI 网络图

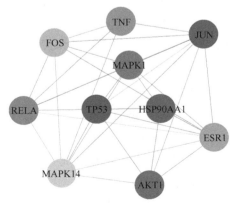

图 4-52　前列舒乐片的靶蛋白的 PPI 核心网络

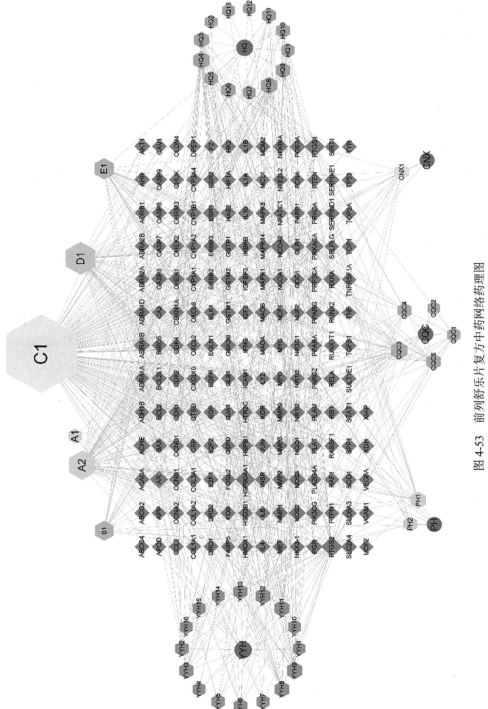

图 4-53 前列舒乐片复方中药网络药理图

圆形为中药材、菱形为靶标、六边形为中药成分

（CAS: 480-19-3）、β-Sitosterol（CAS: 83-46-5）、Baicalein（CAS: 491-67-8）、Formononetin（CAS: 485-72-3）、7-*O*-Methylisomucronulatol（CAS: 137217-83-5）、Icaritin（CAS: 118525-40-9）、Arachidonic Acid（CAS: 506-32-1），见表 4-7。

### 6. 靶蛋白与分子对接

将上述"药材-成分-靶点"网络和 PPI 核心网络进行节点链接度分析，得出 degree 值前 3 的有效化学成分和靶蛋白，为该复方中药治疗前列腺增生的关键小分子和靶标。通过 PubChem 数据库（https://pubchem.ncbi.nlm.nih.gov/）下载关键小分子分子结构的 SDF 格式文件，PDB 蛋白数据库下载对应靶蛋白格式文件。MOE 软件验证靶标和关键小分子之间的分子对接可能性，"药材-成分-靶点"网络进行节点链接度分析，得出 degree 值前 3 的化学分子（Quercetin、Kaempferol、Luteolin）和 PPI 网络核心基因对应靶蛋白（TP53、JUN、HSP90AA1），利用 MOE 软件进行分子对接，Quercetin 与 TP53、JUN、HSP90AA1 结合的最小自由能分别为−4.9197kcal/mol、−6.3226kcal/mol、−5.6920kcal/mol（图 4-54）；Kaempferol 与 TP53、JUN、HSP90AA1 结合的最小自由能分别为−4.7639kcal/mol、−6.0003kcal/mol、−6.0434kcal/mol（图 4-55）；Luteolin 与 TP53、JUN、HSP90AA1 结合的最小自由能分别为−4.8535kcal/mol、−6.1921kcal/mol、−6.0787kcal/mol（图 4-56）。

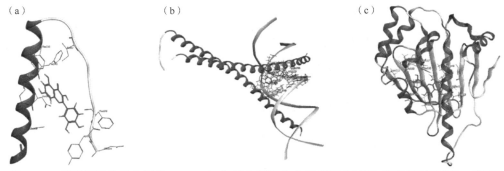

图 4-54　前列舒乐片核心组分 Quercetin 与核心靶蛋白分子对接全局图（彩图请扫封底二维码）
（a）TP53；（b）JUN；（c）HSP90AA1

### 7. 讨论

本研究通过 PPI 网络进行基因筛选得到前列舒乐片治疗 BPH 的核心靶点，靶点基因参与细胞凋亡、免疫调节、抗炎等作用机制过程。其中首选为 *TP53*（肿瘤抑制基因），其可防止细胞恶性转化和癌症的发生，维护细胞基因组稳定性和正常功能；其次为 *JUN*（染色体基因），其是禽肉瘤病毒 17 的转化基因，编码一种与病毒蛋白高度相似的蛋白，与特定靶 DNA 序列直接相互作用，调节基因表

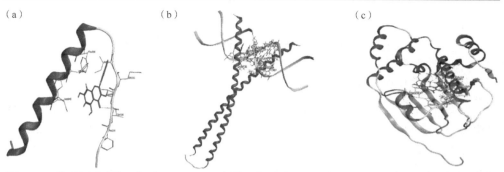

图 4-55　前列舒乐片核心组分 Kaempferol 与核心靶蛋白分子对接全局图（彩图请扫封底二维码）
（a）TP53；（b）JUN；（c）HSP90AA1

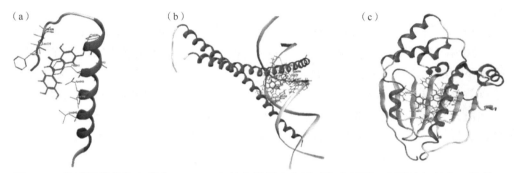

图 4-56　前列舒乐片核心组分 Luteolin 与核心靶蛋白分子对接全局图（彩图请扫封底二维码）
（a）TP53；（b）JUN；（c）HSP90AA1

达；再次为 *HSP90AA1*（细胞增殖基因），可促进参与细胞周期控制和信号转导的特定目标蛋白的成熟、结构维护和适应调节。

GO 功能注释结果显示，前列舒乐片参与调控的分子功能主要富集在：对激素的反应、对无机物质、细胞对含氮化合物、对异物刺激、细胞对有机环状化合物、对脂质等的反应、细胞运动正向调节和对细胞迁移积极调节等过程中。KEGG 通路富集分析结果显示，前列舒乐片主要对癌症通路、血脂和动脉粥样硬化、前列腺癌症、人类巨细胞病毒感染、人类 T 细胞白血病病毒感染、细胞衰老、PI3K-Akt 信号通路、MAPK 信号通路等起调控作用。

通过网络药理学构建分析得到 degree 值前 10 位的化学成分：Quercetin、Kaempferol、Luteolin、Isorhamnetin、β-Sitosterol、Baicalein、Formononetin、7-O-Methylisomucronulatol、Icaritin、Arachidonic Acid，它们可作为前列舒乐片的质量标准控制指标。分子对接结果显示，前列舒乐片核心成分 Quercetin、Kaempferol、Luteolin 与靶点蛋白 TP53、JUN、HSP90AA1 结合的最小自由能均小于 0，具有较强的结合能力，它们是该药品中最重要的成药物质。当然，以上结论仅为模拟研究的结果，需要细胞学和动物学实验的验证。

## 第 8 节　网络药理学分析前列通栓

### 1. 活性成分收集筛选

通过中药系统药理学平台（TCMSP），检索前列通栓组成成分：八角茴香（Anisi Stellati Fructus，BJHX）、车前子（Semen Plantaginis，CQZ）、琥珀（Amber，HP）、黄柏（Cortex Phellodendri Chinensis，HB）、黄芪（Radix Astragali，HQ）、两头尖（Rhizoma Anemones Raddeanae，LTJ）、蒲公英（*Taraxacum mongolicum* Hand-Mazz.，PGY）、肉桂（Cortex Cinnanmomi，RG）、泽兰（Herba Lycopi，ZL）、木馒头（*Ficus pumila* L.，MMT）10 味中药材的有效化学成分，应用 ADME 参数筛选出可能活性药物分子[设定口服生物利用度（oral bioavailability，OB）阈值≥30%、类药性（drug likeness，DL）阈值≥0.18%，其他参数默认]，TCMSP 检索不到的中药通过中医药整合药理学研究平台 v2.0（TCMIP v2.0）和文献来筛选有效化学成分，SwissADME 进行药物成分虚拟筛选并与 *BPH* 基因靶点取交集，得到前列通栓有效化学成分 77 种。表 4-8 中八角茴香 6 种、车前子 8 种、琥珀 3 种、黄柏 23 种、黄芪 16 种、两头尖 3 种、蒲公英 11 种、肉桂 5 种、泽兰 7 种、木馒头 6 种，两种或两种以上药材中共有化学成分为 7 种。

**表 4-8　前列通栓 10 味药材中独有有效化学成分和共有化学成分**

(a) 药材独有有效化学成分

| BJHX | | | LTJ | | |
| --- | --- | --- | --- | --- | --- |
| BJHX1 | | BJHX2 | LTJ1 | | LTJ2 |
| 154-23-4 | | 4180-23-8 | 128887-82-1 | | 512-04-9 |
| CQZ | | | | | |
| CQZ1 | CQZ2 | CQZ3 | CQZ4 | CQZ5 | CQZ6 |
| 474-58-8 | 78708-33-5 | 1447-88-7 | 27741-01-1 | 27696-41-9 | 61276-16-2 |
| HP | | | | | |
| HP1 | | HP2 | | HP3 | |
| 110-15-6 | | 470-82-6 | | 19132-75-3 | |
| HB | | | | | | |
| HB1 | HB2 | HB3 | HB4 | HB5 | HB6 | HB7 |
| 18207-71-1 | 474-62-4 | 15401-69-1 | 32728-75-9 | 38763-29-0 | 34316-15-9 | 83-95-4 |
| HB8 | HB9 | HB10 | HB11 | HB12 | HB13 | HB14 |
| 84-26-4 | 119963-50-7 | 2543-94-4 | 12315376 | / | 83-47-6 | 3486-66-6 |
| HB15 | HB16 | HB17 | HB18 | HB19 | HB20 | HB21 |
| 5096-57-1 | 2086-83-1 | 52589-11-4 | 483-34-1 | 130-86-9 | 3486-67-7 | 83-48-7 |

续表

**HQ**

| HQ1 | HQ2 | HQ3 | HQ4 | HQ5 |
|---|---|---|---|---|
| 5316760 | 33609-88-0 | 20575-57-9 | Formononetin（CAS: 485-72-3） | 73536-69-3 |

| HQ6 | HQ7 | HQ8 | | |
|---|---|---|---|---|
| 73340-41-7 | 94367-42-7 | 7-$O$-Methylisomucronulatol（CAS: 137217-83-5） | | |

| HQ9 | HQ10 | HQ11 | HQ12 | |
|---|---|---|---|---|
| 73353-82-9 | 465-99-6 | 3301-49-3 | 64997-52-0 | |

**PGY**

| PGY1 | PGY2 | PGY3 | PGY4 | PGY5 |
|---|---|---|---|---|
| 2216-51-5 | 520-34-3 | Oxalic Acid（CAS: 144-62-7） | 50-81-7 | 149-91-7 |

| PGY6 | PGY7 | PGY8 | PGY9 | |
|---|---|---|---|---|
| 463-40-1 | 331-39-5 | 1135-24-6 | 57-10-3 | |

**RG**

| RG1 | RG2 | RG3 | RG4 | RG5 |
|---|---|---|---|---|
| 495-78-3 | 29106-49-8 | 140-10-3 | 104-55-2 | 20315-25-7 |

**ZL**

| ZL1 | ZL2 | ZL3 | ZL4 | ZL5 |
|---|---|---|---|---|
| 508-02-1 | 546-18-9 | 38736-77-5 | Ursolic Acid（CAS: 77-52-1） | 474-58-8 |

**MMT**

| MMT1 | MMT2 | MMT3 | MMT4 | MMT5 |
|---|---|---|---|---|
| 5631-70-9 | Apigenin（CAS: 520-36-5） | Naringenin（CAS: 480-41-1） | 35323-91-2 | 18829-70-4 |

（b）药材共有化学成分

| 标注名称 | 分子名称 | 药材名称 | 标注名称 | 分子名称 | 药材名称 |
|---|---|---|---|---|---|
| A1 | Kaempferol（CAS: 520-18-3） | BJHX、HQ | A2 | 472-15-1 | BJHX、HQ |
| B1 | Quercetin（CAS: 117-39-5） | BJHX、CQZ、HQ、HB、PGY、MMT | C1 | Luteolin（CAS: 491-70-3） | BJHX、PGY |
| D1 | 31793-83-6 | CQZ、LTJ | E1 | β-Sitosterol（CAS: 83-46-5） | HB、ZL |
| F1 | 465-99-6 | HQ、ZL | | | |

## 2. 有效成分靶蛋白预测筛选与交叉验证

利用 TCMSP 数据库预测筛选出符合条件的 77 种有效成分对应的靶蛋白 424 个。在 CTD 数据库中以前列腺增生（hyperplasia of prostate）为关键词搜索相关基因，Inference score 排序 30 以上的基因与 TCMSP 数据库预测靶蛋白取交集，得到 240 个交集相关靶蛋白。

### 3. GO 功能注释和 KEGG 通路富集分析

将得到的 240 个靶蛋白在 Metascape 分别进行 GO 功能注释和 KEGG 通路富集分析。GO 功能注释显示，靶点基因参与了：对激素的反应、细胞对无机物、细胞对含氮化合物、对异物刺激、细胞对有机环状化合物、对活性氧等的反应、细胞迁移正向调节和腺体发育等过程（图 4-57）。KEGG 通路富集分析显示这些反应过程可能通过对癌症通路、血脂和动脉硬化、前列腺癌、化学致癌-受体活化、流体剪切应力与动脉粥样硬化、细胞衰老、MAPK 信号通路、PI3K-Akt 信号通路、TNF 信号等起调控作用（图 4-58）。

### 4. 成分靶蛋白互作分析

将获得的 240 个靶蛋白上传至 STRING 数据库进行蛋白质-蛋白质相互作用富集分析，种属设置为"*Homo sapiens*"，隐藏游离节点，最低交互要求分数（minimum required interaction score）设置为最高置信度（0.900）进行 PPI 网络图构建，运用 Cytoscape 3.9.1 对 PPI 网络图进一步分析和优化。获得了由 204 个节点和 1153 条边组成的网络互作图（节点大小、颜色深浅、连线密度代表靶点基因的重要性，图 4-59）。获得 degree 值前 10 位的核心基因为：*TP53*、*JUN*、*SRC*、*STAT3*、*HSP90AA1*、*MAPK1*、*AKT1*、*RELA*、*ESR1*、*TNF*，其互作关系如下：*TP53* 为肿瘤抑制基因，防止细胞恶性转化和癌症的发生，维护细胞基因组稳定性和正常功能；*JUN* 为染色体基因（禽肉瘤病毒 17 的转化基因），编码一种与病毒蛋白高度相似的蛋白，与特定靶 DNA 序列直接相互作用，调节基因表达；*SRC* 编码酪氨酸激酶，调节多种信号通路、影响细胞生长、分化和黏附等过程，与肿瘤

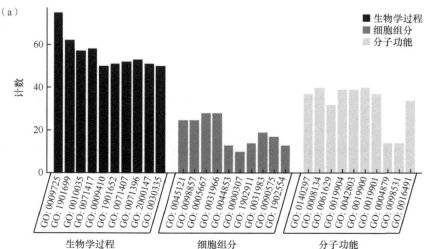

（b）
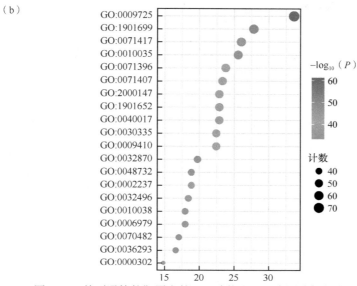

**图 4-57 前列通栓的靶蛋白的 GO 功能注释（彩图请扫封底二维码）**

（a）柱状图；（b）气泡图：气泡代表基因富集数目，气泡越大代表该 GO 功能中富集的基因越多

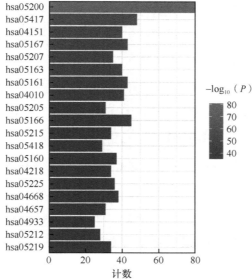

**图 4-58 前列通栓的靶蛋白的 KEGG 通路富集柱状图（彩图请扫封底二维码）**

颜色代表显著性，颜色越红代表基因在该 KEGG 通路中富集越显著

发生和发展密切相关；*STAT3* 为转录因子基因，参与免疫调节、细胞生长和分化、炎症反应、肿瘤生成和发展、细胞内信号传递、基因表达和多种细胞功能；*HSP90AA1* 为细胞增殖基因，促进参与细胞周期控制和信号转导的特定目标蛋白的成熟、结构维护和适应调节；*MAPK1* 编码信号转导分子 ERK2，通过多种途径

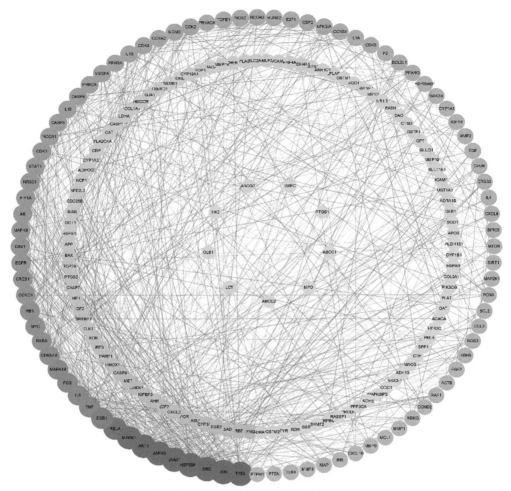

图 4-59　前列通栓的靶蛋白的 PPI 网络图

调节细胞增殖、分化、凋亡、迁移等生物学过程，维持组织稳态和正常生理功能；*AKT1* 编码信号转导分子 PKB，通过多种途径调节细胞增殖、存活、代谢和细胞周期等生物学过程，维持组织稳态和正常生理功能；*RELA* 编码转录因子蛋白，参与细胞凋亡、免疫反应、细胞增殖和转移等生理与病理过程；*ESR1* 编码转录因子 ERα，在雌激素信号通路中发挥作用，影响细胞增殖、分化、凋亡和代谢等；*TNF* 编码肿瘤坏死因子（TNF），参与炎症反应、细胞增殖和分化、细胞凋亡、免疫调节和代谢调节等，见图 4-60。

**5. 复方中药网络药理学构建**

将筛选获得的 240 个靶蛋白对应基因导入 Cytoscape 3.9.1 软件，绘制复方中药网络图，即"药材-成分-靶点"网络图。网络共有 327 个节点，1727 条关系，

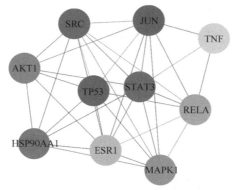

图 4-60　前列通栓的靶蛋白的 PPI 核心网络

其中前列通栓药物节点 10 个（中药材），化学成分节点 77 个，靶蛋白节点 240 个，见图 4-61。分析得到 degree 值前 10 位的化学成分为：Quercetin（CAS：117-39-5）、Luteolin（CAS：491-70-3）、Kaempferol（CAS：520-18-3）、Apigenin（CAS：520-36-5）、Ursolic Acid（CAS：77-52-1）、β-Sitosterol（CAS：83-46-5）、Oxalic Acid（CAS：144-62-7）、Naringenin（CAS：480-41-1）、Formononetin（CAS：485-72-3）、7-*O*-Methylisomucronulatol（CAS：137217-83-5）见表 4-8。

### 6. 靶蛋白与分子对接

将上述"药材-成分-靶点"网络和 PPI 核心网络进行节点链接度分析，得出 degree 值前 3 的有效化学成分和靶蛋白，为该复方中药治疗前列腺增生的关键小分子和靶标。通过 PubChem 数据库（https://pubchem.ncbi.nlm.nih.gov/）下载关键小分子分子结构的 SDF 格式文件，PDB 蛋白数据库下载对应靶蛋白格式文件。MOE 软件验证靶标和关键小分子之间的分子对接可能性，"药材-成分-靶点"网络进行节点链接度分析，得出 degree 值前 3 的化学分子（Quercetin、Luteolin、Kaempferol）和 PPI 网络核心基因对应靶蛋白（TP53、JUN、SRC），利用 MOE 软件进行分子对接，Quercetin 与 TP53、JUN、SRC 结合的最小自由能分别为 −4.9197kcal/mol、−6.3236kcal/mol、−5.2526kcal/mol（图 4-62）；Luteolin 与 TP53、JUN、SRC 结合的最小自由能分别为 −4.8535kcal/mol、−6.1921kcal/mol、−5.2659kcal/mol（图 4-63）；Kaempferol 与 TP53、JUN、SRC 结合的最小自由能分别为 −4.7639kcal/mol、−6.4266kcal/mol、−5.3107kcal/mol（图 4-64）。

### 7. 讨论

本研究通过 PPI 网络进行基因筛选得到前列通栓治疗 BPH 的核心靶点，靶点基因参与细胞凋亡、免疫调节、抗炎等作用机制过程。其中首选为 *TP53*（肿瘤抑制基因），其可防止细胞恶性转化和癌症的发生，维护细胞基因组稳定性和正常功能；其次为 *JUN*（染色体基因），其是禽肉瘤病毒 17 的转化基因，编码一种

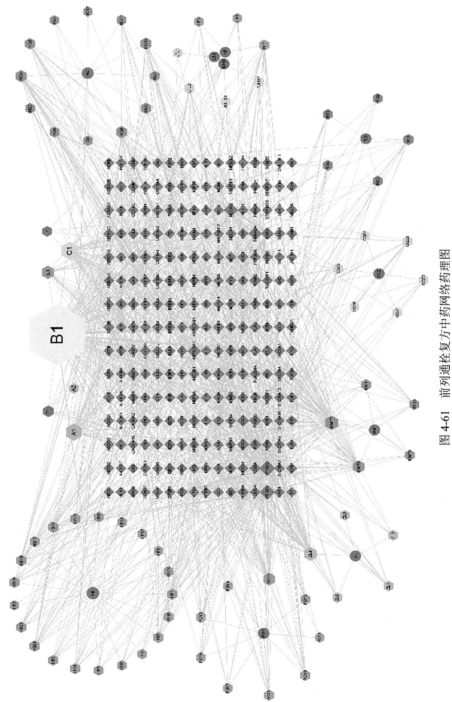

图 4-61　前列通栓复方中药网络药理图
圆形为中药材、菱形为靶标、六边形为中药成分

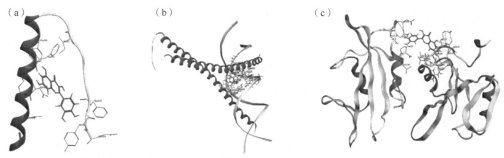

图 4-62　前列通栓核心组分 Quercetin 与核心靶蛋白分子对接全局图（彩图请扫封底二维码）
(a) TP53；(b) JUN；(c) SRC

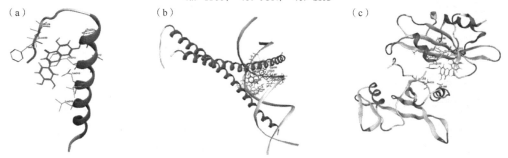

图 4-63　前列通栓核心组分 Luteolin 与核心靶蛋白分子对接全局图（彩图请扫封底二维码）
(a) TP53；(b) JUN；(c) SRC

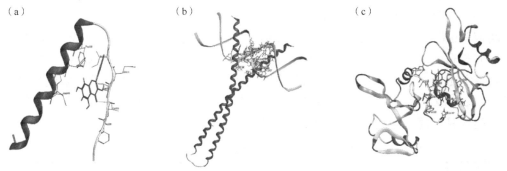

图 4-64　前列通栓核心组分 Kaempferol 与核心靶蛋白分子对接全局图（彩图请扫封底二维码）
(a) TP53；(b) JUN；(c) SRC

与病毒蛋白高度相似的蛋白，与特定靶 DNA 序列直接相互作用，调节基因表达；再次为 *SRC*（编码酪氨酸激酶），其可调节多种信号通路、影响细胞生长、分化和黏附等过程，与肿瘤发生和发展密切相关。

　　GO 功能注释结果显示，前列通栓参与调控的分子功能主要富集在：对激素的反应、细胞对无机物、细胞对含氮化合物、对异物刺激、细胞对有机环状化合物、对活性氧等的反应、细胞迁移正向调节和腺体发育等过程中。KEGG 通路富集分析结果显示，前列通栓主要对癌症通路、血脂和动脉硬化、前列腺癌、化学致癌-受体活化、流体剪切应力与动脉粥样硬化、细胞衰老、MAPK 信号通路、PI3K-Akt 信号通路、TNF 信号等起调控作用。

通过网络药理学构建分析得到 degree 值前 10 位的化学成分：Quercetin、Luteolin、Kaempferol、Apigenin、Ursolic Acid、β-Sitosterol、Oxalic Acid、Naringenin、Formononetin、7-O-Methylisomucronulatol，它们可作为前列通栓的质量标准控制指标。分子对接结果显示，前列通栓核心成分 Quercetin、Luteolin、Kaempferol 与靶点蛋白 TP53、JUN、SRC 结合的最小自由能均小于 0，具有较强的结合能力，它们是该药品中最重要的成药物质。当然，以上结论仅为模拟研究的结果，需要细胞学和动物学实验的验证。

## 第 9 节　网络药理学分析夏荔芪胶囊

### 1. 活性成分收集筛选

通过中药系统药理学平台（TCMSP），检索夏荔芪胶囊组成成分：关黄柏（Cortex Phellodendri Amurensis，GHB）、黄芪（Radix Astragali，HQ）、荔枝核（Semen Litchi，LZH）、女贞子（Fructus Ligustri Lucidi，NZZ）、肉桂（Cortex Cinnanmomi，RG）、夏枯草（Spica Prunellae，XKC）、琥珀（Amber，HP）7 味中药材的有效化学成分，应用 ADME 参数筛选出可能活性药物分子[设定口服生物利用度（oral bioavailability，OB）阈值≥30%、类药性（drug likeness，DL）阈值≥0.18%，其他参数默认]，TCMSP 检索不到的中药通过中医药整合药理学研究平台 v2.0（TCMIP v2.0）和文献来筛选有效化学成分，SwissADME 进行药物成分虚拟筛选并与 BPH 基因靶点取交集，得到夏荔芪胶囊有效化学成分 58 种。表 4-9 中关黄柏 21 种、琥珀 3 种、黄芪 16 种、荔枝核 7 种、女贞子 7 种、肉桂 5 种、夏枯草 11 种，两种或两种以上药材中共有化学成分为 5 种。

**表 4-9　夏荔芪胶囊 7 味药材中独有有效化学成分和共有化学成分**

（a）药材独有有效化学成分

GHB

| GHB1 | GHB2 | GHB3 | GHB4 | GHB5 | GHB6 |
|------|------|------|------|------|------|
| 18207-71-1 | 16202-17-8 | 27313-86-6 | 612086-81-4 | 3621-38-3 | 10481-92-2 |

| GHB7 | GHB8 | GHB9 | GHB10 | GHB11 |
|------|------|------|-------|-------|
| 20194-52-9 | 162931811 | 474-62-4 | 15401-69-1 | Baicalein（CAS: 491-67-8） |

| GHB12 | GHB13 | GHB14 | GHB15 | GHB16 | GHB17 |
|-------|-------|-------|-------|-------|-------|
| 83-47-6 | 3486-66-6 | 5096-57-1 | 2086-83-1 | 52589-11-4 | 3486-67-7 |

续表

| GHB | | HP | | |
|---|---|---|---|---|
| GHB18 | | HP1 | HP2 | HP3 |
| Wogonin<br>（CAS: 632-85-9） | | 110-15-6 | 470-82-6 | 19132-75-3 |
| HQ | | | | |
| HQ1 | HQ2 | HQ3 | HQ4 | HQ5 |
| 5316760 | 33609-88-0 | 20575-57-9 | Formononetin<br>（CAS: 485-72-3） | 73536-69-3 |
| HQ6 | HQ7 | HQ8 | | HQ9 |
| 73340-41-7 | 94367-42-7 | 7-*O*-Methylisomucronulatol<br>（CAS: 137217-83-5） | | 73353-82-9 |
| HQ10 | HQ11 | HQ12 | HQ13 | HQ14 |
| Isorhamnetin<br>（CAS: 480-19-3） | 465-99-6 | 3301-49-3 | 472-15-1 | 64997-52-0 |
| LZH | | | | |
| LZH1 | | LZH2 | LZH3 | LZH4 |
| 111-62-6 | | 544-35-4 | 12303645 | 35323-91-2 |
| NZZ | | | | |
| NZZ1 | | NZZ2 | | NZZ3 |
| 552-58-9 | | 104121-88-2 | | 480-18-2 |
| RG | | | | |
| RG1 | RG2 | RG3 | RG4 | RG5 |
| 495-78-3 | 29106-49-8 | 140-10-3 | 104-55-2 | 20315-25-7 |
| XKC | | | | |
| XKC1 | XKC2 | XKC3 | XKC4 | XKC5 | XKC6 |
| 481-19-6 | 19716-26-8 | 904-62-1 | 528-53-0 | 481-18-5 | 480-16-0 |

（b）药材共有化学成分

| 标注名称 | 分子名称 | 药材名称 | 标注名称 | 分子名称 | 药材名称 |
|---|---|---|---|---|---|
| A1 | Stigmasterol<br>（CAS: 83-48-7） | GHB、LZH、XKC | B1 | Kaempferol<br>（CAS: 520-18-3） | HQ、NZZ、XKC |
| C1 | β-Sitosterol<br>（CAS: 83-46-5） | GHB、LZH、NZZ、XKC | D1 | Quercetin<br>（CAS: 117-39-5） | GHB、HQ、LZH、NZZ、XKC |
| E1 | Luteolin<br>（CAS: 491-70-3） | NZZ、XKC | | | |

## 2. 有效成分靶蛋白预测筛选与交叉验证

利用 TCMSP 数据库预测筛选出符合条件的 58 种有效成分对应的靶蛋白 316 个。在 CTD 数据库中以前列腺增生（hyperplasia of prostate）为关键词搜索相关基因，Inference score 排序 30 以上的基因与 TCMSP 数据库预测靶蛋白取交集，得到 194 个交集相关靶蛋白。

### 3. GO 功能注释和 KEGG 通路富集分析

将得到的 194 个靶蛋白在 Metascape 分别进行 GO 功能注释和 KEGG 通路富集分析。GO 功能注释显示，靶点基因参与了：对激素的反应、细胞对含氮化合物、对异物刺激、细胞对无机物、细胞对脂质、对活性氧、对化学压力等的反应和细胞迁移正向调节等过程（图 4-65）。KEGG 通路富集分析显示这些反应过程可能通过对癌症通路、血脂和动脉硬化、TNF 信号通路、IL-17 信号通路、前列腺癌、PI3K-Akt 信号通路、细胞衰老、内分泌抵抗、胰腺癌发生、化学致癌作用-受体激活等起调控作用（图 4-66）。

### 4. 成分靶蛋白互作分析

将获得的 194 个靶蛋白上传至 STRING 数据库进行蛋白质-蛋白质相互作用富集分析，种属设置为"*Homo sapiens*"，隐藏游离节点，最低交互要求分数（minimum required interaction score）设置为最高置信度（0.900）进行 PPI 网络图构建，运用 Cytoscape 3.9.1 对 PPI 网络图进一步分析和优化。获得了由 166 个节点和 902 条边组成的网络互作图（节点大小、颜色深浅、连线密度代表靶点基因的重要性，图 4-67）。获得 degree 值前 10 位的核心基因为：*TP53*、*JUN*、*SRC*、*HSP90AA1*、*AKT1*、*MAPK1*、*RELA*、*ESR1*、*TNF*、*FOS*，其互作关系如下：*TP53* 为肿瘤抑制基因，防止细胞恶性转化和癌症的发生，维护细胞基因组稳定性和正常功能；*JUN* 为染色体基因（禽肉瘤病毒 17 的转化基因），编码一种与病毒蛋白高度相似的蛋白，与特定靶 DNA 序列直接相互作用，调节基因表达；*SRC* 编码酪氨酸激酶，调节多种信号通路、影响细胞生长、分化和黏附等过程，与肿瘤发生和发展密切相关；*HSP90AA1* 为细胞增殖基因，促进参与细胞周期控制和信

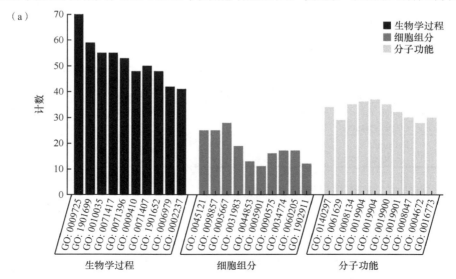

（b）

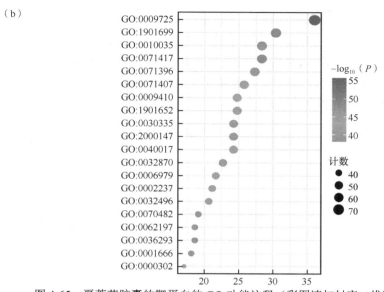

图 4-65　夏荔芪胶囊的靶蛋白的 GO 功能注释（彩图请扫封底二维码）

（a）柱状图；（b）气泡图：气泡代表基因富集数目，气泡越大代表该 GO 功能中富集的基因越多

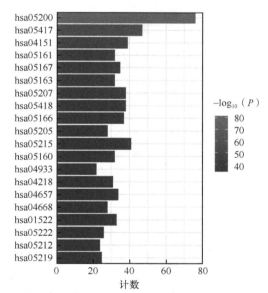

图 4-66　夏荔芪胶囊的靶蛋白的 KEGG 通路富集柱状图（彩图请扫封底二维码）

颜色代表显著性，颜色越红代表基因在该 KEGG 通路中富集越显著

号转导的特定目标蛋白的成熟、结构维护和适应调节；*AKT1* 编码信号转导分子
PKB，通过多种途径调节细胞增殖、存活、代谢和细胞周期等生物学过程，维持
组织稳态和正常生理功能；*MAPK1* 编码信号转导分子 ERK2，通过多种途径调节
细胞增殖、分化、凋亡、迁移等生物学过程，维持组织稳态和正常生理功能；*RELA*

编码转录因子蛋白，参与细胞凋亡、免疫反应、细胞增殖和转移等生理与病理过程；*ESR1* 编码转录因子 ERα，在雌激素信号通路中发挥作用，影响细胞增殖、分化、凋亡和代谢等；*TNF* 为肿瘤坏死因子基因，可诱导某些肿瘤细胞系死亡，调节机体免疫功能和代谢过程的多功能细胞因子；*FOS* 编码转录因子 Fos 蛋白家族成员，可调节基因转录和表达、激活信号通路、调节细胞周期和凋亡等，见图 4-68。

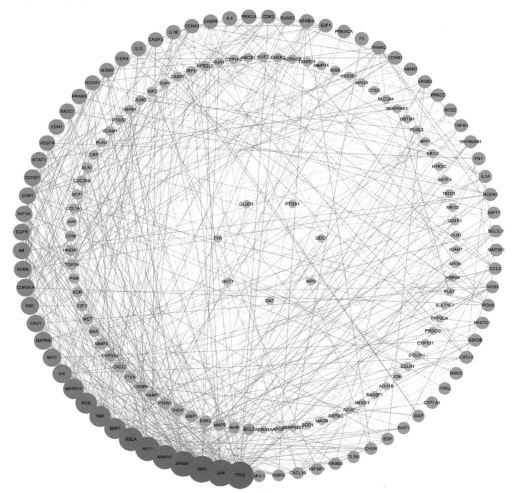

图 4-67　夏荔芪胶囊的靶蛋白的 PPI 网络图

### 5. 复方中药网络药理学构建

将筛选获得的 194 个靶蛋白对应基因导入 Cytoscape 3.9.1 软件，绘制复方中药网络图，即 "药材-成分-靶点" 网络图。网络共有 259 个节点，1452 条关系，其中夏荔芪胶囊药物节点 7 个（中药材），化学成分节点 58 个，靶蛋白节点 194 个，见图 4-69。分析得到 degree 值前 10 位的化学成分为：Quercetin（CAS: 117-39-5）、

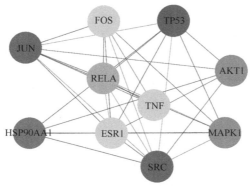

图 4-68　夏荔芪胶囊的靶蛋白的 PPI 核心网络

Kaempferol（CAS: 520-18-3）、Luteolin（CAS: 491-70-3）、β-Sitosterol（CAS: 83-46-5）、Stigmasterol（CAS: 83-48-7）、Wogonin（CAS: 632-85-9）、Baicalein（CAS: 491-67-8）、Formononetin（CAS: 485-72-3）、Isorhamnetin（CAS: 480-19-3）、7-*O*-Methylisomucronulatol（CAS: 137217-83-5），见表 4-9。

**6. 靶蛋白与分子对接**

将上述"药材-成分-靶点"网络和 PPI 核心网络进行节点链接度分析，得出 degree 值前 3 的有效化学成分和靶蛋白，为该复方中药治疗前列腺增生的关键小分子和靶标。通过 PubChem 数据库（https://pubchem.ncbi.nlm.nih.gov/）下载关键小分子分子结构的 SDF 格式文件，PDB 蛋白数据库下载对应靶蛋白格式文件。MOE 软件验证靶标和关键小分子之间的分子对接可能性，"药材-成分-靶点"网络进行节点链接度分析，得出 degree 值前 3 的化学分子（Quercetin、Kaempferol、Luteolin）和 PPI 网络核心基因对应靶蛋白（TP53、JUN、SRC），利用 MOE 软件进行分子对接，Quercetin 与 TP53、JUN、SRC 结合的最小自由能分别为 −4.9197kcal/mol、−6.3236kcal/mol、−5.2526kcal/mol（图 4-70）；Kaempferol 与 TP53、JUN、SRC 结合的最小自由能分别为 −4.7639kcal/mol、−6.4266kcal/mol、−5.3107kcal/mol（图 4-71）；Luteolin 与 TP53、JUN、SRC 结合的最小自由能分别为 −4.8535kcal/mol、−6.1921kcal/mol、−5.2659kcal/mol（图 4-72）。

**7. 讨论**

本研究通过 PPI 网络进行基因筛选得到夏荔芪胶囊治疗 BPH 的核心靶点，靶点基因参与细胞凋亡、免疫调节、细胞增殖等作用机制过程。其中首选为 *JUN*（染色体基因），其是禽肉瘤病毒 17 的转化基因，编码一种与病毒蛋白高度相似的蛋白，与特定靶 DNA 序列直接相互作用，调节基因表达；其次为 *TP53*（肿瘤抑制基因），其可防止细胞恶性转化和癌症的发生，维护细胞基因组稳定性和正常功能；再次为 *SRC*（编码酪氨酸激酶），其可调节多种信号通路、影响细胞生长、

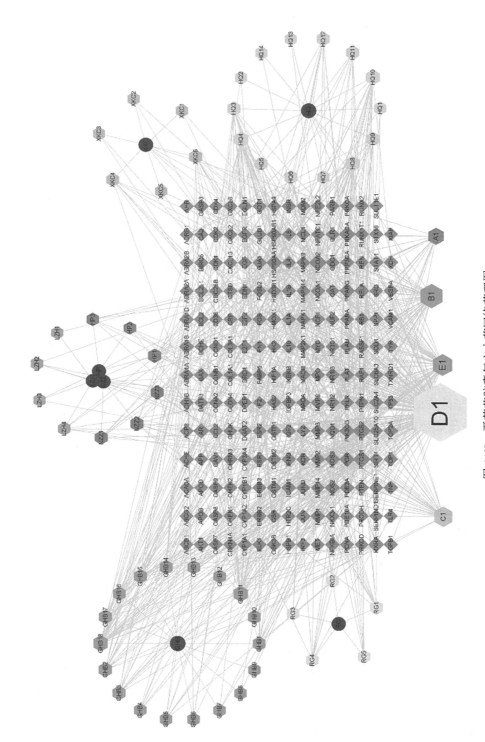

图 4-69　夏荔芪胶囊复方中药网络药理图
圆形为中药材、菱形为靶标、六边形为中药成分

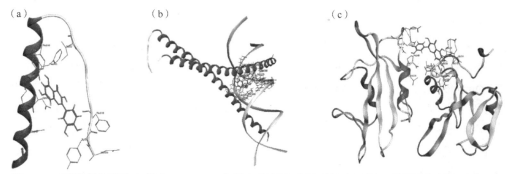

图 4-70　夏荔芪胶囊核心组分 Quercetin 与核心靶蛋白分子对接全局图（彩图请扫封底二维码）
（a）TP53；（b）JUN；（c）SRC

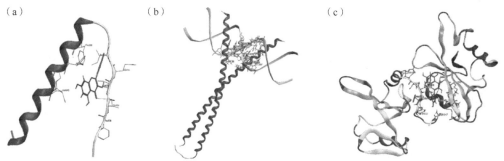

图 4-71　夏荔芪胶囊核心组分 Kaempferol 与核心靶蛋白分子对接全局图（彩图请扫封底二维码）
（a）TP53；（b）JUN；（c）SRC

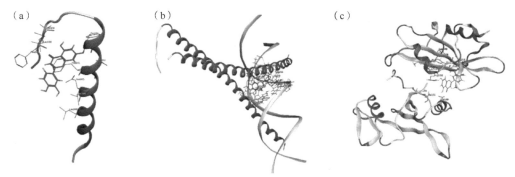

图 4-72　夏荔芪胶囊核心组分 Luteolin 与核心靶蛋白分子对接全局图（彩图请扫封底二维码）
（a）TP53；（b）JUN；（c）SRC

分化和黏附等过程，与肿瘤发生和发展密切相关。

　　GO 功能注释结果显示，夏荔芪胶囊参与调控的分子功能主要富集在：对激素的反应、细胞对含氮化合物、对异物刺激、细胞对无机物、细胞对脂质、对活性氧、对化学压力等的反应和细胞迁移正向调节等过程中。KEGG 通路富集分析结果显示，夏荔芪胶囊通过对癌症通路、血脂和动脉硬化、TNF 信号通路、IL-17 信号通路、前列腺癌、PI3K-Akt 信号通路、细胞衰老、内分泌抵抗、胰腺癌发生、化学致癌作用-受体激活等起调控作用。

　　通过网络药理学构建分析得到 degree 值前 10 位的化学成分：Quercetin、Kaempferol、Luteolin、β-Sitosterol、Stigmasterol、Wogonin、Baicalein、Formononetin、Isorhamnetin、7-O-Methylisomucronulatol，它们可作为夏荔芪胶囊的质量标准控制指标。分子对接结果显示，夏荔芪胶囊核心成分 Quercetin、Kaempferol、Luteolin 与靶点蛋白 TP53、JUN、SRC 结合的最小自由能均小于 0，具有较强的结合能力，它们是该药品中最重要的成药物质。当然，以上结论仅为模拟研究的结果，需要细胞学和动物学实验的验证。

# 第5章 以槲皮素、山奈酚为质量标志物的中成药网络药理学分析

本章介绍以槲皮素（Quercetin）、山奈酚（Kaempferol）共同为质量标志物的 4 种中成药的网络药理学分析。

## 第1节 网络药理学分析龙金通淋胶囊

### 1. 活性成分收集筛选

通过中药系统药理学平台（TCMSP），检索龙金通淋胶囊组成成分：白花蛇舌草[*Scleromitrion diffusum* (Willd.) R. J. Wang，BHSSC]、柴胡（Radix Bupleuri，CH）、丹参（Radix Salviae Miltiorrhizae，DS）、地黄[*Rehmannia glutinosa* (Gaert.) Libosch. ex Fisch. et Mey.，DH]、茯苓[*Poria cocos* (Schw.) Wolf，FL]、黄芪（Radix Astragali，HQ）、金钱草（Herba Lysimachiae，JQC）、龙胆（Gentiana Scabra Bunge，LD）、牛黄（Calculus Bovis，NH）、熊胆粉（Fel Ursi，XDF）、鱼腥草（Herba Houttuyniae，YXC）、栀子（Fructus Gardeniae，ZZ）12 味中药材的有效化学成分，应用 ADME 参数筛选出可能活性药物分子[设定口服生物利用度（oral bioavailability，OB）阈值≥30%、类药性（drug likeness，DL）阈值≥0.18%，其他参数默认]，TCMSP 检索不到的中药通过中医药整合药理学研究平台 v2.0（TCMIP v2.0）和文献来筛选有效化学成分，SwissADME 进行药物成分虚拟筛选并与 *BPH* 基因靶点取交集，得到龙金通淋胶囊有效化学成分 114 种。表 5-1 中白花蛇舌草 5 种、柴胡 11 种、丹参 57 种、地黄 2 种、茯苓 4 种、黄芪 12 种、金钱草 10 种、龙胆 8 种、牛黄 5 种、熊胆粉 3 种、鱼腥草 5 种、栀子 12 种，两种或两种以上药材中共有化学成分为 8 种。

表 5-1 龙金通淋胶囊 12 味药材中独有有效化学成分和共有化学成分

| （a）药材独有有效化学成分 | | | | | |
|---|---|---|---|---|---|
| BHSSC | | CH | | | |
| BHSSC1 | | CH1 | CH2 | CH3 | CH4 |
| 17241-42-8 | | 5999-95-1 | 17245-30-6 | 83162-82-7 | 18423-69-3 |
| CH | | | DS | | |
| CH5 | CH6 | CH7 | DS1 | DS2 | DS3 | DS4 |
| 73069-28-0 | 481-18-5 | 1429-30-7 | 126979-84-8 | 83-47-6 | 511-05-7 | 119963-50-7 |
| DS | | | | | | |
| DS5 | DS6 | DS7 | DS8 | DS9 | DS10 | DS11 |
| 536-08-3 | 105037-85-2 | 87112-49-0 | 18887-18-8 | 10403222 | 126979-83-7 | 144735-57-9 |

续表

| DS12 | DS13 | DS14 | DS15 | DS16 | DS17 | DS18 |
|---|---|---|---|---|---|---|
| 97399-70-7 | 83145-47-5 | 67656-29-5 | 119400-87-2 | 119400-87-2 | 76829-01-1 | 96839-29-1 |
| DS19 | DS20 | DS21 | DS22 | DS23 | DS24 | DS25 |
| 97465-71-9 | 96839-31-5 | 515-03-7 | 142694-58-4 | 189308-09-6 | 189308-08-5 | 105037-85-2 |
| DS26 | | DS27 | DS28 | DS29 | DS30 | DS31 |
| Cryptotanshinone（CAS: 35825-57-1） | | 98873-76-8 | 100414-80-0 | 27468-20-8 | 105351-70-0 | 125623-97-4 |
| DS32 | DS33 | DS34 | DS35 | DS36 | DS37 | DS38 |
| 113472-19-8 | 514-62-5 | 22550-15-8 | 20958-15-0 | 596-85-0 | 125675-06-1 | 125675-07-2 |
| DS39 | DS40 | DS41 | DS42 | DS43 | DS44 | DS45 |
| 131086-61-8 | 27210-57-7 | 27468-20-8 | 109664-02-0 | 97399-70-7 | 121521-90-2 | 537-15-5 |
| DS46 | DS47 | DS48 | DS49 | DS50 | DS51 | DS52 |
| 136112-79-3 | 57517-08-5 | 119400-86-1 | 97411-46-6 | 97465-70-8 | 96839-30-4 | 17397-93-2 |
| DS53 | | | DS54 | DS55 | | |
| Tanshinone IIA（CAS: 568-72-9） | | | 121064-74-2 | 491-70-3 | | |

| FL | | | | | | |
|---|---|---|---|---|---|---|
| FL1 | | FL2 | | FL3 | | FL4 |
| 176390-66-2 | | 2465-11-4 | | 2061-64-5 | | 474-58-8 |

| LD | | | | | | |
|---|---|---|---|---|---|---|
| LD1 | LD2 | LD3 | LD4 | LD5 | | LD6 |
| 607-80-7 | 38953-85-4 | 6980-25-2 | 437-50-3 | 31485-45-7 | | 529-49-7 |

| HQ | | | | | | |
|---|---|---|---|---|---|---|
| HQ1 | HQ2 | HQ3 | HQ4 | HQ5 | | HQ6 |
| 20575-57-9 | 137217-84-6 | 3301-49-3 | 73353-82-9 | 472-15-1 | | 73340-41-7 |
| HQ7 | HQ8 | | HQ9 | | | |
| 59-30-3 | Formononetin（CAS: 485-72-3） | | 7-O-Methylisomucronulatol（CAS: 137217-83-5） | | | |

| XDF | | YXC | | | | |
|---|---|---|---|---|---|---|
| XDF1 | XDF2 | | YXC1 | YXC2 | | YXC3 |
| 331-39-5 | 110-15-6 | | 4644-99-9 | 4644-99-9 | | 481-18-5 |

| JQC | | | | | | |
|---|---|---|---|---|---|---|
| JQC1 | JQC2 | | JQC3 | JQC4 | | JQC5 |
| Acacetin（CAS: 480-44-4） | 480-36-4 | | 520-33-2 | 474-58-8 | | 116183-66-5 |
| JQC | | ZZ | | | | |
| JQC6 | JQC7 | | ZZ1 | ZZ2 | | ZZ3 |
| 6980-44-5 | 35323-91-2 | | 27876-94-4 | 482-44-0 | | 85-86-9 |

续表

| ZZ | | | |
|---|---|---|---|
| ZZ4 | ZZ5 | ZZ6 | ZZ7 |
| 544-35-4 | 111-62-6 | 18103-41-8 | 1592-70-7 |
| NH | | | |
| NH1 | NH2 | NH3 | NH4 | NH5 |
| 1448-36-8 | 3245-38-3 | 83-44-3 | 64-85-7 | 57-88-5 |

（b）药材共有化学成分

| 标注名称 | 分子名称 | 药材名称 | 标注名称 | 分子名称 | 药材名称 |
|---|---|---|---|---|---|
| A1 | 481-16-3 | BHSSC、DS | E1 | Isorhamnetin（CAS: 480-19-3） | CH、HQ、JQC |
| C1 | β-Sitosterol（CAS: 83-46-5） | BHSSC、ZZ | G1 | 482-45-1 | DS、ZZ |
| B1 | Stigmasterol（CAS: 83-48-7） | BHSSC、CH、DH、ZZ | H1 | 5779-62-4 | DH、JQC、LD |
| D1 | Quercetin（CAS: 117-39-5） | BHSSC、CH、HQ、JQC、YXC、XDF、ZZ | F1 | Kaempferol（CAS: 520-18-3） | CH、HQ、LD、YXC、ZZ |

### 2. 有效成分靶蛋白预测筛选与交叉验证

利用 TCMSP 数据库预测筛选出符合条件的 114 种有效成分对应的 237 个靶蛋白。在 CTD 数据库中以前列腺增生（hyperplasia of prostate）为关键词搜索相关基因，Inference score 排序 30 以上的基因与 TCMSP 数据库预测靶蛋白取交集，得到 174 个交集相关靶蛋白。

### 3. GO 功能注释和 KEGG 通路富集分析

将得到的 174 个靶蛋白在 Metascape 分别进行 GO 功能注释和 KEGG 通路富集分析。GO 功能注释显示，靶点基因参与了：细胞死亡正向和凋亡信号通路调控、对激素的反应、细胞对有机环状化合物、细胞对脂质、对无机物质等的反应过程（图 5-1）。KEGG 通路富集分析显示这些反应过程可能通过细胞衰老、癌症途径、脂质和动脉粥样硬化、流体剪切应力与动脉粥样硬化、化学致癌-受体活化等通路发生（图 5-2）。

### 4. 成分靶蛋白互作分析

将获得的 174 个靶蛋白上传至 STRING 数据库进行蛋白质-蛋白质相互作用富集分析，种属设置为"Homo sapiens"，隐藏游离节点，最低交互要求分数（minimum required interaction score）设置为最高置信度（0.900）进行 PPI 网络图构建，运用 Cytoscape 3.9.1 对 PPI 网络图进一步分析和优化。获得了由 156 个节

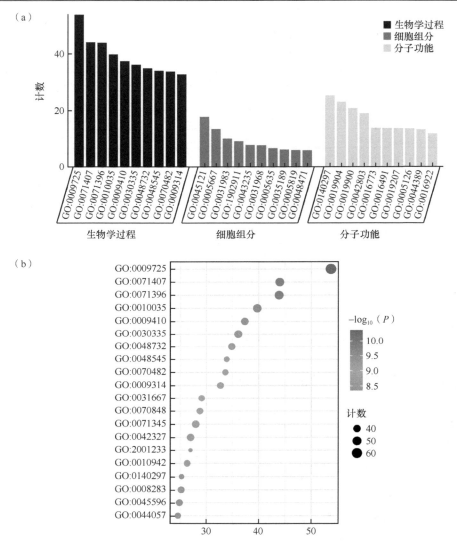

图 5-1　龙金通淋胶囊的靶蛋白的 GO 功能注释（彩图请扫封底二维码）
（a）柱状图；（b）气泡图；气泡代表基因富集数目，气泡越大代表该 GO 功能中富集的基因越多

点和 753 条边组成的网络互作图（节点大小、颜色深浅、连线密度代表靶点基因的重要性，图 5-3）。获得 degree 值前 10 位的核心基因为：*TP53*、*SRC*、*STAT3*、*AKT1*、*MAPK1*、*RELA*、*ESR1*、*TNF*、*FOS*、*MAPK14*，其互作关系如下：*TP53* 为肿瘤抑制基因，防止细胞恶性转化和癌症的发生，维护细胞基因组稳定性和正常功能；*SRC* 编码酪氨酸激酶，调节多种信号通路、影响细胞生长、分化和黏附等过程，与肿瘤发生和发展密切相关；*STAT3* 编码转录激活因子（STAT）蛋白质家族，调节各种基因表达、细胞生长和凋亡；*AKT1* 编码信号转导分子 PKB，通过多种途径调节细胞增殖、存活、代谢和细胞周期等生物学过程，维持组织稳态

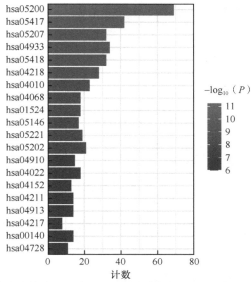

图 5-2　龙金通淋胶囊的靶蛋白的 KEGG 通路富集柱状图（彩图请扫封底二维码）

颜色代表显著性，颜色越红代表基因在该 KEGG 通路中富集越显著

和正常生理功能；*MAPK1* 编码信号转导分子 ERK2，通过多种途径调节细胞增殖、分化、凋亡、迁移等生物学过程，维持组织稳态和正常生理功能；*RELA* 编码转录因子蛋白，参与细胞凋亡、免疫反应、细胞增殖和转移等生理与病理过程；*ESR1* 编码转录因子 ERα，在雌激素信号通路中发挥作用，影响细胞增殖、分化、凋亡和代谢等；*TNF* 编码肿瘤坏死因子（TNF），参与炎症反应、细胞增殖和分化、细胞凋亡、免疫调节和代谢调节等；*MAPK14* 编码细胞应激信号 p38α MAPK，参与炎症反应、细胞凋亡、代谢调节、细胞周期调节和神经调节等，见图 5-4。

### 5. 复方中药网络药理学构建

将筛选获得的 174 个靶蛋白对应基因导入 Cytoscape 3.9.1 软件，绘制复方中药网络图，即"药材-成分-靶点"网络图。网络共有 300 个节点，2224 条关系，其中龙金通淋胶囊药物节点 12 个（中药材），化学成分节点 114 个，靶蛋白节点 174 个，见图 5-5。分析得到 degree 值前 10 位的化学成分为：Quercetin（CAS: 117-39-5）、Kaempferol（CAS: 520-18-3）、Isorhamnetin（CAS: 480-19-3）、Stigmasterol（CAS: 83-48-7）、β-Sitosterol（CAS: 83-46-5）、Tanshinone IIA（CAS: 568-72-9）、7-*O*-Methylisomucronulatol（CAS: 137217-83-5）、Formononetin（CAS: 485-72-3）、Acacetin（CAS: 480-44-4）、Cryptotanshinone（CAS: 35825-57-1），见表 5-1。

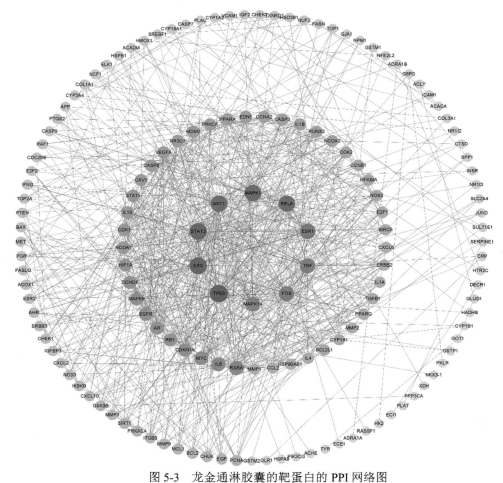

图 5-3　龙金通淋胶囊的靶蛋白的 PPI 网络图

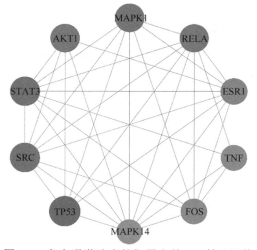

图 5-4　龙金通淋胶囊的靶蛋白的 PPI 核心网络

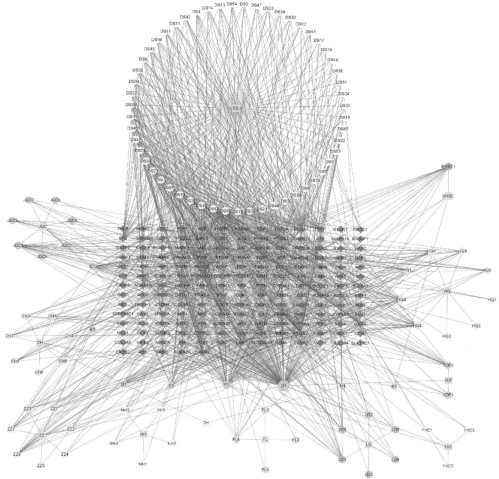

图 5-5　龙金通淋胶囊复方中药网络药理图
方形为中药材、圆形为成分、菱形为靶标、六边形为共同成分

## 6. 靶蛋白与分子对接

将上述"药材-成分-靶点"网络和 PPI 核心网络进行节点链接度分析，得出
degree 值前 3 的有效化学成分和靶蛋白，为该复方中药治疗前列腺增生的关键小
分子和靶标。通过 PubChem 数据库（https://pubchem.ncbi.nlm.nih.gov/）下载关键
小分子分子结构的 SDF 格式文件，PDB 蛋白数据库下载对应靶蛋白格式文件。
MOE 软件验证靶标和关键小分子之间的分子对接可能性，"药材-成分-靶点"网
络进行节点链接度分析，得出 degree 值前 3 的化学分子（Quercetin、Kaempferol、
Isorhamnetin）和 PPI 网络核心基因对应靶蛋白（TP53、SRC、STAT3），利用
MOE 软件进行分子对接，Quercetin 与 TP53、SRC、STAT3 结合的最小自由能分
别为–5.3062kcal/mol、–4.9303kcal/mol、–6.5881kcal/mol（图 5-6）。Kaempferol

与 TP53、SRC、STAT3 结合的最小自由能分别为-5.0185kcal/mol、-4.9728kcal/mol、-6.6624kcal/mol（图 5-7）；Isorhamnetin 与 TP53、SRC、STAT3 结合的最小自由能分别为-5.2306kcal/mol、-5.3822kcal/mol、-6.8799kcal/mol（图 5-8）。

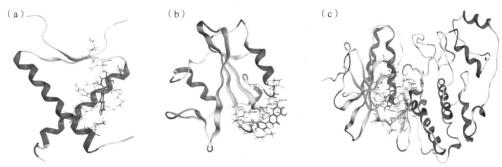

图 5-6　龙金通淋胶囊核心组分 Quercetin 与核心靶蛋白分子对接全局图（彩图请扫封底二维码）
（a）TP53；（b）SRC；（c）STAT3

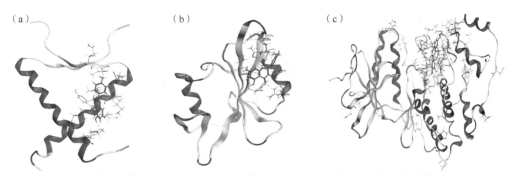

图 5-7　龙金通淋胶囊核心组分 Kaempferol 与核心靶蛋白分子对接全局图（彩图请扫封底二维码）
（a）TP53；（b）SRC；（c）STAT3

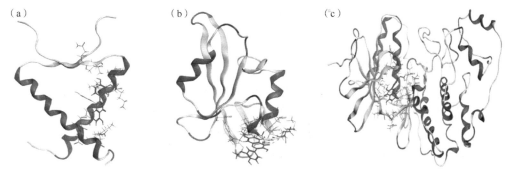

图 5-8　龙金通淋胶囊核心组分 Isorhamnetin 与核心靶蛋白分子对接全局图（彩图请扫封底二维码）
（a）TP53；（b）SRC；（c）STAT3

## 7. 讨论

本研究通过 PPI 网络进行基因筛选得到龙金通淋胶囊治疗 BPH 的核心靶点，

靶点基因参与细胞凋亡、免疫调节、抗炎等作用机制过程。其中首选为 *TP53*（肿瘤抑制基因），其可防止细胞恶性转化和癌症的发生，维护细胞基因组稳定性和正常功能；其次为 *SRC*（编码酪氨酸激酶），其可调节多种信号通路、影响细胞生长、分化和黏附等过程，与肿瘤发生和发展密切相关；再次为 *STAT3*（转录因子基因），其可参与免疫调节、细胞生长和分化、炎症反应、肿瘤生成和发展、细胞内信号传递、基因表达和多种细胞功能等过程。

GO 功能注释结果显示，龙金通淋胶囊参与调控的分子功能主要富集在：细胞死亡正向和凋亡信号通路调控、对激素的反应、细胞对有机环状化合物、细胞对脂质、对无机物质等的反应过程中。KEGG 通路富集分析结果显示，龙金通淋胶囊主要对细胞衰老、癌症途径、脂质和动脉粥样硬化、流体剪切应力与动脉粥样硬化、化学致癌-受体活化等通路等起调控作用。

通过网络药理学构建分析得到 degree 值前 10 位的化学成分：Quercetin、Kaempferol、Isorhamnetin、Stigmasterol、β-Sitosterol、Tanshinone IIA、7-*O*-Methylisomucronulatol、Formononetin、Acacetin、Cryptotanshinone，它们可作为龙金通淋胶囊的质量标准控制指标。分子对接结果显示，龙金通淋胶囊核心成分 Quercetin、Kaempferol、Isorhamnetin 与靶点蛋白 TP53、SRC、STAT3 结合的最小自由能均小于 0，具有较强的结合能力，它们是该药品中最重要的成药物质。当然，以上结论仅为模拟研究的结果，需要细胞学和动物学实验的验证。

# 第 2 节　网络药理学分析癃闭舒胶囊

## 1. 活性成分收集筛选

通过中药系统药理学平台（TCMSP），检索癃闭舒胶囊组成成分：补骨脂（*Psoralea corylifolia* Linn.，BGZ）、海金沙（Spora Lygodii，HJS）、琥珀（Amber，HP）、金钱草（Herba Lysimachiae，JQC）、山慈菇（Pseudobulbus Cremastrae seu Pleiones，SCG）、益母草（Herba Leonuri，YMC）6 味中药材的有效化学成分，应用 ADME 参数筛选出可能活性药物分子[设定口服生物利用度（oral bioavailability，OB）阈值≥30%、类药性（drug likeness，DL）阈值≥0.18%，其他参数默认]，TCMSP 检索不到的中药通过中医药整合药理学研究平台 v2.0（TCMIP v2.0）和文献来筛选有效化学成分，SwissADME 进行药物成分虚拟筛选并与 *BPH* 基因靶点取交集，得到癃闭舒胶囊有效化学成分 32 种。表 5-2 中补骨脂 6 种、海金沙 8 种、琥珀 3 种、金钱草 11 种、山慈菇 4 种、益母草 8 种，两种或两种以上药材中共有化学成分为 7 种。

**表 5-2　瘙闭舒胶囊 6 味药材中独有有效化学成分和共有化学成分**

（a）药材独有有效化学成分

| BGZ | | | | |
|---|---|---|---|---|
| BGZ1 | BGZ2 | BGZ3 | BGZ4 | BGZ5 |
| 60-33-3 | 474-58-8 | 480-10-4 | 557-59-5 | 528-53-0 |

| HJS | | | |
|---|---|---|---|
| HJS1 | HJS2 | HJS3 | HJS4 |
| 27554-26-3 | 520-34-3 | 111-62-6 | Hederagenin（CAS: 465-99-6） |

| SCG | | HP | | |
|---|---|---|---|---|
| SCG1 | SCG2 | HP1 | HP2 | HP3 |
| Sitoglusilde（CAS: 474-58-8） | 99-50-3 | Succinic Acid（CAS: 110-15-6） | 6753-98-6 | 470-82-6 |

| JQC | | | | | |
|---|---|---|---|---|---|
| JQC1 | JQC2 | JQC3 | JQC4 | JQC5 | JQC6 |
| 520-33-2 | 474-58-8 | 116183-66-5 | 6980-44-5 | 35323-91-2 | 5779-62-4 |

| YMC | | | | |
|---|---|---|---|---|
| YMC1 | YMC2 | YMC3 | YMC4 | YMC5 |
| 76475-16-6 | 51529-11-4 | 151178-05-1 | 151178-05-1 | Arachidonic Acid（CAS: 506-32-1） |

（b）药材共有化学成分

| 标注名称 | 分子名称 | 药材名称 | 标注名称 | 分子名称 | 药材名称 |
|---|---|---|---|---|---|
| A1 | Stigmasterol（CAS: 83-48-7） | BGZ、SCG | E1 | Quercetin（CAS: 117-39-5） | JQC、YMC |
| B1 | Acacetin（CAS: 480-44-4） | HJS、JQC | E2 | Isorhamnetin（CAS: 480-19-3） | JQC、YMC |
| C1 | β-Sitosterol（CAS: 83-46-5） | HJS、SCG | D1 | Kaempferol（CAS: 520-18-3） | HJS、JQC、YMC |
| B2 | 480-36-4 | HJS、JQC | | | |

## 2. 有效成分靶蛋白预测筛选与交叉验证

利用 TCMSP 数据库预测筛选出符合条件的 32 种有效成分对应的 237 个靶蛋白。在 CTD 数据库中以前列腺增生（hyperplasia of prostate）为关键词搜索相关基因，Inference score 排序 30 以上的基因与 TCMSP 数据库预测靶蛋白取交集，得到 161 个交集相关靶蛋白。

## 3. GO 功能注释和 KEGG 通路富集分析

将得到的 161 个靶蛋白在 Metascape 分别进行 GO 功能注释和 KEGG 通路富集分析。GO 功能注释显示，靶点基因参与了：细胞死亡和凋亡信号通路调控、对激素的反应、细胞对脂质、对无机物质、细胞对有机环状化合物、对外来刺激等的反应过程（图 5-9）。KEGG 通路富集分析显示这些反应过程可能通过癌症途径、脂质和动脉粥样硬化、流体剪切应力与动脉粥样硬化、AGE-RAGE 信号通路在糖尿病并发症中的作用、化学致癌-受体活化、MAPK 信号通路等发生（图 5-10）。

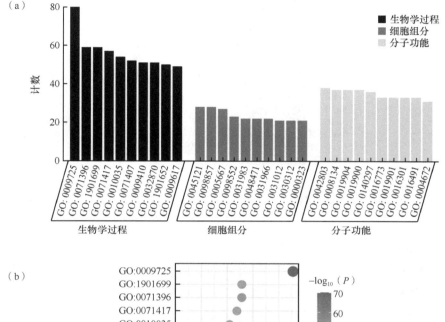

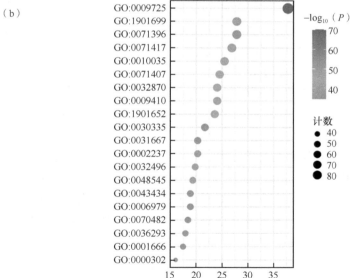

图 5-9　癃闭舒胶囊的靶蛋白的 GO 功能注释（彩图请扫封底二维码）

（a）柱状图；（b）气泡图：气泡代表基因富集数目，气泡越大代表该 GO 功能中富集的基因越多

### 4. 成分靶蛋白互作分析

将获得的 161 个靶蛋白上传至 STRING 数据库进行蛋白质-蛋白质相互作用富集分析，种属设置为 "*Homo sapiens*"，隐藏游离节点，最低交互要求分数（minimum

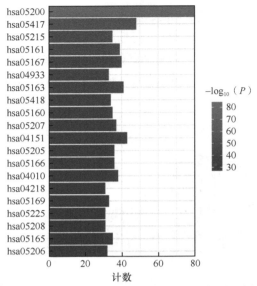

图 5-10 癃闭舒胶囊的靶蛋白的 KEGG 通路富集柱状图（彩图请扫封底二维码）

颜色代表显著性，颜色越红代表基因在该 KEGG 通路中富集越显著

required interaction score）设置为最高置信度（0.900）进行 PPI 网络图构建，运用 Cytoscape 3.9.1 对 PPI 网络图进一步分析和优化。获得了由 137 个节点和 614 条边组成的网络互作图（节点大小、颜色深浅、连线密度代表靶点基因的重要性，图 5-11）。获得 degree 值前 10 位的核心基因为：*SRC*、*TP53*、*MAPK1*、*AKT1*、*RELA*、*TNF*、*FOS*、*ESR1*、*MAPK14*、*IL6*，其互作关系如下：*SRC* 编码酪氨酸激酶，调节多种信号通路、影响细胞生长、分化和黏附等过程，与肿瘤发生和发展密切相关；*TP53* 为肿瘤抑制基因，防止细胞恶性转化和癌症的发生，维护细胞基因组稳定性和正常功能；*MAPK1* 编码信号转导分子 ERK2，通过多种途径调节细胞增殖、分化、凋亡、迁移等生物学过程，维持组织稳态和正常生理功能；*AKT1* 编码信号转导分子 PKB，通过多种途径调节细胞增殖、存活、代谢和细胞周期等生物学过程，维持组织稳态和正常生理功能；*RELA* 编码转录因子蛋白，参与细胞凋亡、免疫反应、细胞增殖和转移等生理与病理过程；*TNF* 编码肿瘤坏死因子（TNF），参与炎症反应、细胞增殖和分化、细胞凋亡、免疫调节和代谢调节等；*FOS* 编码转录因子 Fos 蛋白家族成员，可调节基因转录和表达、激活信号通路、调节细胞周期和凋亡等；*ESR1* 编码转录因子 ERα，在雌激素信号通路中发挥作用，影响细胞增殖、分化、凋亡和代谢等；*MAPK14* 编码细胞应激信号 p38α MAPK，参与炎症反应、细胞凋亡、代谢调节、细胞周期调节和神经调节等；*IL6* 编码白细胞介素-6（IL-6），其是一种重要的炎症介质，参与免疫调节、炎症反应、代谢调节、生长因子和神经调节等，见图 5-12。

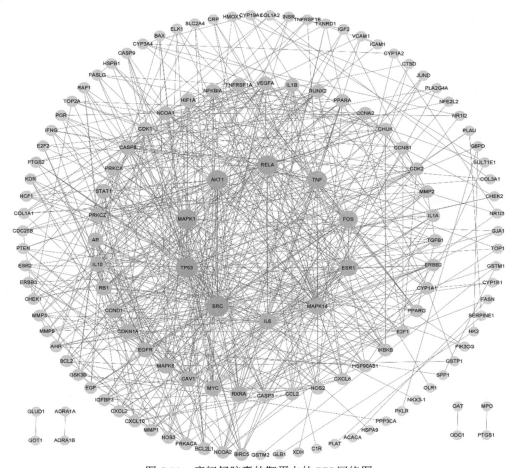

图 5-11　癃闭舒胶囊的靶蛋白的 PPI 网络图

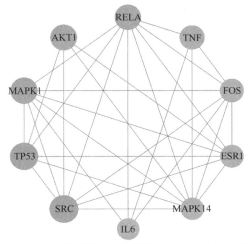

图 5-12　癃闭舒胶囊的靶蛋白的 PPI 核心网络

## 5. 复方中药网络药理学构建

将筛选获得的 161 个靶蛋白对应基因导入 Cytoscape 3.9.1 软件，绘制复方中药网络图，即"药材-成分-靶点"网络图。网络共有 199 个节点，705 条关系，其中癃闭舒胶囊药物节点 6 个（中药材），化学成分节点 32 个，靶蛋白节点 161 个，见图 5-13。分析得到 degree 值前 10 位的化学成分为：Quercetin（CAS: 117-39-5）、Kaempferol（CAS: 520-18-3）、Isorhamnetin（CAS: 480-19-3）、Acacetin（CAS: 480-44-4）、β-Sitosterol（CAS: 83-46-5）、Stigmasterol（CAS: 83-48-7）、Arachidonic Acid（CAS: 506-32-1）、Succinic Acid（CAS: 110-15-6）、Sitogluside（CAS: 474-58-8）、Hederagenin（CAS: 465-99-6），见表 5-2。

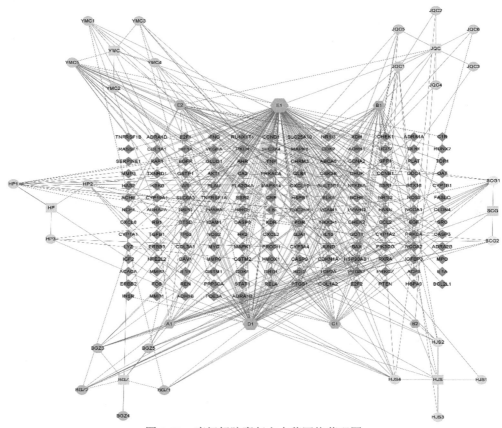

图 5-13　癃闭舒胶囊复方中药网络药理图

方形为中药材、圆形为成分、菱形为靶标、六边形为共同成分

## 6. 靶蛋白与分子对接

将上述"药材-成分-靶点"网络和 PPI 核心网络进行节点链接度分析，得出 degree 值前 3 的有效化学成分和靶蛋白，为该复方中药治疗前列腺增生的关键小

分子和靶标。通过 PubChem 数据库（https://pubchem.ncbi.nlm.nih.gov/）下载关键小分子分子结构的 SDF 格式文件，PDB 蛋白数据库下载对应靶蛋白格式文件。MOE 软件验证靶标和关键小分子之间的分子对接可能性，"药材-成分-靶点"网络进行节点链接度分析，得出 degree 值前 3 的化学分子（Quercetin、Kaempferol、Isorhamnetin）和 PPI 网络核心基因对应靶蛋白（SRC、TP53、MAPK1），利用MOE 软件进行分子对接，Quercetin 与 SRC、TP53、MAPK1 结合的最小自由能分别为−4.9303kcal/mol、−5.3062kcal/mol、−5.8806kcal/mol（图 5-14）；Kaempferol与 SRC、TP53、MAPK1 结合的最小自由能分别为 −4.9728kcal/mol、−5.0185kcal/mol、−5.6723kcal/mol（图 5-15）；Isorhamnetin 与 SRC、TP53、MAPK1结合的最小自由能分别为−5.3822kcal/mol、−5.2306kcal/mol、−5.6554kcal/mol（图5-16）。

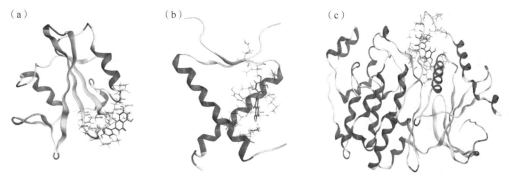

（a） （b） （c）

图 5-14 癃闭舒胶囊核心组分 Quercetin 与核心靶蛋白分子对接全局图（彩图请扫封底二维码）
（a）SRC；（b）TP53；（c）MAPK1

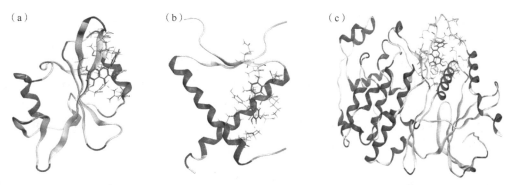

（a） （b） （c）

图 5-15 癃闭舒胶囊核心组分 Kaempferol 与核心靶蛋白分子对接全局图（彩图请扫封底二维码）
（a）SRC；（b）TP53；（c）MAPK1

## 7. 讨论

本研究通过 PPI 网络进行基因筛选得到癃闭舒胶囊治疗 BPH 的核心靶点，靶点基因参与细胞凋亡、免疫调节、抗炎等作用机制过程。其中首选为 *SRC*（编码酪氨

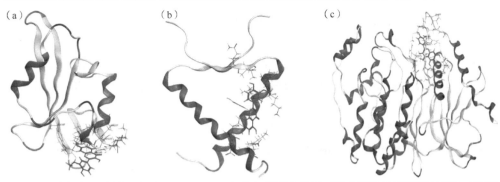

图 5-16    癃闭舒胶囊核心组分 Isorhamnetin 与核心靶蛋白分子对接全局图（彩图请扫封底二维码）
(a) SRC；(b) TP53；(c) MAPK1

酸激酶），其可调节多种信号通路、影响细胞生长、分化和黏附等过程，与肿瘤发生和发展密切相关；其次为 *TP53*（肿瘤抑制基因），其可防止细胞恶性转化和癌症的发生，维护细胞基因组稳定性和正常功能；再次为 *MAPK1*（编码信号转导分子 ERK2），其通过多种途径调节细胞增殖、分化、凋亡、迁移等生物学过程，维持组织稳态和正常生理功能。

GO 功能注释结果显示，癃闭舒胶囊参与调控的分子功能主要富集在：细胞死亡和凋亡信号通路调控、对激素的反应、细胞对脂质、对无机物质、细胞对有机环状化合物、对外来刺激等的反应过程中。KEGG 通路富集分析结果显示，癃闭舒胶囊主要对癌症途径、脂质和动脉粥样硬化、流体剪切应力与动脉粥样硬化、AGE-RAGE 信号通路在糖尿病并发症中的作用、化学致癌-受体活化、MAPK 信号通路等起调控作用。

通过网络药理学构建分析得到 degree 值前 10 位的化学成分：Quercetin、Kaempferol、Isorhamnetin、Acacetin、β-Sitosterol、Stigmasterol、Arachidonic Acid、Succinic Acid、Sitogluside、Hederagenin，它们可作为癃闭舒胶囊的质量标准控制指标。分子对接结果显示，癃闭舒胶囊核心成分 Quercetin、Kaempferol、Isorhamnetin 与靶点蛋白 SRC、TP53、MAPK1 结合的最小自由能均小于 0，具有较强的结合能力，它们是该药品中最重要的成药物质。当然，以上结论仅为模拟研究的结果，需要细胞学和动物学实验的验证。

# 第 3 节    网络药理学分析前列倍喜胶囊

## 1. 活性成分收集筛选

通过中药系统药理学平台（TCMSP），检索前列倍喜胶囊组成成分：刺猬皮（Hide Hedgehog，CWP）、蝼蛄（Gryllotalpidae，LG）、皂角刺（Spina Gleditsiae，ZJC）、王不留行（Semen Vaccariae，WBLX）、猪鬃草（*Adiantum capillus-veneris*

L.，ZZC）5 味中药材的有效化学成分，应用 ADME 参数筛选出可能活性药物分子[设定口服生物利用度（oral bioavailability，OB）阈值≥30%、类药性（drug likeness，DL）阈值≥0.18%，其他参数默认]，TCMSP 检索不到的中药通过中医药整合药理学研究平台 v2.0（TCMIP v2.0）和文献来筛选有效化学成分，SwissADME 进行药物成分虚拟筛选并与 *BPH* 基因靶点取交集，得到前列倍喜胶囊有效化学成分 23 种。表 5-3 中刺猬皮 8 种、蝼蛄 2 种、皂角刺 10 种、王不留行 4 种、猪鬃草 3 种，两种或两种以上药材中共有化学成分为 4 种。

**表 5-3　前列倍喜胶囊 5 味药材中独有有效化学成分和共有化学成分**

（a）药材独有有效化学成分

| CWP | | | |
|---|---|---|---|
| CWP1 | CWP2 | CWP3 | CWP4 |
| L-Aspartic Acid（CAS: 56-84-8） | 302-84-1 | 37159-97-0 | Poly(propylene-alt-ethylene)（CAS: 25322-69-4） |
| CWP5 | CWP6 | CWP7 | CWP8 |
| D-Alanine（CAS: 338-69-2） | 73-32-5 | 3588-60-1 | 70642-86-3 |
| LG | | WBLX | |
| LG1 | LG2 | WBLX1 | WBLX2 |
| Palmatine（CAS: 3486-67-7） | Berberine Sulfate（CAS: 633-66-9） | 38953-85-4 | 164991-89-3 |
| ZJC | | | |
| ZJC1 | ZJC2 | ZJC3 | ZJC4 | ZJC5 |
| Fisetin（CAS: 528-48-3） | 20725-03-5 | 111003-33-9 | 4049-38-1 | 35323-91-2 |
| ZJC | | ZZC | |
| ZJC6 | | ZZC1 | |
| 5779-62-4 | | 474-62-4 | |

（b）药材共有化学成分

| 标注名称 | 分子名称 | 药材名称 | 标注名称 | 分子名称 | 药材名称 |
|---|---|---|---|---|---|
| A1 | Stigmasterol（CAS: 83-48-7） | WBLX、ZJC | B1 | Kaempferol（CAS: 520-18-3） | ZJC、ZZC |
| A2 | Quercetin（CAS: 117-39-5） | WBLX、ZJC | B2 | β-Sitosterol（CAS: 83-46-5） | ZJC、ZZC |

### 2. 有效成分靶蛋白预测筛选与交叉验证

利用 TCMSP 数据库预测筛选出符合条件的 23 种有效成分对应的靶蛋白。在 CTD 数据库中以前列腺增生（hyperplasia of prostate）为关键词搜索相关基因，Inference score 排序 30 以上的基因与 TCMSP 数据库预测靶蛋白取交集，得到 171

个交集相关靶蛋白。

### 3. GO 功能注释和 KEGG 通路富集分析

将得到的 171 个靶蛋白在 Metascape 分别进行 GO 功能注释和 KEGG 通路富集分析。GO 功能注释显示，靶点基因参与了：细胞死亡和凋亡信号通路调控、对激素的反应、对外来刺激、细胞对脂质、对无机物质、细胞对有机环状化合物等的反应过程（图 5-17）。KEGG 通路富集分析显示这些反应过程可能通过癌症途径、脂质和动脉粥样硬化、化学致癌-受体活化、流体剪切应力与动脉粥样硬化、癌症中的蛋白聚糖、细胞衰老、MAPK 信号通路等发生（图 5-18）。

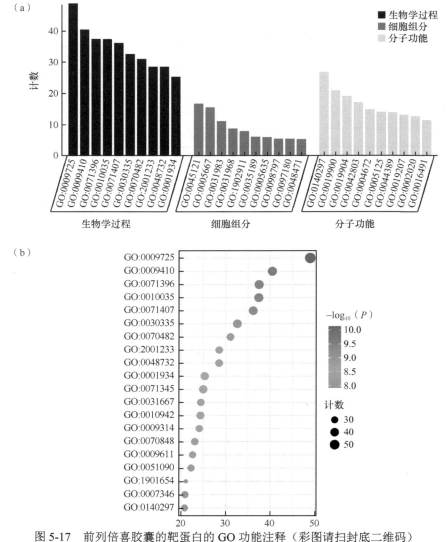

图 5-17　前列倍喜胶囊的靶蛋白的 GO 功能注释（彩图请扫封底二维码）

（a）柱状图；（b）气泡图：气泡代表基因富集数目，气泡越大代表该 GO 功能中富集的基因越多

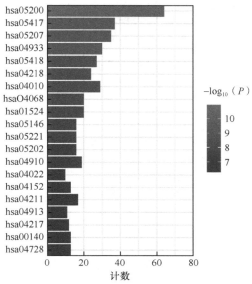

图 5-18　前列倍喜胶囊的靶蛋白的 KEGG 通路富集柱状图（彩图请扫封底二维码）
颜色代表显著性，颜色越红代表基因在该 KEGG 通路中富集越显著

### 4. 成分靶蛋白互作分析

将获得的 171 个靶蛋白上传至 STRING 数据库进行蛋白质-蛋白质相互作用富集分析，种属设置为"*Homo sapiens*"，隐藏游离节点，最低交互要求分数（minimum required interaction score）设置为最高置信度（0.900）进行 PPI 网络图构建，运用 Cytoscape 3.9.1 对 PPI 网络图进一步分析和优化。获得了由 144 个节点和 632 条边组成的网络互作图（节点大小、颜色深浅、连线密度代表靶点基因的重要性，图 5-19）。获得 degree 值前 10 位的核心基因为：*SRC*、*TP53*、*AKT1*、*MAPK1*、*RELA*、*CTNNB1*、*FOS*、*TNF*、*IL6*、*ESR1*，其互作关系如下：*SRC* 编码酪氨酸激酶，调节多种信号通路、影响细胞生长、分化和黏附等过程，与肿瘤发生和发展密切相关；*TP53* 为肿瘤抑制基因，防止细胞恶性转化和癌症的发生，维护细胞基因组稳定性和正常功能；*AKT1* 编码信号转导分子 PKB，通过多种途径调节细胞增殖、存活、代谢和细胞周期等生物学过程，维持组织稳态和正常生理功能；*MAPK1* 编码信号转导分子 ERK2，通过多种途径调节细胞增殖、分化、凋亡、迁移等生物学过程，维持组织稳态和正常生理功能；*RELA* 编码转录因子蛋白，参与细胞凋亡、免疫反应、细胞增殖和转移等生理与病理过程；*CTNNB1* 编码 β-catenin 蛋白，参与细胞黏附、细胞外基质附着、细胞极性、细胞周期调控、基因转录等过程；*FOS* 编码转录因子 Fos 蛋白家族成员，可调节基因转录和表达、激活信号通路、调节细胞周期和凋亡等；*TNF* 编码肿瘤坏死因子（TNF），参与炎症反应、细胞增殖和分化、细胞凋亡、免疫调节和代谢调节等；*IL6* 编码白细胞介素-6（IL-6），其是一种重要的炎症介质，参与免疫调节、炎症反应、代谢调

节、生长因子和神经调节等；*ESR1* 编码转录因子 ERα，在雌激素信号通路中发挥作用，影响细胞增殖、分化、凋亡和代谢等，见图 5-20。

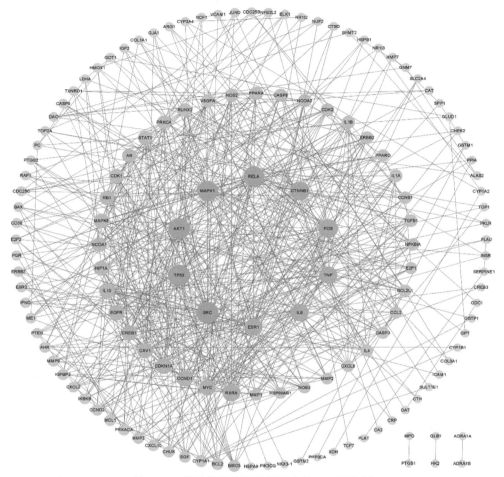

图 5-19　前列倍喜胶囊的靶蛋白的 PPI 网络图

### 5. 复方中药网络药理学构建

将筛选获得的 171 个靶蛋白对应基因导入 Cytoscape 3.9.1 软件，绘制复方中药网络图，即"药材-成分-靶点"网络图。网络共有 199 个节点，728 条关系，其中前列倍喜胶囊药物节点 5 个（中药材），化学成分节点 23 个，靶蛋白节点 171 个，见图 5-21。分析得到 degree 值前 10 位的化学成分为：Quercetin（CAS: 117-39-5）、Kaempferol（CAS: 520-18-3）、Stigmasterol（CAS: 83-48-7）、β-Sitosterol（CAS: 83-46-5）、Fisetin（CAS: 528-48-3）、Poly(propylene-alt-ethylene)（CAS: 25322-69-4）、D-Alanine（CAS: 338-69-2）、Palmatine（CAS: 3486-67-7）、L-Aspartic Acid（CAS: 56-84-8）、Berberine Sulfate（CAS: 633-66-9），见表 5-3。

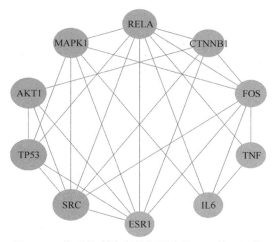

图 5-20　前列倍喜胶囊的靶蛋白的 PPI 核心网络

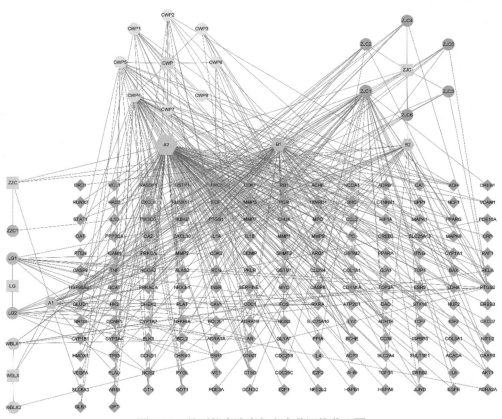

图 5-21　前列倍喜胶囊复方中药网络药理图
方形为中药材、圆形为成分、菱形为靶标、六边形为共同成分

## 6. 靶蛋白与分子对接

将上述"药材-成分-靶点"网络和 PPI 核心网络进行节点链接度分析，得出 degree 值前 3 的有效化学成分和靶蛋白，为该复方中药治疗前列腺增生的关键小分子和靶标。通过 PubChem 数据库（https://pubchem.ncbi.nlm.nih.gov/）下载关键小分子分子结构的 SDF 格式文件，PDB 蛋白数据库下载对应靶蛋白格式文件。MOE 软件验证靶标和关键小分子之间的分子对接可能性，"药材-成分-靶点"网络进行节点链接度分析，得出 degree 值前 3 的化学分子（Quercetin、Kaempferol、Stigmasterol）和 PPI 网络核心基因对应靶蛋白（SRC、TP53、AKT1），利用 MOE 软件进行分子对接，Quercetin 与 SRC、TP53、AKT1 结合的最小自由能分别为−4.9303kcal/mol、−5.3062kcal/mol、−5.1856kcal/mol（图 5-22）；Kaempferol 与 SRC、TP53、AKT1 结合的最小自由能分别为−4.9728kcal/mol、−5.0185kcal/mol、−4.8581kcal/mol（图 5-23）；Stigmasterol 与 SRC、TP53、AKT1 结合的最小自由能分别为−5.3496kcal/mol、−5.5376kcal/mol、−5.4506kcal/mol（图 5-24）。

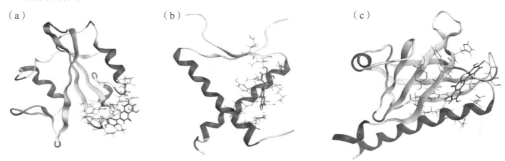

图 5-22　前列倍喜胶囊核心组分 Quercetin 与核心靶蛋白分子对接全局图（彩图请扫封底二维码）
（a）SRC；（b）TP53；（c）AKT1

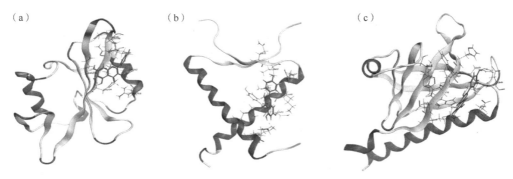

图 5-23　前列倍喜胶囊核心组分 Kaempferol 与核心靶蛋白分子对接全局图（彩图请扫封底二维码）
（a）SRC；（b）TP53；（c）AKT1

## 7. 讨论

本研究通过 PPI 网络进行基因筛选得到前列倍喜胶囊治疗 BPH 的核心靶点，

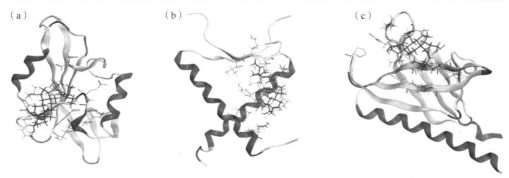

图 5-24　前列倍喜胶囊核心组分 Stigmasterol 与核心靶蛋白分子对接全局图（彩图请扫封底二维码）

(a) SRC；　(b) TP53；　(c) AKT1

靶点基因参与细胞凋亡、免疫调节、抗炎等作用机制过程。其中首选为 *SRC*（编码酪氨酸激酶），其可调节多种信号通路、影响细胞生长、分化和黏附等过程，与肿瘤发生和发展密切相关；其次为 *TP53*（肿瘤抑制基因），其可防止细胞恶性转化和癌症的发生，维护细胞基因组稳定性和正常功能；再次为 *AKT1*（编码信号转导分子 PKB），其通过多种途径调节细胞增殖、存活、代谢和细胞周期等生物学过程，维持组织稳态和正常生理功能。

　　GO 功能注释结果显示，前列倍喜胶囊参与调控的分子功能主要富集在：细胞死亡和凋亡信号通路调控、对激素的反应、对外来刺激、细胞对脂质、对无机物质、细胞对有机环状化合物等的反应过程中。KEGG 通路富集分析结果显示，前列倍喜胶囊主要对癌症途径、脂质和动脉粥样硬化、化学致癌-受体活化、流体剪切应力与动脉粥样硬化、癌症中的蛋白聚糖、细胞衰老、MAPK 信号通路等起调控作用。

　　通过网络药理学构建分析得到 degree 值前 10 位的化学成分：Quercetin、Kaempferol、Stigmasterol、β-Sitosterol、Fisetin、Poly(propylene-alt-ethylene)、D-Alanine、Palmatine、L-Aspartic Acid、Berberine Sulfate，它们可作为前列倍喜胶囊的质量标准控制指标。分子对接结果显示，前列倍喜胶囊核心成分 Quercetin、Kaempferol、Stigmasterol 与靶点蛋白 SRC、TP53、AKT1 结合的最小自由能均小于 0，具有较强的结合能力，它们是该药品中最重要的成药物质。当然，以上结论仅为模拟研究的结果，需要细胞学和动物学实验的验证。

# 第 4 节　网络药理学分析泽桂癃爽片

## 1. 活性成分收集筛选

通过中药系统药理学平台（TCMSP），检索泽桂癃爽片组成成分：肉桂（Cortex

Cinnanmomi，RG）、皂角刺（Spina Gleditsiae，ZJC）、泽兰（Herba Lycopi，ZL）3
味中药材的有效化学成分，应用 ADME 参数筛选出可能活性药物分子[设定口服生物
利用度（oral bioavailability，OB）阈值≥30%、类药性（drug likeness，DL）阈值≥0.18%，
其他参数默认]，TCMSP 检索不到的中药通过中医药整合药理学研究平台 v2.0（TCMIP
v2.0）和文献来筛选有效化学成分，SwissADME 进行药物成分虚拟筛选并与 BPH 基
因靶点取交集，得到泽桂癃爽片有效化学成分 21 种。表 5-4 中肉桂 5 种、皂角刺 10
种、泽兰 7 种，两种或两种以上药材中共有化学成分为 1 种。

表 5-4　泽桂癃爽片 3 味药材中独有有效化学成分和共有化学成分

（a）药材独有有效化学成分

| RG | | | | |
|---|---|---|---|---|
| RG1 | RG2 | RG3 | RG4 | RG5 |
| Melilotate（CAS: 495-78-3） | 29106-49-8 | 140-10-3 | Cinnamaldehyde（CAS: 104-55-2） | 20315-25-7 |
| ZL | | | | |
| ZL1 | ZL2 | ZL3 | ZL4 | ZL5 | ZL6 |
| Oleanolic Acid（CAS: 508-02-1） | 546-18-9 | 38736-77-5 | Ursolic Acid（CAS: 77-52-1） | Hederagenin（CAS: 465-99-6） | 474-58-8 |
| ZJC | | | | |
| ZJC1 | ZJC2 | ZJC3 | ZJC4 | ZJC5 |
| 20725-03-5 | Fisetin（CAS: 528-48-3） | 4049-38-1 | 111003-33-9 | Stigmasterol（CAS: 83-48-7） |
| ZJC6 | ZJC7 | ZJC8 | ZJC9 | |
| Kaempferol（CAS: 520-18-3） | 31793-83-6 | Quercetin（CAS: 117-39-5） | 35323-91-2 | |

（b）药材共有化学成分

| 标注名称 | 分子名称 | 药材名称 |
|---|---|---|
| A1 | β-Sitosterol（CAS: 83-46-5） | ZJC、ZL |

### 2. 有效成分靶蛋白预测筛选与交叉验证

利用 TCMSP 数据库预测筛选出符合条件的 21 种有效成分对应的靶蛋白 246
个。在 CTD 数据库中以前列腺增生（hyperplasia of prostate）为关键词搜索相关
基因，Inference score 排序 30 以上的基因与 TCMSP 数据库预测靶蛋白取交集，
得到 165 个交集相关靶蛋白。

### 3. GO 功能注释和 KEGG 通路富集分析

将得到的 165 个靶蛋白在 Metascape 分别进行 GO 功能注释和 KEGG 通路富
集分析。GO 功能注释显示，靶点基因参与了：对激素的反应、对异物刺激、细
胞对脂质、细胞对含氮化合物、细胞对无机物等的反应和对细胞迁移、腺体发育、

凋亡信号通路、对细胞死亡等的调节过程中（图 5-25）。KEGG 通路富集分析显示这些反应过程可能通过对癌症通路、血脂和动脉硬化、前列腺癌、化学致癌-受体活化、流体剪切应力与动脉粥样硬化、PI3K-Akt 信号通路、IL-17 信号通路、TNF 信号通路等起调控作用（图 5-26）。

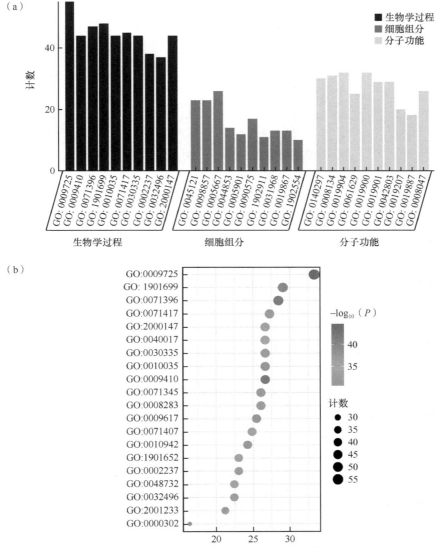

图 5-25　泽桂癃爽片的靶蛋白的 GO 功能注释（彩图请扫封底二维码）

（a）柱状图；（b）气泡图；气泡代表基因富集数目，气泡越大代表该 GO 功能中富集的基因越多

## 4. 成分靶蛋白互作分析

将获得的 165 个靶蛋白上传至 STRING 数据库进行蛋白质-蛋白质相互作用富集分析，种属设置为"*Homo sapiens*"，隐藏游离节点，最低交互要求分数（minimum

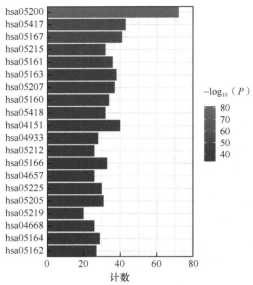

图 5-26　泽桂癃爽片的靶蛋白的 KEGG 通路富集柱状图（彩图请扫封底二维码）
颜色代表显著性，颜色越红代表基因在该 KEGG 通路中富集越显著

required interaction score）设置为最高置信度（0.900）进行 PPI 网络图构建，运用 Cytoscape 3.9.1 对 PPI 网络图进一步分析和优化。获得了由 144 个节点和 755 条边组成的网络互作图（节点大小、颜色深浅、连线密度代表靶点基因的重要性，图 5-27）。获得 degree 值前 10 位的核心基因为：*STAT3*、*TP53*、*JUN*、*MAPK1*、*AKT1*、*RELA*、*HSP90AA1*、*CTNNB1*、*IL6*、*TNF*，其互作关系如下：*STAT3* 编码转录激活因子（STAT）蛋白质家族，调节各种基因表达、细胞生长和凋亡；*TP53* 为肿瘤抑制基因，防止细胞恶性转化和癌症的发生，维护细胞基因组稳定性和正常功能；*JUN* 为染色体基因（禽肉瘤病毒 17 的转化基因），编码一种与病毒蛋白高度相似的蛋白，与特定靶 DNA 序列直接相互作用，调节基因表达；*MAPK1* 编码信号转导分子 ERK2，通过多种途径调节细胞增殖、分化、凋亡、迁移等生物学过程，维持组织稳态和正常生理功能；*AKT1* 编码信号转导分子 PKB，通过多种途径调节细胞增殖、存活、代谢和细胞周期等生物学过程，维持组织稳态和正常生理功能；*RELA* 编码转录因子蛋白，参与细胞凋亡、免疫反应、细胞增殖和转移等生理与病理过程；*HSP90AA1* 为细胞增殖基因，促进参与细胞周期控制和信号转导的特定目标蛋白的成熟、结构维护和适应调节；*CTNNB1* 编码 β-catenin 蛋白，参与细胞黏附、细胞外基质附着、细胞极性、细胞周期调控、基因转录等过程；*IL6* 编码白细胞介素-6（IL-6），其是一种重要的炎症介质，参与免疫调节、炎症反应、代谢调节、生长因子和神经调节等；*TNF* 为肿瘤坏死因子基因，可诱导某些肿瘤细胞系死亡，调节机体免疫功能和代谢过程的多功能细胞因子，见图 5-28。

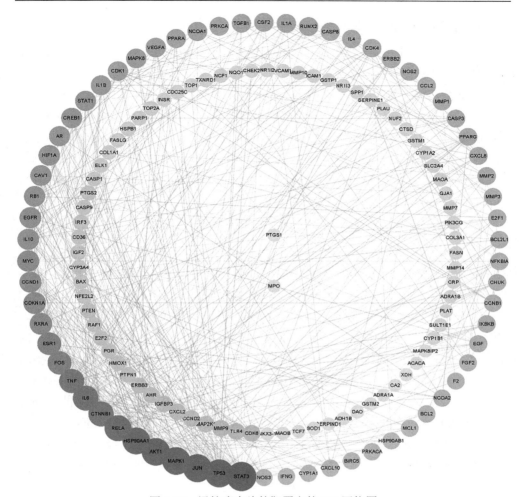

图 5-27 泽桂癃爽片的靶蛋白的 PPI 网络图

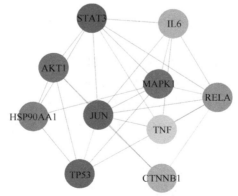

图 5-28 泽桂癃爽片的靶蛋白的 PPI 核心网络

**5. 复方中药网络药理学构建**

将筛选获得的 165 个靶蛋白对应基因导入 Cytoscape 3.9.1 软件，绘制复方中药网络图，即"药材-成分-靶点"网络图。网络共有 189 个节点，413 条关系，其中泽桂癃爽片药物节点 3 个（中药材），化学成分节点 21 个，靶蛋白节点 165 个，见图 5-29。分析得到 degree 值前 10 位的化学成分为：Quercetin（CAS: 117-39-5）、Kaempferol（CAS: 520-18-3）、Ursolic Acid（CAS: 77-52-1）、β-Sitosterol（CAS: 83-46-5）、Fisetin（CAS: 528-48-3）、Stigmasterol（CAS: 83-48-7）、Melilotate（CAS: 495-78-3）、Hederagenin（CAS: 465-99-6）、Oleanolic Acid（CAS: 508-02-1）、Cinnamaldehyde（CAS: 104-55-2），见表 5-4。

**6. 靶蛋白与分子对接**

将上述"药材-成分-靶点"网络和 PPI 核心网络进行节点链接度分析，得出 degree 值前 3 的有效化学成分和靶蛋白，为该复方中药治疗前列腺增生的关键小分子和靶标。通过 PubChem 数据库（https://pubchem.ncbi.nlm.nih.gov/）下载关键小分子分子结构的 SDF 格式文件，PDB 蛋白数据库下载对应靶蛋白格式文件。MOE 软件验证靶标和关键小分子之间的分子对接可能性，"药材-成分-靶点"网络进行节点链接度分析，得出 degree 值前 3 的化学分子（Quercetin、Kaempferol、Ursolic Acid）和 PPI 网络核心基因对应靶蛋白（STAT3、TP53、JUN），利用 MOE 软件进行分子对接，Quercetin 与 STAT3、TP53、JUN 结合的最小自由能分别为 $-5.2521$kcal/mol、$-4.9197$kcal/mol、$-6.3236$ kcal/mol（图 5-30）；Kaempferol 与 STAT3、TP53、JUN 结合的最小自由能分别为$-5.2792$kcal/mol、$-4.7639$kcal/mol、$-6.4266$kcal/mol（图 5-31）；Ursolic Acid 与 STAT3、TP53、JUN 结合的最小自由能分别为$-5.5022$kcal/mol、$-5.9033$kcal/mol、$-5.9879$kcal/mol（图 5-32）。

**7. 讨论**

本研究通过 PPI 网络进行基因筛选得到泽桂癃爽片治疗 BPH 的核心靶点，靶点基因参与细胞凋亡、免疫调节、细胞增殖等作用机制过程。其中首选为 *STAT3*（转录因子基因），其编码转录激活因子（STAT）蛋白质家族，调节各种基因表达、细胞生长和凋亡；其次为 *TP53*（肿瘤抑制基因），其可防止细胞恶性转化和癌症的发生，维护细胞基因组稳定性和正常功能；再次为 JUN（染色体基因），其是禽肉瘤病毒 17 的转化基因，编码一种与病毒蛋白高度相似的蛋白，与特定靶 DNA 序列直接相互作用，调节基因表达。

GO 功能注释结果显示，泽桂癃爽片参与调控的分子功能主要富集在：对激素的反应、对异物刺激、细胞对脂质、细胞对含氮化合物、细胞对无机物等的反应和对细胞迁移、腺体发育、凋亡信号通路、对细胞死亡等的调节过程中。KEGG

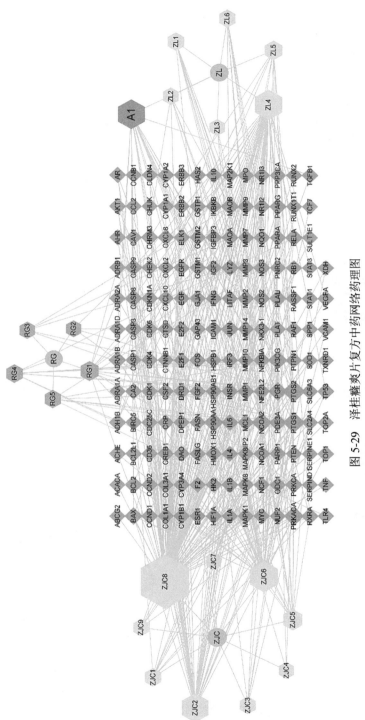

图 5-29　泽桂癃爽片复方中药网络药理图
圆形为中药材，菱形为靶标，六边形为中药成分

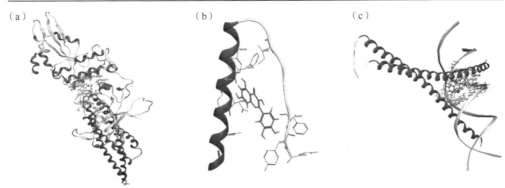

图 5-30　泽桂癃爽片核心组分 Quercetin 与核心靶蛋白分子对接全局图（彩图请扫封底二维码）
(a) STAT3；(b) TP53；(c) JUN

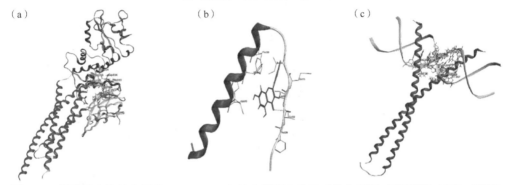

图 5-31　泽桂癃爽片核心组分 Kaempferol 与核心靶蛋白分子对接全局图（彩图请扫封底二维码）
(a) STAT3；(b) TP53；(c) JUN

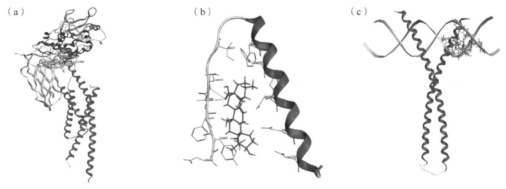

图 5-32　泽桂癃爽片核心组分 Ursolic Acid 与核心靶蛋白分子对接全局图（彩图请扫封底二维码）
(a) STAT3；(b) TP53；(c) JUN

通路富集分析结果显示，泽桂癃爽片主要通过对癌症通路、血脂和动脉硬化、前列腺癌、化学致癌-受体活化、流体剪切应力与动脉粥样硬化、PI3K-Akt 信号通路、IL-17 信号通路、TNF 信号通路等起调控作用。

通过网络药理学构建分析得到 degree 值前 10 位的化学成分：Quercetin、

Kaempferol、Ursolic Acid、β-Sitosterol、Fisetin、Stigmasterol、Melilotate、Hederagenin、Oleanolic Acid、Cinnamaldehyde，它们可作为泽桂癃爽片的质量标准控制指标。分子对接结果显示，泽桂癃爽片核心成分 Quercetin、Kaempferol、Ursolic Acid 与靶点蛋白 STAT3、TP53、JUN 结合的最小自由能均小于 0，具有较强的结合能力，它们是该药品中最重要的成药物质。当然，以上结论仅为模拟研究的结果，需要细胞学和动物学实验的验证。

# 第6章 以槲皮素、谷甾醇、木犀草素为质量标志物的中成药网络药理学分析

本章介绍以槲皮素（Quercetin）、谷甾醇（Sitosterol）、木犀草素（Luteolin）为共同质量标志物的 3 种中成药网络药理学分析。

## 第1节 网络药理学分析尿塞通胶囊

### 1. 活性成分收集筛选

通过中药系统药理学平台（TCMSP），检索尿塞通胶囊组成成分：白芷 [*Angelica dahurica* (Fisch. ex Hoffm.) Benth. et Hook. f.，BZ]、败酱（Herba Patriniae，BJ）、陈皮（Pericarpium Citri Reticulatae，CP）、赤芍（Radix Paeoniae Rubra，CS）、川楝子（Toosendan Fructus，CLZ）、丹参（Radix Salviae Miltiorrhizae，DS）、红花（Flos Carthami，HH）、黄柏（Cortex Phellodendri Chinensis，HB）、桃仁（Semen Persicae，TR）、王不留行（Semen Vaccariae，WBLX）、小茴香（Fructus Foeniculi，XHX）、泽兰（Herba Lycopi，ZL）、泽泻[*Alisma orientale* (Sam.) Juz，ZX]13 味中药材的有效化学成分，应用 ADME 参数筛选出可能活性药物分子[设定口服生物利用度（oral bioavailability，OB）阈值≥30%、类药性（drug likeness，DL）阈值≥0.18%，其他参数默认]，TCMSP 检索不到的中药通过中医药整合药理学研究平台 v2.0（TCMIP v2.0）和文献来筛选有效化学成分，SwissADME 进行药物成分虚拟筛选并与 *BPH* 基因靶点取交集，得到尿塞通胶囊有效化学成分 148 种。表 6-1 中白芷 20 种、败酱 12 种、陈皮 4 种、赤芍 12 种、川楝子 6 种、丹参 57 种、红花 16 种、黄柏 22 种、桃仁 15 种、王不留行 4 种、小茴香 3 种、泽兰 7 种、泽泻 5 种，两种或两种以上药材中共有化学成分为 17 种。

**表 6-1　尿塞通胶囊 13 味药材中独有有效化学成分和共有化学成分**

（a）药材独有有效化学成分

| BZ | | | | | |
|---|---|---|---|---|---|
| BZ1 | BZ2 | BZ3 | BZ4 | BZ5 | BZ6 |
| 2880-49-1 | 2463-02-7 | / | 133164-11-1 | 26091-79-2 | 33889-70-2 |
| BZ7 | BZ8 | BZ9 | BZ10 | BZ11 | BZ12 |
| 35214-82-5 | 43-82-1 | 642-05-7 | 14348-22-2 | 35214-83-6 | 117-81-7 |

| BJ | | | | |
|---|---|---|---|---|
| BJ1 | BJ2 | BJ3 | BJ4 | BJ5 |
| 480-36-4 | 4090-18-0 | 480-44-4 | 186796-42-9 | 56121-42-7 |

| CP | | |
|---|---|---|
| CP1 | CP2 | CP3 |
| Nobiletin（CAS: 478-01-3） | 24604-97-5 | Naringenin（CAS: 480-41-1） |

| CLZ | | | |
|---|---|---|---|
| CLZ1 | CLZ2 | CLZ3 | CLZ4 |
| 40957-99-1 | 118916-57-7 | 83-48-7 | 1191-41-9 |

| CS | | | | | | |
|---|---|---|---|---|---|---|
| CS1 | CS2 | CS3 | CS4 | CS5 | CS6 | CS7 |
| 18525-35-4 | / | 474-62-4 | 481-18-5 | 23180-57-6 | 476-66-4 | 154-23-4 |

| DS | | | | |
|---|---|---|---|---|
| DS1 | DS2 | DS3 | DS4 | DS5 |
| 121064-74-2 | 17397-93-2 | Tanshinone IIA（CAS: 568-72-9） | 96839-30-4 | 97465-70-8 |

| DS6 | DS7 | DS8 | DS9 | DS10 | DS11 | DS12 |
|---|---|---|---|---|---|---|
| 97411-46-6 | 119400-86-1 | 57517-08-5 | 537-15-5 | 121521-90-2 | 97399-70-7 | 109664-02-0 |
| DS13 | DS14 | DS15 | DS16 | DS17 | DS18 | DS19 |
| 27468-20-8 | 27210-57-7 | 131086-61-8 | 125675-07-2 | 125675-06-1 | 596-85-0 | 20958-15-0 |
| DS20 | DS21 | DS22 | DS23 | DS24 | DS25 | DS26 |
| 22550-15-8 | 514-62-5 | 113472-19-8 | 87205-99-0 | 105351-70-0 | 27468-20-8 | 100414-80-0 |
| DS27 | DS28 | DS29 | DS30 | DS31 | DS32 | DS33 |
| 98873-76-8 | 35825-57-1 | 57517-08-5 | 189308-08-5 | 189308-09-6 | 142694-58-4 | 515-03-7 |
| DS34 | DS35 | DS36 | DS37 | DS38 | DS39 | DS40 |
| 96839-31-5 | 97465-71-9 | 96839-29-1 | 76829-01-1 | 119400-87-2 | 119400-87-2 | 67656-29-5 |
| DS41 | DS42 | DS43 | DS44 | DS45 | DS46 | DS47 |
| 83145-47-5 | 126979-80-4 | 144735-57-9 | 126979-83-7 | 434337-16-3 | 18887-18-8 | 87112-49-0 |
| DS48 | DS49 | DS50 | DS51 | DS52 | DS53 | |
| 105037-85-2 | 511-05-7 | 481-16-3 | 126979-84-8 | 536-08-3 | 54711004 | |

| HH | | | | | | |
|---|---|---|---|---|---|---|
| HH1 | HH2 | HH3 | HH4 | HH5 | HH6 | HH7 |
| 7235-40-7 | 78795-12-7 | 90-18-6 | / | 4324-55-4 | 121-29-9 | 6549-68-4 |

| HH | HB | | | | | |
|---|---|---|---|---|---|---|
| HH8 | HB1 | HB2 | HB3 | HB4 | HB5 | HB6 |
| 155239-87-5 | 18207-71-1 | 15401-69-1 | 32728-75-9 | 38763-29-0 | 34316-15-9 | 83-95-4 |

| HB | | | | |
|---|---|---|---|---|
| HB7 | HB8 | HB9 | HB10 | HB11 |
| 84-26-4 | 6869-99-4 | / | 3486-66-6 | 5096-57-1 |
| HB12 | HB13 | HB14 | HB15 | HB16 |
| 2086-83-1 | 52589-11-4 | 483-34-1 | 130-86-9 | 3486-67-7 |

| TR | | | | | |
|---|---|---|---|---|---|
| TR1 | TR2 | TR3 | TR4 | TR5 | TR6 |
| 32451-86-8 | 160338-16-9 | 510-75-8 | 63351-80-4 | 72533-75-6 | 6980-44-5 |
| TR7 | TR8 | TR9 | TR10 | TR11 | TR12 |
| 357401-44-6 | 357401-43-5 | 59102-35-1 | 128230-24-0 | 32483-54-8 | 474-40-8 |

| TR | WBLX |
|---|---|
| TR13 | WBLX1 |
| 474-62-4 | 164991-89-3 |

| ZL | | | | |
|---|---|---|---|---|
| ZL1 | ZL2 | ZL3 | ZL4 | ZL5 |
| 508-02-1 | 546-18-9 | 38736-77-5 | Ursolic Acid（CAS: 77-52-1） | 474-58-8 |

| ZX | | | |
|---|---|---|---|
| ZX1 | ZX2 | ZX3 | ZX4 |
| 26575-93-9 | 26575-95-1 | 19865-76-0 | 107380-08-5 |

（b）药材共有化学成分

| 标注名称 | 分子名称 | 药材名称 | 标注名称 | 分子名称 | 药材名称 |
|---|---|---|---|---|---|
| A1 | 111-62-6 | BZ、CS | B1 | Baicalein（CAS: 491-67-8） | CS、HH |
| C1 | 119963-50-7 | HB、DS | D1 | 2543-94-4 | BZ、HB |
| E1 | 61838-34-4 | BJ、WBLX | F1 | 482-45-1 | BZ、DS |
| G1 | 482-44-0 | BZ、XHX | H1 | 83-47-6 | DS、HH、HB |
| I1 | 544-35-4 | BZ、CLZ | J1 | 57-88-5 | BZ、HH |
| K1 | Stigmasterol（CAS: 83-48-7） | BZ、BJ、CS、HH、HB、WBLX、XHX | L1 | Kaempferol（CAS: 520-18-3） | BJ、HH |
| M1 | 31793-83-6 | BJ、CP、CS、ZL | N1 | β-Sitosterol（CAS: 83-46-5） | BZ、BJ、CS、HH、HB、TR、XHX、ZL |
| O1 | 465-99-6 | TR、ZL | P1 | Quercetin（CAS: 117-39-5） | BJ、CLZ、HH、HB、WBLX |
| Q1 | Luteolin（CAS: 491-70-3） | BJ、DS、HH | | | |

**2. 有效成分靶蛋白预测筛选与交叉验证**

利用 TCMSP 数据库预测筛选出符合条件的 148 种有效成分对应的靶蛋白 316 个。在 CTD 数据库中以前列腺增生（hyperplasia of prostate）为关键词搜索相关基因，Inference score 排序 30 以上的基因与 TCMSP 数据库预测靶蛋白取交集，得到 204 个交集相关靶蛋白。

**3. GO 功能注释和 KEGG 通路富集分析**

将得到的 204 个靶蛋白在 Metascape 分别进行 GO 功能注释和 KEGG 通路富集分析。GO 功能注释显示，靶点基因参与了：细胞对脂质、对异物刺激、对氧化压力等的反应和对细胞迁移与激素水平调节等过程（图 6-1）。KEGG 通路富集分析显示这些反应过程可能通过癌症途径、脂质与动脉硬化、前列腺癌、化学致癌-活性氧、化学致癌-受体激活、PI3K-Akt 信号通路、流体剪切应力与动脉粥样硬化、MAPK 信号通路等发生（图 6-2）。

**4. 成分靶蛋白互作分析**

将获得的 204 个靶蛋白上传至 STRING 数据库进行蛋白质-蛋白质相互作用富集分析，种属设置为"*Homo sapiens*"，隐藏游离节点，最低交互要求分数（minimum required interaction score）设置为最高置信度（0.900）进行 PPI 网络图构建，运用 Cytoscape 3.9.1 对 PPI 网络图进一步分析和优化。获得了由 183 个节点和 1046 条边组成的网络互作图（节点大小、颜色深浅、连线密度代表靶点基因的重要性，图 6-3）。获得 degree 值前 10 位的核心基因为：*MAPK3、TP53、STAT3、MAPK1、JUN、AKT1、ESR1、FOS、RELA、HSP90AA1*，其互作关系如下：*MAPK3* 编码

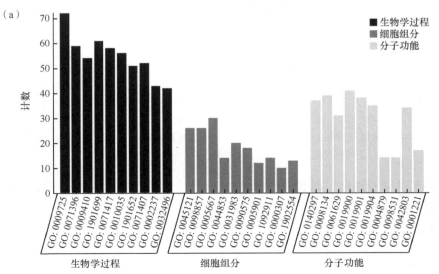

（b）

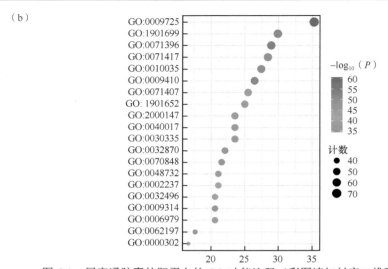

图 6-1　尿塞通胶囊的靶蛋白的 GO 功能注释（彩图请扫封底二维码）

（a）柱状图；（b）气泡图：气泡代表基因富集数目，气泡越大代表该 GO 功能中富集的基因越多

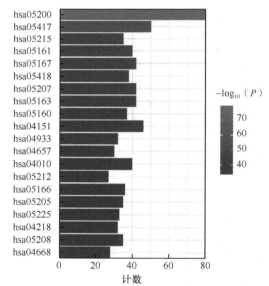

图 6-2　尿塞通胶囊的靶蛋白的 KEGG 通路富集柱状图（彩图请扫封底二维码）

颜色代表显著性，颜色越红代表基因在该 KEGG 通路中富集越显著

丝裂原活化蛋白激酶，调节多种细胞信号通路、影响细胞生长、分化、凋亡和周期等过程，参与炎症反应和细胞骨架调节；*TP53* 为肿瘤抑制基因，防止细胞恶性转化和癌症的发生，维护细胞基因组稳定性和正常功能；*STAT3* 为转录因子基因，参与免疫调节、细胞生长和分化、炎症反应、肿瘤生成和发展、细胞内信号传递、基因表达和多种细胞功能；*MAPK1* 编码信号转导分子 ERK2，通过多种途径

调节细胞增殖、分化、凋亡、迁移等生物学过程，维持组织稳态和正常生理功能；*JUN* 为染色体基因（禽肉瘤病毒 17 的转化基因），编码一种与病毒蛋白高度相似的蛋白，与特定靶 DNA 序列直接相互作用，调节基因表达；*AKT1* 编码信号转导分子 PKB，通过多种途径调节细胞增殖、存活、代谢和细胞周期等生物学过程，维持组织稳态和正常生理功能；*ESR1* 编码转录因子 ERα，在雌激素信号通路中发挥作用，影响细胞增殖、分化、凋亡和代谢等；*FOS* 编码转录因子 Fos 蛋白家族成员，调节基因转录和表达、激活信号通路、调节细胞周期和凋亡等；*RELA* 编码转录因子蛋白，参与细胞凋亡、免疫反应、细胞增殖和转移等生理与病理过程；*HSP90AA1* 为细胞增殖基因，促进参与细胞周期控制和信号转导的特定目标蛋白的成熟、结构维护和适应调节，见图 6-4。

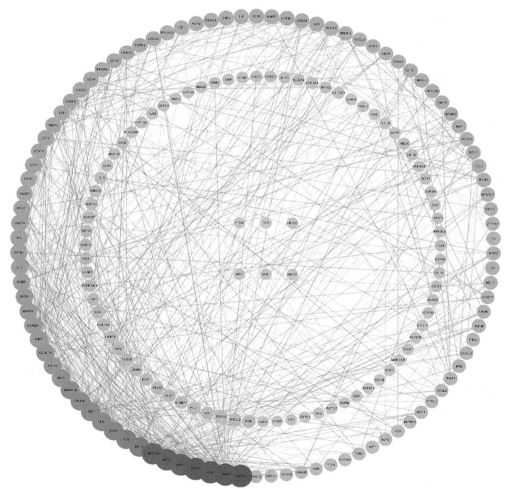

图 6-3　尿塞通胶囊的靶蛋白的 PPI 网络图

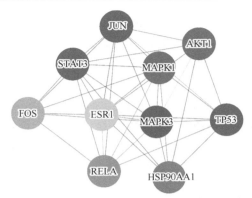

图 6-4    尿塞通胶囊的靶蛋白的 PPI 核心网络

### 5. 复方中药网络药理学构建

将筛选获得的 204 个靶蛋白对应基因导入 Cytoscape 3.9.1 软件，绘制复方中药网络图，即"药材-成分-靶点"网络图。网络共有 365 个节点，2377 条关系，其中尿塞通胶囊药物节点 13 个（中药材），化学成分节点 148 个，靶蛋白节点 204 个，见图 6-5。分析得到 degree 值前 10 位的化学成分为：Quercetin（CAS: 117-39-5）、β-Sitosterol（CAS: 83-46-5）、Luteolin（CAS: 491-70-3）、Stigmasterol（CAS: 83-48-7）、Kaempferol（CAS: 520-18-3）、Baicalein（CAS: 491-67-8）、Ursolic Acid（CAS: 77-52-1）、Naringenin（CAS: 480-41-1）、Tanshinone IIA（CAS: 568-72-9）、Nobiletin（CAS: 478-01-3），见表 6-1。

### 6. 靶蛋白与分子对接

将上述"药材-成分-靶点"网络和 PPI 核心网络进行节点链接度分析，得出 degree 值前 3 的有效化学成分和靶蛋白，为该复方中药治疗前列腺增生的关键小分子和靶标。通过 PubChem 数据库（https://pubchem.ncbi.nlm.nih.gov/）下载关键小分子分子结构的 SDF 格式文件，PDB 蛋白数据库下载对应靶蛋白格式文件。MOE 软件验证靶标和关键小分子之间的分子对接可能性，药材-成分-靶点网络进行节点链接度分析，得出 degree 值前 3 的化学分子（Quercetin、β-Sitosterol、Luteolin）和 PPI 网络核心基因对应靶蛋白（MAPK3、TP53、STAT3），利用 MOE 软件进行分子对接，Quercetin 与 MAPK3、TP53、STAT3 结合的最小自由能分别为−5.6835kcal/mol、−4.9197kcal/mol、−5.2521kcal/mol（图 6-6）；β-Sitosterol 与 MAPK3、TP53、STAT3 结合的最小自由能分别为−5.9956kcal/mol、−5.7338kcal/mol、−6.4078kcal/mol（图 6-7）；Luteolin 与 MAPK3、TP53、STAT3 结合的最小自由能分别为−5.9202kcal/mol、−4.8535kcal/mol、−5.0825kcal/mol（图 6-8）。

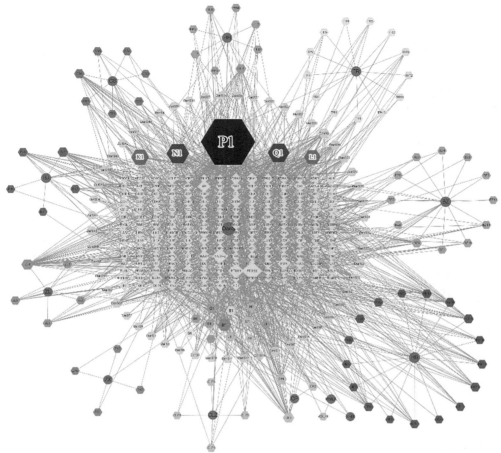

图 6-5　尿塞通胶囊复方中药网络药理图

圆形为中药材、菱形为靶标、六边形为中药成分

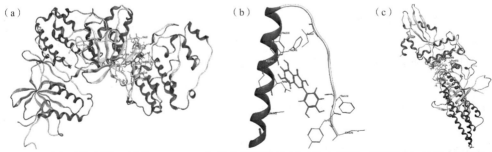

图 6-6　尿塞通胶囊核心组分 Quercetin 与核心靶蛋白分子对接全局图（彩图请扫封底二维码）

（a）MAPK3；（b）TP53；（b）STAT3

### 7. 讨论

本研究通过 PPI 网络进行基因筛选得到尿塞通胶囊治疗 BPH 的核心靶点，靶点基因参与细胞凋亡、免疫调节、抗炎等作用机制过程。其中首选为 *MAPK3*

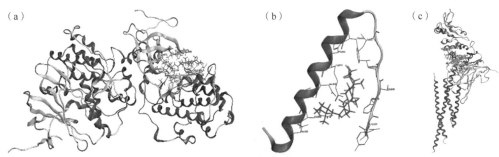

图 6-7　尿塞通胶囊核心组分 β-Sitosterol 与核心靶蛋白分子对接全局图（彩图请扫封底二维码）
(a) MAPK3；(b) TP53；(b) STAT3

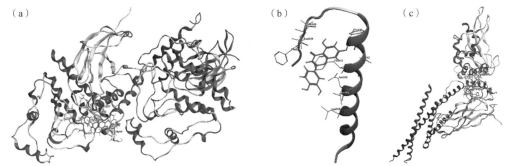

图 6-8　尿塞通胶囊核心组分 Luteolin 与核心靶蛋白分子对接全局图（彩图请扫封底二维码）
(a) MAPK3；(b) TP53；(b) STAT3

（编码丝裂原活化蛋白激酶），其调节多种细胞信号通路、影响细胞生长、分化、凋亡和周期等过程，参与炎症反应和细胞骨架调节；其次为 *TP53*（肿瘤抑制基因），其可防止细胞恶性转化和癌症的发生，维护细胞基因组稳定性和正常功能；再次为 *STAT3*（转录因子基因），其可参与免疫调节、细胞生长和分化、炎症反应、肿瘤生成和发展、细胞内传递信号、基因表达和多种细胞功能。

　　GO 功能注释结果显示，尿塞通胶囊参与调控的分子功能主要富集在：细胞对脂质、对异物刺激、对氧化压力等的反应和对细胞迁移与激素水平调节等过程中。KEGG 通路富集分析结果显示，尿塞通胶囊主要对癌症途径、脂质与动脉硬化、前列腺癌、化学致癌-活性氧、化学致癌-受体激活、PI3K-Akt 信号通路、流体剪切应力与动脉粥样硬化、MAPK 信号通路等起调控作用。

　　通过网络药理学构建分析得到 degree 值前 10 位的化学成分：Quercetin、β-Sitosterol、Luteolin、Stigmasterol、Kaempferol、Baicalein、Ursolic Acid、Naringenin、Tanshinone IIA、Nobiletin，它们可作为尿塞通胶囊的质量标准控制指标。分子对接结果显示，尿塞通胶囊核心成分 Quercetin、β-Sitosterol、Luteolin 与靶点蛋白 MAPK3、TP53、STAT3 结合的最小自由能均小于 0，具有较强的结合能力，它们是该药品中最重要的成药物质。当然，以上结论仅为模拟研究的结果，需要细胞学和动物学实验的验证。

# 第 2 节　网络药理学分析前列欣胶囊

## 1. 活性成分收集筛选

通过中药系统药理学平台（TCMSP），检索前列欣胶囊组成成分：白芷 [*Angelica dahurica* (Fisch. ex Hoffm.) Benth. et Hook. f.，BZ]、败酱（Herba Patriniae，BJ）、赤芍（Radix Paeoniae Rubra，CS）、川楝子（Toosendan Fructus，CLZ）、丹参（Radix Salviae Miltiorrhizae，DS）、枸杞子（Fructus Lycii，GQZ）、红花（Flos Carthami，HH）、没药（*Commiphora myrrha* Engl.，MY）、蒲公英（*Taraxacum mongolicum* Hand-Mazz.，PGY）、石韦（Folium Pyrrosiae，SW）、桃仁（Semen Persicae，TR）、王不留行（Semen Vaccariae，WBLX）、皂角刺（Spina Gleditsiae，ZJC）、泽兰（Herba Lycopi，ZL）14 味中药材的有效化学成分，应用 ADME 参数筛选出可能活性药物分子[设定口服生物利用度（oral bioavailability，OB）阈值≥30%、类药性（drug likeness，DL）阈值≥0.18%，其他参数默认]，TCMSP 检索不到的中药通过中医药整合药理学研究平台 v2.0（TCMIP v2.0）和文献来筛选有效化学成分，SwissADME 进行药物成分虚拟筛选并与 *BPH* 基因靶点取交集，得到前列欣胶囊有效化学成分 191 种。表 6-2 中白芷 20 种、败酱 11 种、赤芍 12 种、川楝子 6 种、丹参 56 种、枸杞子 33 种、红花 15 种、没药 29 种、石韦 5 种、桃仁 14 种、蒲公英 10 种、王不留行 4 种、皂角刺 10 种、泽兰 7 种，两种或两种以上药材中共有成分为 17 种。

表 6-2　前列欣胶囊 14 味药材中独有有效化学成分和共有化学成分

（a）药材独有有效化学成分

| BZ | | | | | |
|---|---|---|---|---|---|
| BZ1 | BZ2 | BZ3 | BZ4 | BZ5 | BZ6 |
| 2880-49-1 | 2463-02-7 | / | 133164-11-1 | 26091-79-2 | 33889-70-2 |
| BZ7 | BZ8 | BZ9 | BZ10 | BZ11 | BZ12 |
| 35214-82-5 | 43-82-1 | 642-05-7 | 2543-94-4 | 14348-22-2 | 482-44-0 |

| BZ | | BJ | | | | |
|---|---|---|---|---|---|---|
| BZ13 | BZ14 | BJ1 | BJ2 | BJ3 | BJ4 | BJ5 |
| 35214-83-6 | 117-81-7 | 480-36-4 | 4090-18-0 | 480-44-4 | 186796-42-9 | 56121-42-7 |

| CS | | | | | |
|---|---|---|---|---|---|
| CS1 | CS2 | CS3 | CS4 | CS5 | CS6 |
| 18525-35-4 | / | 474-62-4 | 481-18-5 | 23180-57-6 | 154-23-4 |

| CLZ | | | DS | | |
|---|---|---|---|---|---|
| CLZ1 | CLZ2 | CLZ3 | DS1 | DS2 | DS3 |
| 40957-99-1 | 118916-57-7 | 83-48-7 | 121064-74-2 | 17397-93-2 | 568-72-9 |

| DS | | | | | |
|---|---|---|---|---|---|
| DS4 | DS5 | DS6 | DS7 | DS8 | DS9 |
| 96839-30-4 | 97465-70-8 | 97411-46-6 | 119400-86-1 | 136112-79-3 | 537-15-5 |
| DS10 | DS11 | DS12 | DS13 | DS14 | DS15 |
| 121521-90-2 | 97399-70-7 | 109664-02-0 | 27468-20-8 | 27210-57-7 | 131086-61-8 |
| DS16 | DS17 | DS18 | DS19 | DS20 | DS21 |
| 125675-07-2 | 125675-06-1 | 596-85-0 | 20958-15-0 | 22550-15-8 | 514-62-5 |
| DS22 | DS23 | DS24 | DS25 | DS26 | DS27 |
| 113472-19-8 | 87205-99-0 | 105351-70-0 | 27468-20-8 | 100414-80-0 | 98873-76-8 |
| DS28 | DS29 | DS30 | DS31 | DS32 | DS33 |
| 35825-57-1 | 35825-57-1 | 189308-08-5 | 189308-09-6 | 142694-58-4 | 515-03-7 |
| DS34 | DS35 | DS36 | DS37 | DS38 | DS39 |
| 96839-31-5 | 97465-71-9 | 96839-29-1 | 76829-01-1 | 119400-87-2 | 119400-87-2 |
| DS40 | DS41 | DS42 | DS43 | DS44 | DS45 |
| 67656-29-5 | 83145-47-5 | 126979-80-4 | 144735-57-9 | 126979-83-7 | 434337-16-3 |
| DS46 | DS47 | DS48 | DS49 | DS50 | DS51 |
| 18887-18-8 | 87112-49-0 | 105037-85-2 | 119963-50-7 | 511-05-7 | 481-16-3 |
| DS | | TR | | | |
| DS52 | DS53 | TR1 | TR2 | TR3 | TR4 |
| 126979-84-8 | 536-08-3 | 32451-86-8 | 160338-16-9 | 510-75-8 | 63351-80-4 |
| TR | | | | | |
| TR5 | TR6 | TR7 | TR8 | TR9 | TR10 | TR11 |
| 72533-75-6 | 6980-44-5 | 357401-44-6 | 357401-43-5 | 59102-35-1 | 128230-24-0 | 32483-54-8 |
| HH | | | | | |
| HH1 | HH2 | HH3 | HH4 | HH5 | HH6 |
| 7235-40-7 | 78795-12-7 | 90-18-6 | / | 4324-55-4 | 121-29-9 |
| HH | | PGY | | | |
| HH7 | HH8 | PGY1 | PGY2 | PGY3 | |
| 6549-68-4 | 155239-87-5 | 2216-51-5 | 520-34-3 | Oxalic Acid（CAS: 144-62-7） | |
| PGY | | | | | |
| PGY4 | PGY5 | PGY6 | PGY7 | PGY8 | PGY9 |
| 50-81-7 | 149-91-7 | 463-40-1 | 331-39-5 | 1135-24-6 | 57-10-3 |
| GQZ | | | | | |
| GQZ1 | GQZ2 | GQZ3 | GQZ4 | GQZ5 | GQZ6 |
| 16910-32-0 | / | 79-62-9 | 108333-83-1 | / | 51-55-8 |
| GQZ7 | GQZ8 | GQZ9 | GQZ10 | GQZ11 | GQZ12 |
| 110559-10-9 | 96110-00-8 | 68520-29-6 | 68520-28-5 | / | 481-25-4 |
| GQZ13 | GQZ14 | GQZ15 | GQZ16 | GQZ17 | GQZ18 |
| 1106-35-0 | / | / | 17605-67-3 | 897960-42-8 | / |
| GQZ19 | GQZ20 | GQZ21 | GQZ22 | GQZ23 | GQZ24 |
| 481-16-3 | 32345-19-0 | 78964-24-6 | 40957-83-3 | 474-58-8 | 1176-52-9 |

续表

| GQZ | | | WBLX | | |
|-----|-----|-----|------|-----|-----|
| GQZ25 | GQZ26 | GQZ27 | WBLX1 | | |
| 523-42-2 | 474-62-4 | 79-63-0 | 164991-89-3 | | |

| ZL | | | | |
|----|----|----|----|----|
| ZL1 | ZL2 | ZL3 | ZL4 | ZL5 |
| 508-02-1 | 546-18-9 | 38736-77-5 | Ursolic Acid（CAS: 77-52-1） | 474-58-8 |

| MY | | | | | |
|----|----|----|----|----|----|
| MY1 | MY2 | MY3 | MY4 | MY5 | MY6 |
| 95975-55-6 | 88010-62-2 | / | 52589-11-4 | 465535-63-1 | 100508-50-7 |
| MY7 | MY8 | MY9 | MY10 | MY11 | MY12 |
| 438001-89-9 | / | / | 142790-84-9 | 142790-88-3 | / |
| MY13 | MY14 | MY15 | MY16 | MY17 | MY18 |
| 480-41-1 | 21453-68-9 | / | 676267-96-2 | 350809-44-8 | 89362-84-5 |
| MY19 | MY20 | MY21 | MY22 | MY23 | MY24 |
| / | 102848-63-5 | 7690-51-9 | / | 20281-70-3 | |

| MY | | SW | | |
|----|----|----|----|----|
| MY25 | | SW1 | | SW2 |
| 13270-60-5 | | 4644-99-9 | | 19908-48-6 |

| ZJC | | | | |
|-----|----|----|----|----|
| ZJC1 | ZJC2 | ZJC3 | ZJC4 | ZJC5 |
| 20725-03-5 | Fisetin（CAS: 528-48-3） | 4049-38-1 | 111003-33-9 | 35323-91-2 |

（b）药材共有化学成分

| 标注名称 | 分子名称 | 药材名称 | 标注名称 | 分子名称 | 药材名称 |
|---------|---------|---------|---------|---------|---------|
| A1 | 111-62-6 | BZ、CS | B1 | Baicalein（CAS: 491-67-8） | CS、HH |
| C1 | 61838-34-4 | BJ、WBLX | D1 | 482-45-1 | BZ、DS |
| E1 | 568-72-9 | DS、HH | F1 | 1191-41-9 | CLZ、GQZ |
| G1 | 544-35-4 | BZ、CLZ、GQZ | H1 | 474-40-8 | GQZ、TR |
| I1 | Ellagic Acid（CAS: 476-66-4） | CS、MY | J1 | 80356-14-5 | BZ、HH |
| K1 | Stigmasterol（CAS: 83-48-7） | BZ、BJ、CS、GQZ、HH、MY、WBLX、ZJC | L1 | Kaempferol（CAS: 520-18-3） | BJ、HH、SW、ZJC |
| M1 | 31793-83-6 | BJ、CS、ZJC | N1 | β-Sitosterol（CAS: 83-46-5） | BZ、BJ、CS、GQZ、HH、MY、SW、TR、ZJC、ZL |
| O1 | 465-99-6 | TR、ZL | P1 | Quercetin（CAS: 117-39-5） | BJ、CLZ、GQZ、MY、HH、SW、PGY、WBLX、ZJC |
| Q1 | Luteolin（CAS: 491-70-3） | BJ、DS、HH、PGY | | | |

## 2. 有效成分靶蛋白预测筛选与交叉验证

利用 TCMSP 数据库预测筛选出符合条件的 191 种有效成分的对应靶蛋白 390

个。在 CTD 数据库中以前列腺增生（hyperplasia of prostate）为关键词搜索相关基因，Inference score 排序 30 以上的基因与 TCMSP 数据库预测靶蛋白取交集，得到 226 个交集相关靶蛋白。

**3. GO 功能注释和 KEGG 通路富集分析**

将得到的 226 个靶蛋白在 Metascape 分别进行 GO 功能注释和 KEGG 通路富集分析。GO 功能注释显示，靶点基因参与了：对激素的反应、细胞对无机物、细胞对含氮化合物、对异物刺激、细胞对有机环状化合物等的反应和对细胞运动、细胞迁移、腺体发育等的调节（图 6-9）。KEGG 通路富集分析显示这些反应过程

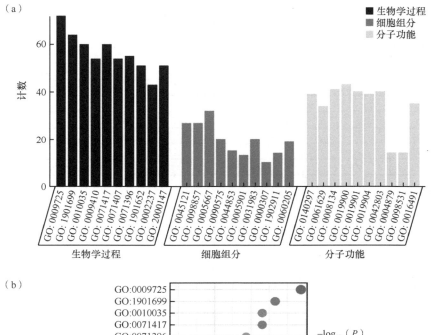

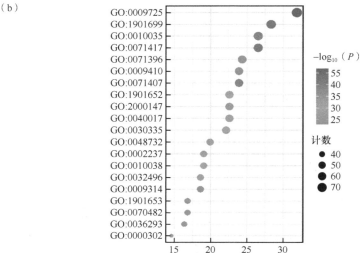

图 6-9 前列欣胶囊的靶蛋白的 GO 功能注释（彩图请扫封底二维码）

（a）柱状图；（b）气泡图：气泡代表基因富集数目，气泡越大代表该 GO 功能中富集的基因越多

可能通过对癌症发生、血脂和动脉硬化、前列腺癌、流体剪切应力与动脉粥样硬化、化学致癌-受体活化、细胞衰老、MAPK 信号通路、PI3K-Akt 信号通路、IL-17 信号通路、胰腺癌等起调控作用（图 6-10）。

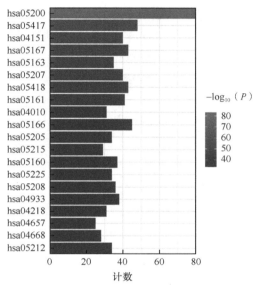

图 6-10　前列欣胶囊的靶蛋白的 KEGG 通路富集柱状图（彩图请扫封底二维码）

颜色代表显著性，颜色越红代表基因在该 KEGG 通路中富集越显著

### 4. 成分靶蛋白互作分析

将获得的 226 个靶蛋白上传至 STRING 数据库进行蛋白质-蛋白质相互作用富集分析，种属设置为"*Homo sapiens*"，隐藏游离节点，最低交互要求分数（minimum required interaction score）设置为最高置信度（0.900）进行 PPI 网络图构建，运用 Cytoscape 3.9.1 对 PPI 网络图进一步分析和优化。获得了由 194 个节点和 1064 条边组成的网络互作图（节点大小、颜色深浅、连线密度代表靶点基因的重要性，图 6-11）。获得 degree 值前 10 位的核心基因为：*TP53*、*JUN*、*SRC*、*STAT3*、*HSP90AA1*、*AKT1*、*MAPK1*、*RELA*、*FOS*、*CTNNB1*，其互作关系如下：*TP53* 为肿瘤抑制基因，防止细胞恶性转化和癌症的发生，维护细胞基因组稳定性和正常功能；*JUN* 为染色体基因（禽肉瘤病毒 17 的转化基因），编码一种与病毒蛋白高度相似的蛋白，与特定靶 DNA 序列直接相互作用，调节基因表达；*SRC* 编码酪氨酸激酶，调节多种信号通路、影响细胞生长、分化和黏附等过程，与肿瘤发生和发展密切相关；*STAT3* 编码转录激活因子（STAT）蛋白质家族，调节基因表达、细胞生长和凋亡；*HSP90AA1* 为细胞增殖基因，促进参与细胞周期控制和信号转导的特定目标蛋白的成熟、结构维护和适应调节；*AKT1* 编码信号转导分子 PKB，通过多种途径调节细胞增殖、存活、代谢和细胞周期等生物学过程，维持组织稳态和正

常生理功能；*MAPK1* 编码信号转导分子 ERK2，通过多种途径调节细胞增殖、分化、凋亡、迁移等生物学过程，维持组织稳态和正常生理功能；*RELA* 编码转录因子蛋白，参与细胞凋亡、免疫反应、细胞增殖和转移等生理与病理过程；*FOS* 编码转录因子 Fos 蛋白家族成员，调节基因转录和表达、激活信号通路、调节细胞周期和凋亡等；*CTNNB1* 编码 β-catenin 蛋白，参与细胞黏附、细胞外基质附着、细胞极性、细胞周期调控、基因转录等过程，见图 6-12。

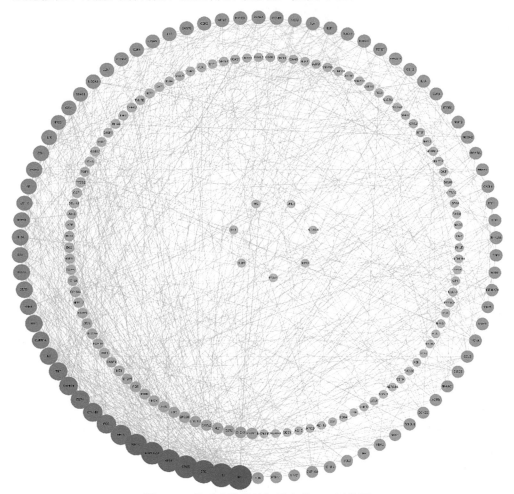

图 6-11　前列欣胶囊的靶蛋白的 PPI 网络图

### 5. 复方中药网络药理学构建

　　将筛选获得的 226 个靶蛋白对应基因导入 Cytoscape 3.9.1 软件，绘制复方中药网络图，即"药材-成分-靶点"网络图。网络共有 431 个节点，3207 条关系，其中前列欣胶囊药物节点 14 个（中药材），化学成分节点 191 个，靶蛋白节点

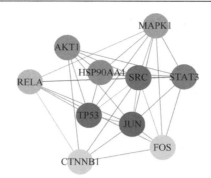

图 6-12　前列欣胶囊的靶蛋白的 PPI 核心网络

226 个，见图 6-13。分析得到 degree 值前 10 位的化学成分为：Quercetin（CAS: 117-39-5）、β-Sitosterol（CAS: 83-46-5）、Luteolin（CAS: 491-70-3）、Kaempferol（CAS: 520-18-3）、Stigmasterol（CAS: 83-48-7）、Baicalein（CAS: 491-67-8）、Ursolic Acid（CAS: 77-52-1）、Fisetin（CAS: 528-48-3）、Ellagic Acid（CAS: 476-66-4）、Oxalic Acid（CAS: 144-62-7），见表 6-2。

### 6. 靶蛋白与分子对接

将上述"药材-成分-靶点"网络和 PPI 核心网络进行节点链接度分析，得出 degree 值前 3 的有效化学成分和靶蛋白，为该复方中药治疗前列腺增生的关键小分子和靶标。通过 PubChem 数据库（https://pubchem.ncbi.nlm.nih.gov/）下载关键小分子分子结构的 SDF 格式文件，PDB 蛋白数据库下载对应靶蛋白格式文件。MOE 软件验证靶标和关键小分子之间的分子对接可能性，药材-成分-靶点网络进行节点链接度分析，得出 degree 值前 3 的化学分子（Quercetin、β-Sitosterol、Luteolin）和 PPI 网络核心基因对应靶蛋白（TP53、JUN、SRC），利用 MOE 软件进行分子对接，Quercetin 与 TP53、JUN、SRC 结合的最小自由能分别为 –4.9197kcal/mol、–6.3236kcal/mol、–5.2526kcal/mol（图 6-14）；β-Sitosterol 与 TP53、JUN、SRC 结合的最小自由能分别为–6.1198kcal/mol、–5.7338kcal/mol、–6.4540kcal/mol（图 6-15）；Luteolin 与 TP53、JUN、SRC 结合的最小自由能分别为–4.8535kcal/mol、–6.1921kcal/mol、–5.2659kcal/mol（图 6-16）。

### 7. 讨论

本研究通过 PPI 网络进行基因筛选得到前列欣胶囊治疗 BPH 的核心靶点，靶点基因参与细胞凋亡、免疫调节、抗炎等作用机制过程。其中首选为 *TP53*（肿瘤抑制基因），其可防止细胞恶性转化和癌症的发生，维护细胞基因组稳定性和正常功能；其次为 *JUN*（染色体基因），其是禽肉瘤病毒 17 的转化基因，编码一种与病毒蛋白高度相似的蛋白，与特定靶 DNA 序列直接相互作用，调节基因表达；再次为 *SRC*（编码酪氨酸激酶），其能调节多种信号通路、影响细胞生长、

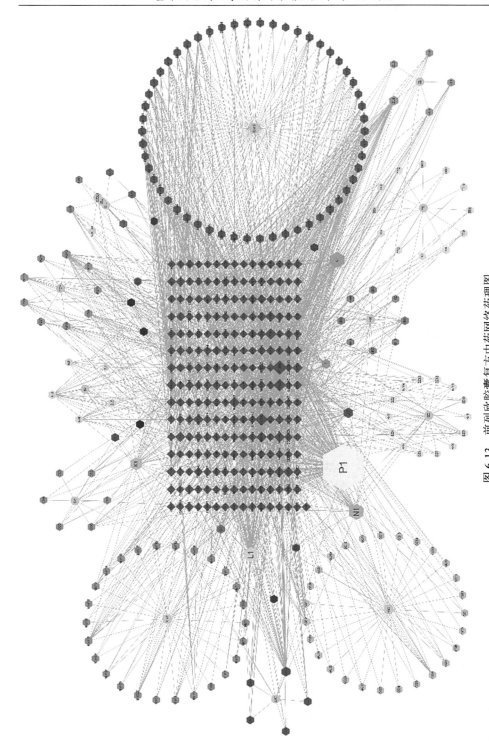

图 6-13　前列欣胶囊复方中药网络药理图

圆形为中药材，菱形为靶标，六边形为中药成分

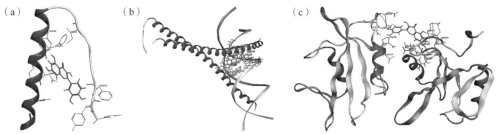

图 6-14　前列欣胶囊核心组分 Quercetin 与核心靶蛋白分子对接全局图（彩图请扫封底二维码）
(a) TP53；(b) JUN；(c) SRC

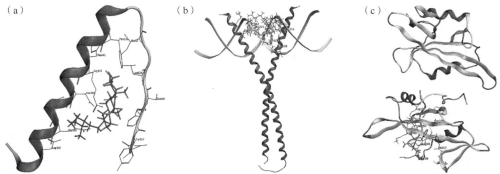

图 6-15　前列欣胶囊核心组分 β-Sitosterol 与核心靶蛋白分子对接全局图（彩图请扫封底二维码）
(a) TP53；(b) JUN；(c) SRC

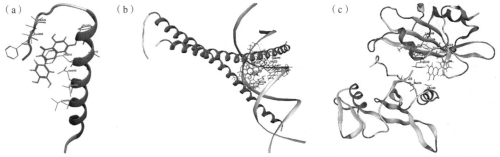

图 6-16　前列欣胶囊核心组分 Luteolin 与核心靶蛋白分子对接全局图（彩图请扫封底二维码）
(a) TP53；(b) JUN；(c) SRC

分化和黏附等过程，与肿瘤发生和发展密切相关。

　　GO 功能注释结果显示，前列欣胶囊参与调控的分子功能主要富集在：对激素的反应、细胞对无机物、细胞对含氮化合物、对异物刺激、细胞对有机环状化合物等的反应和对细胞运动、细胞迁移、腺体发育等的调节。KEGG 通路富集分析结果显示，前列欣胶囊通过对癌症发生、血脂和动脉硬化、前列腺癌、流体剪切应力与动脉粥样硬化、化学致癌-受体活化、细胞衰老、MAPK 信号通路、PI3K-Akt 信号通路、IL-17 信号通路、胰腺癌等起调控作用。

通过网络药理学构建分析得到 degree 值前 10 位的化学成分：Quercetin、β-Sitosterol、Luteolin、Kaempferol、Stigmasterol、Baicalein、Ursolic Acid、Fisetin、Ellagic Acid、Oxalic Acid，它们可作为前列欣胶囊的质量标准控制指标。分子对接结果显示，前列欣胶囊核心成分 Quercetin、β-Sitosterol、Luteolin 与靶点蛋白 TP53、JUN、SRC 结合的最小自由能均小于 0，具有较强的结合能力，它们是该药品中最重要的成药物质。当然，以上结论仅为模拟研究的结果，需要细胞学和动物学实验的验证。

## 第 3 节　网络药理学分析尿塞通片

### 1. 活性成分收集筛选

通过中药系统药理学平台（TCMSP），检索尿塞通片组成成分：白芷[*Angelica dahurica* (Fisch. ex Hoffm.) Benth. et Hook. f.，BZ]、败酱（Herba Patriniae，BJ）、陈皮（Pericarpium Citri Reticulatae，CP）、赤芍（Radix Paeoniae Rubra，CS）、川楝子（Toosendan Fructus，CLZ）、王不留行（Semen Vaccariae，WBLX）、丹参（Radix Salviae Miltiorrhizae，DS）、关黄柏（Cortex Phellodendri Amurensis，GHB）、红花（Flos Carthami，HH）、桃仁（Semen Persicae，TR）、小茴香（Fructus Foeniculi，XHX）、泽兰（Herba Lycopi，ZL）、泽泻[*Alisma orientalis* (Sam.) Juz.，ZX]13 味中药材的有效化学成分，应用 ADME 参数筛选出可能活性药物分子[设定口服生物利用度（oral bioavailability，OB）阈值≥30%、类药性（drug likeness，DL）阈值≥0.18%，其他参数默认]，TCMSP 检索不到的中药通过中医药整合药理学研究平台 v2.0（TCMIP v2.0）和文献来筛选有效化学成分，SwissADME 进行药物成分虚拟筛选并与 *BPH* 基因靶点取交集，得到尿塞通片有效化学成分146种。表 6-3 中白芷 20 种、败酱 12 种、陈皮 4 种、赤芍 11 种、川楝子 6 种、王不留行 4 种、丹参 57 种、关黄柏 21 种、红花 16 种、桃仁 15 种、小茴香 3 种、泽兰 5 种、泽泻 6 种，两种或两种以上药材中共有化学成分为 14 种。

**表 6-3　尿塞通片 13 味药材中独有有效化学成分和共有化学成分**

（a）药材独有有效化学成分

| DS | | | | | |
|---|---|---|---|---|---|
| DS1 | DS2 | DS3 | DS4 | DS5 | DS6 |
| 126979-84-8 | 481-16-3 | 511-05-7 | 119963-50-7 | 536-08-3 | 105037-85-2 |
| DS7 | DS8 | DS9 | DS10 | DS11 | DS12 |
| 87112-49-0 | 18887-18-8 | 434337-16-3 | 126979-83-7 | 144735-57-9 | 97399-70-7 |
| DS13 | DS14 | DS15 | DS16 | DS17 | DS18 |
| 83145-47-5 | 67656-29-5 | 119400-87-2 | 119400-87-2 | 76829-01-1 | 96839-29-1 |

| DS19 | DS20 | DS21 | DS22 | DS23 | DS24 |
|---|---|---|---|---|---|
| 97465-71-9 | 96839-31-5 | 515-03-7 | 142694-58-4 | 189308-09-6 | 189308-08-5 |
| DS25 | DS26 | DS27 | DS28 | DS29 | DS30 |
| 105037-85-2 | 35825-57-1 | 98873-76-8 | 100414-80-0 | 27468-20-8 | 105351-70-0 |
| DS31 | DS32 | DS33 | DS34 | DS35 | DS36 |
| 125623-97-4 | 113472-19-8 | 514-62-5 | 22550-15-8 | 20958-15-0 | 596-85-0 |
| DS37 | DS38 | DS39 | DS40 | DS41 | DS42 |
| 125675-06-1 | 125675-07-2 | 131086-61-8 | 27210-57-7 | 27468-20-8 | 109664-02-0 |
| DS43 | DS44 | DS45 | DS46 | DS47 | DS48 |
| 97399-70-7 | 121521-90-2 | 537-15-5 | 136112-79-3 | 57517-08-5 | 119400-86-1 |
| DS49 | DS50 | DS51 | DS52 | | DS53 |
| 97411-46-6 | 97465-70-8 | 96839-30-4 | Tanshinone IIA（CAS: 568-72-9） | | 17397-93-2 |

| DS | | GHB | | | |
|---|---|---|---|---|---|
| DS54 | | GHB1 | GHB2 | GHB3 | GHB4 |
| 121064-74-2 | | 52589-11-4 | 633-66-9 | 5096-57-1 | 3486-66-6 |

| GHB5 | GHB6 | GHB7 | GHB8 | GHB9 |
|---|---|---|---|---|
| Wogonin（CAS: 632-85-9） | 15401-69-1 | 18525-35-4 | 20194-52-9 | 10481-92-2 |
| GHB10 | GHB11 | GHB12 | GHB13 | GHB14 | GHB15 |
| 3621-38-3 | 612086-81-4 | 27313-86-6 | 16202-17-8 | 18207-71-1 | 3486-67-7 |

| HH | | | | | | |
|---|---|---|---|---|---|---|
| HH1 | HH2 | HH3 | HH4 | HH5 | HH6 | HH7 |
| 155239-87-5 | 6549-68-4 | 121-29-9 | 4324-55-4 | / | 90-18-6 | 112899-87-3 |

| HH | BZ | | | | | |
|---|---|---|---|---|---|---|
| HH8 | BZ1 | BZ2 | BZ3 | BZ4 | BZ5 | BZ6 |
| 7235-40-7 | 35214-83-6 | 14348-22-2 | 35214-82-5 | 33889-70-2 | 26091-79-2 | 133164-11-1 |
| BZ7 | BZ8 | BZ9 | BZ10 | BZ11 | BZ12 | BZ13 |
| 61046-59-1 | 117-81-7 | 2543-94-4 | 642-05-7 | 43-82-1 | 2463-02-7 | 2880-49-1 |

| BJ | | | | |
|---|---|---|---|---|
| BJ1 | BJ2 | BJ3 | BJ4 | BJ5 |
| 56121-42-7 | 186796-42-9 | 480-36-4 | 480-44-4 | 4090-18-0 |

| CP | | | WBLX |
|---|---|---|---|
| CP1 | CP2 | CP3 | WBLX1 |
| Naringenin（CAS: 480-41-1） | 24604-97-5 | Nobiletin（CAS: 478-01-3） | 164991-89-3 |

| CLZ | | | |
|---|---|---|---|
| CLZ1 | CLZ2 | CLZ3 | CLZ4 |
| 1191-41-9 | 83-48-7 | 215319-47-4 | 40957-99-1 |

| CS | | | | | |
| --- | --- | --- | --- | --- | --- |
| CS1 | CS2 | CS3 | CS4 | CS5 | CS6 |
| 476-66-4 | 23180-57-6 | 481-18-5 | 154-23-4 | / | 18525-35-4 |

| TR | | | | | | |
| --- | --- | --- | --- | --- | --- | --- |
| TR1 | TR2 | TR3 | TR4 | TR5 | TR6 | TR7 |
| 474-40-8 | 2531-21-7 | 128230-24-0 | 59102-35-1 | 357401-43-5 | 357401-44-6 | 6980-44-5 |
| TR8 | TR9 | TR10 | TR11 | TR12 | TR13 | TR14 |
| 72533-75-6 | 63351-80-4 | 510-75-8 | 160338-16-9 | 32451-86-8 | 474-58-8 | 474-62-4 |

| ZL | | | |
| --- | --- | --- | --- |
| ZL1 | ZL2 | ZL3 | ZL4 |
| 474-58-8 | 84-74-2 | 139-85-5 | 331-39-5 |

| ZX | | | | |
| --- | --- | --- | --- | --- |
| ZX1 | ZX2 | ZX3 | ZX4 | ZX5 |
| 26575-95-1 | 115333-90-9 | 26575-93-9 | 2277-28-3 | 19865-76-0 |

（b）药材共有化学成分

| 标注名称 | 分子名称 | 药材名称 | 标注名称 | 分子名称 | 药材名称 |
| --- | --- | --- | --- | --- | --- |
| A1 | 544-35-4 | BZ、CLZ | B1 | 482-44-0 | BZ、XHX |
| C1 | 482-45-1 | BZ、DS | D1 | 111-62-6 | BZ、CS |
| A2 | 57-88-5 | BZ、HH | G1 | 38953-85-4 | BJ、WBLX |
| R1 | 83-47-6 | DS、GHB、HH | H1 | 5779-62-4 | BJ、CP、CS、ZX |
| K1 | Kaempferol (CAS: 520-18-3) | BJ、HH | L1 | Luteolin (CAS: 491-70-3) | BJ、DS、HH |
| J1 | Quercetin (CAS: 117-39-5) | BJ、CLZ、GHB、HH、WBLX | Q1 | Baicalein (CAS: 491-67-8) | CS、GHB、HH |
| E1 | β-Sitosterol (CAS: 83-46-5) | BZ、BJ、CS、GHB、HH、TR、XHX、ZL | F1 | Stigmasterol (CAS: 83-48-7) | BZ、BJ、CS、GHB、HH、WBLX、XHX |

## 2. 有效成分靶蛋白预测筛选与交叉验证

利用 TCMSP 数据库预测筛选出符合条件的 146 种有效成分对应的靶蛋白。在 CTD 数据库中以前列腺增生（hyperplasia of prostate）为关键词搜索相关基因，Inference score 排序 30 以上的基因与 TCMSP 数据库预测靶蛋白取交集，得到 184 个交集相关靶蛋白。

## 3. GO 功能注释和 KEGG 通路富集分析

将得到的 184 个靶蛋白在 Metascape 分别进行 GO 功能注释和 KEGG 通路富集分析。GO 功能注释显示，靶点基因参与了：细胞死亡正向调控、凋亡信号通路调控、对激素的反应、细胞对脂质的反应、对外来刺激的反应、对无机物质的反应、细胞对有机环状化合物的反应等过程（图 6-17）。KEGG 通路富集分析显示这些反应过程可能通过癌症途径、脂质和动脉粥样硬化、流体剪切应力与动脉粥样硬化、AGE-RAGE 信号通路、化学致癌-受体活化等发生（图 6-18）。

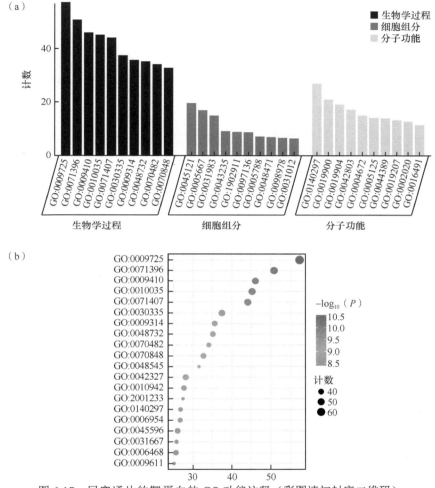

**图 6-17  尿塞通片的靶蛋白的 GO 功能注释（彩图请扫封底二维码）**
（a）柱状图；（b）气泡图：气泡代表基因富集数目，气泡越大代表该 GO 功能中富集的基因越多

### 4. 成分靶蛋白互作分析

将获得的 184 个靶蛋白上传至 STRING 数据库进行蛋白质-蛋白质相互作用富集分析，种属设置为 "*Homo sapiens*"，隐藏游离节点，最低交互要求分数（minimum required interaction score）设置为最高置信度（0.900）进行 PPI 网络图构建，运用 Cytoscape 3.9.1 对 PPI 网络图进一步分析和优化。获得了由 165 个节点和 865 条边组成的网络互作图（节点大小、颜色深浅、连线密度代表靶点基因的重要性，图 6-19）。获得 degree 值前 10 位的核心基因为：*STAT3*、*MAPK3*、*TP53*、*MAPK1*、*AKT1*、*RELA*、*FOS*、*ESR1*、*TNF*、*IL6*，其互作关系如下：*STAT3*

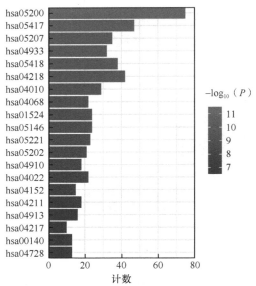

图 6-18    尿塞通片的靶蛋白的 KEGG 通路富集柱状图（彩图请扫封底二维码）
颜色代表显著性，颜色越红代表基因在该 KEGG 通路中富集越显著

编码转录激活因子（STAT）蛋白质家族，调节基因表达、细胞生长和凋亡；*MAPK3* 编码丝裂原活化蛋白激酶，调节多种细胞信号通路、影响细胞生长、分化、凋亡和周期等过程，参与炎症反应和细胞骨架调节；*TP53* 为肿瘤抑制基因，防止细胞恶性转化和癌症的发生，维护细胞基因组稳定性和正常功能；*MAPK1* 编码信号转导分子 ERK2，通过多种途径调节细胞增殖、分化、凋亡、迁移等生物学过程，维持组织稳态和正常生理功能；*AKT1* 编码信号转导分子 PKB，通过多种途径调节细胞增殖、存活、代谢和细胞周期等生物学过程，维持组织稳态和正常生理功能；*RELA* 编码转录因子蛋白，参与细胞凋亡、免疫反应、细胞增殖和转移等生理与病理过程；*FOS* 编码转录因子 Fos 蛋白家族成员，调节基因转录和表达、激活信号通路、调节细胞周期和凋亡等；*ESR1* 编码转录因子 ERα，在雌激素信号通路中发挥作用，影响细胞增殖、分化、凋亡和代谢等；*TNF* 编码肿瘤坏死因子（TNF），参与炎症、细胞增殖和分化、细胞凋亡、免疫调节和代谢调节等；*IL6* 编码白细胞介素-6（IL-6），其是一种重要的炎症介质，参与免疫调节、炎症反应、代谢调节、生长因子和神经调节等，见图 6-20。

**5. 复方中药网络药理学构建**

将筛选获得的 184 个靶蛋白对应基因导入 Cytoscape 3.9.1 软件，绘制复方中药网络图，即"药材-成分-靶点"网络图。网络共有 343 个节点，2334 条关系，其中尿塞通片药物节点 13 个（中药材），化学成分节点 146 个，靶蛋白节点 184 个，见图 6-21。分析得到 degree 值前 10 位的化学成分为：Quercetin（CAS: 117-39-5）、

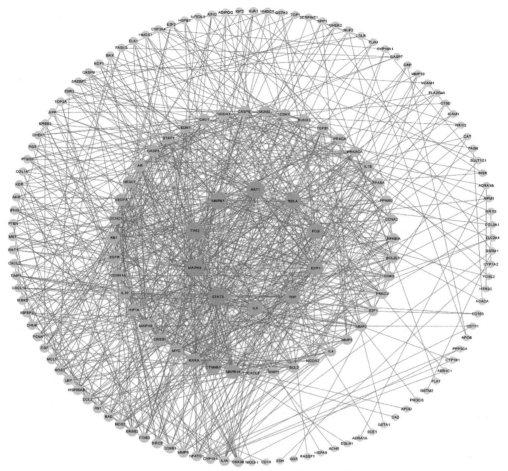

图 6-19　尿塞通片的靶蛋白的 PPI 网络图

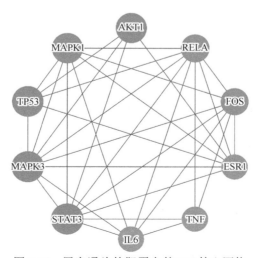

图 6-20　尿塞通片的靶蛋白的 PPI 核心网络

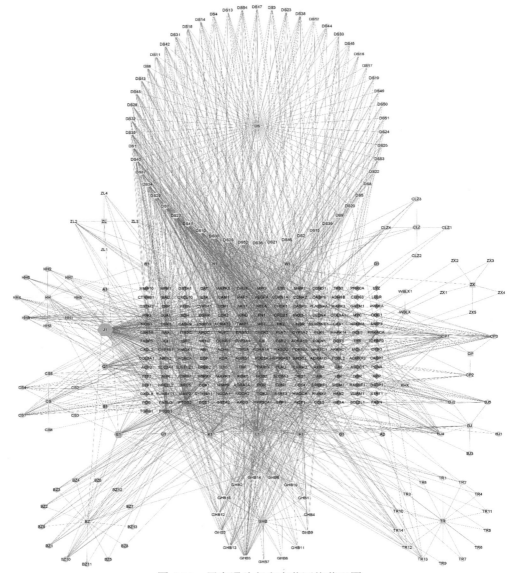

图 6-21　尿塞通片复方中药网络药理图

方形为中药材、圆形为成分、菱形为靶标、六边形为共同成分

β-Sitosterol（CAS: 83-46-5）、Luteolin（CAS: 491-70-3）、Stigmasterol（CAS: 83-48-7）、Kaempferol（CAS: 520-18-3）、Baicalein（CAS: 491-67-8）、Wogonin（CAS: 632-85-9）、Naringenin（CAS: 480-41-1）、Tanshinone IIA（CAS: 568-72-9）、Nobiletin（CAS: 478-01-3），见表 6-3。

### 6. 靶蛋白与分子对接

将上述"药材-成分-靶点"网络和 PPI 核心网络进行节点链接度分析，得出

degree 值前 3 的有效化学成分和靶蛋白，为该复方中药治疗前列腺增生的关键小分子和靶标。通过 PubChem 数据库（https://pubchem.ncbi.nlm.nih.gov/）下载关键小分子分子结构的 SDF 格式文件，PDB 蛋白数据库下载对应靶蛋白格式文件。MOE 软件验证靶标和关键小分子之间的分子对接可能性，药材-成分-靶点网络进行节点链接度分析，得出 degree 值前 3 的化学分子（Quercetin、β-Sitosterol、Luteolin）和 PPI 网络核心基因对应靶蛋白（STAT3、MAPK3、TP53），利用 MOE 软件进行分子对接，Quercetin 与 STAT3、MAPK3、TP53 结合的最小自由能分别为 −6.5881kcal/mol、−6.2270kcal/mol、−5.3062kcal/mol（图 6-22）；β-Sitosterol 与 STAT3、MAPK3、TP53 结合的最小自由能分别为−6.1898kcal/mol、−6.8763kcal/mol、−5.6950kcal/mol（图 6-23）；Luteolin 与 STAT3、MAPK3、TP53 结合的最小自由能分别为−6.3804kcal/mol、−5.9941kcal/mol、−5.4104kcal/mol（图 6-24）。

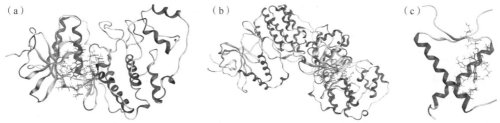

图 6-22　尿塞通片核心组分 Quercetin 与核心靶蛋白分子对接全局图（彩图请扫封底二维码）
(a) STAT3；(b) MAPK3；(c) TP53

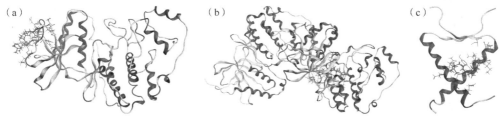

图 6-23　尿塞通片核心组分 β-Sitosterol 与核心靶蛋白分子对接全局图（彩图请扫封底二维码）
(a) STAT3；(b) MAPK3；(c) TP53

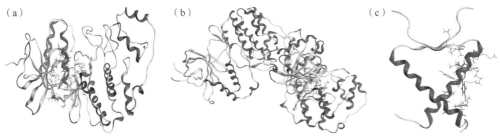

图 6-24　尿塞通片核心组分 Luteolin 与核心靶蛋白分子对接全局图（彩图请扫封底二维码）
(a) STAT3；(b) MAPK3；(c) TP53

### 7. 讨论

本研究通过 PPI 网络进行基因筛选得到尿塞通片治疗 BPH 的核心靶点，靶点基因参与细胞凋亡、免疫调节、抗炎等作用机制过程。其中首选为 *STAT3*（转录因子基因），其可参与免疫调节、细胞生长和分化、炎症反应、肿瘤生成和发展、细胞内基因表达和多种细胞功能；其次为 *MAPK3*（编码丝裂原活化蛋白激酶），其调节多种细胞信号通路、影响细胞生长、分化、凋亡和周期等过程，参与炎症反应和细胞骨架调节；再次为 *TP53*（肿瘤抑制基因），其可防止细胞恶性转化和癌症的发生，维护细胞基因组稳定性和正常功能。

GO 功能注释结果显示，尿塞通片参与调控的分子功能主要富集在：细胞死亡正向调控、凋亡信号通路调控、对激素的反应、细胞对脂质的反应、对外来刺激的反应、对无机物质的反应、细胞对有机环状化合物的反应等过程中。KEGG 通路富集分析结果显示，尿塞通片主要癌症途径、脂质和动脉粥样硬化、流体剪切应力与动脉粥样硬化、AGE-RAGE 信号通路、化学致癌-受体活化等起调控作用。

通过网络药理学构建分析得到 degree 值前 10 位的化学成分：Quercetin、β-Sitosterol、Luteolin、Stigmasterol、Kaempferol、Baicalein、Wogonin、Naringenin、Tanshinone IIA、Nobiletin，它们可作为尿塞通片的质量标准控制指标。分子对接结果显示，尿塞通片核心成分 Quercetin、β-Sitosterol、Luteolin 与靶点蛋白 STAT3、MAPK3、TP53 结合的最小自由能均小于 0，具有较强的结合能力，它们是该药品中最重要的成药物质。当然，以上结论仅为模拟研究的结果，需要细胞学和动物学实验的验证。

# 第 7 章 质量标志物独特中成药的网络药理学分析

本章介绍质量标志物独特的 2 种中成药的网络药理学分析。

## 第 1 节 网络药理学分析灵泽片

### 1. 活性成分收集筛选

通过中药系统药理学平台（TCMSP），检索灵泽片组成成分：莪术（Rhizoma Curcumae，EZ）、乌灵菌（Xylariae Nigripes，WLJ）、泽泻[*Alisma orientalis* (Sam.) Juz.，ZX]、浙贝母（Bulbus Fritillariae Thunbergii，ZBM）4 味中药材的有效化学成分，应用 ADME 参数筛选出可能活性药物分子[设定口服生物利用度（oral bioavailability，OB）阈值≥30%、类药性（drug likeness，DL）阈值≥0.18%，其他参数默认]，TCMSP 检索不到的中药通过中医药整合药理学研究平台 v2.0（TCMIP v2.0）和文献来筛选有效化学成分，SwissADME 进行药物成分虚拟筛选并与 *BPH* 基因靶点取交集，得到灵泽片有效化学成分 13 种。表 7-1 中莪术 1 种、乌灵菌 3 种、泽泻 5 种、浙贝母 5 种，两种或两种以上药材中共有化学成分为 1 种。

表 7-1 灵泽片 4 味药材中独有有效化学成分和共有化学成分

（a）药材独有有效化学成分

| ZX | | | | |
|---|---|---|---|---|
| ZX1 | ZX2 | ZX3 | ZX4 | ZX5 |
| 26575-93-9 | 26575-95-1 | 19865-76-0 | 1-Monolinolein（CAS: 107380-08-5） | Sitosterol（CAS: 64997-52-0） |

| ZBM | | | | |
|---|---|---|---|---|
| ZBM1 | | | | |
| 6-Methoxyl-2-Acetyl-3-Methyl-1,4-Naphthoquinone-8-*O*-β-D-Glucopyranoside（CAS: 288622-12-8） | | | | |

| ZBM2 | | ZBM3 | | ZBM4 |
|---|---|---|---|---|
| Zhebeiresinol（CAS: 151636-98-5） | | Peimisine（CAS: 19773-24-1） | | Pelargonidin（CAS: 7690-51-9） |

| WLJ | | EZ | | |
|---|---|---|---|---|
| WLJ1 | WLJ2 | EZ1 | | |
| Genistein（CAS: 446-72-0） | Tyrosol（CAS: 501-94-0） | Hederagenin（CAS: 465-99-6） | | |

续表

（b）药材共有化学成分

| 标注名称 | 分子名称 | 药材名称 |
|---|---|---|
| A1 | β-Sitosterol<br>（CAS: 83-46-5） | WLJ、ZBM |

### 2. 有效成分靶蛋白预测筛选与交叉验证

利用 TCMSP 数据库预测筛选出符合条件的 13 种有效成分对应的靶蛋白 142 个。在 CTD 数据库中以前列腺增生（hyperplasia of prostate）为关键词搜索相关基因，Inference score 排序 30 以上的基因与 TCMSP 数据库预测靶蛋白取交集，得到 97 个交集相关靶蛋白。

### 3. GO 功能注释和 KEGG 通路富集分析

将得到的 97 个靶蛋白在 Metascape 分别进行 GO 功能注释和 KEGG 通路富集分析。GO 功能注释显示，靶点基因参与了：对激素的反应、细胞对脂质、细胞对含氮化合物、对生长因子等的反应和调节 miRNA 转录、miRNA 代谢过程和蛋白质磷酸化等过程（图 7-1）。KEGG 通路富集分析显示这些反应过程可能通过癌症发生、血脂和动脉粥样硬化、化学致癌-受体活化、PI3K-Akt 信号通路、细胞衰老、前列腺癌症发生、MAPK 信号通路等发生（图 7-2）。

### 4. 成分靶蛋白互作分析

将获得的 97 个靶蛋白上传至 STRING 数据库进行蛋白质-蛋白质相互作用富集分析，种属设置为"*Homo sapiens*"，隐藏游离节点，最低交互要求分数（minimum required interaction score）设置为最高置信度（0.900）进行 PPI 网络图构建，运用 Cytoscape 3.9.1 对 PPI 网络图进一步分析和优化。获得了由 77 个节点和 400 条边

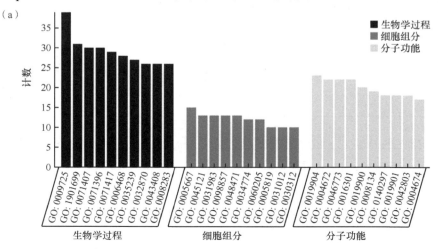

（b）

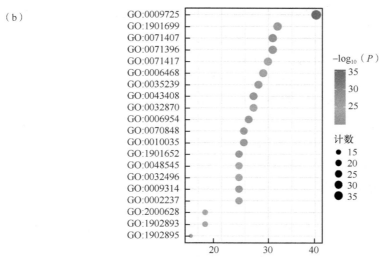

图 7-1　灵泽片的靶蛋白的 GO 功能注释（彩图请扫封底二维码）

（a）柱状图；（b）气泡图：气泡代表基因富集数目，气泡越大代表该 GO 功能中富集的基因越多

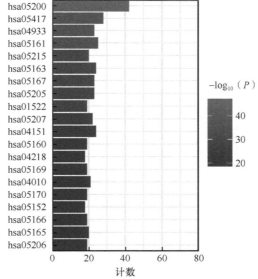

图 7-2　灵泽片的靶蛋白的 KEGG 通路富集柱状图（彩图请扫封底二维码）

颜色代表显著性，颜色越红代表基因在该 KEGG 通路中富集越显著

组成的网络互作图（节点大小、颜色深浅、连线密度代表靶点基因的重要性，图 7-3）。获得 degree 值前 10 位的核心基因为：*STAT3*、*JUN*、*TP53*、*MAPK1*、*AKT1*、*MAPK3*、*ESR1*、*HSP90AA1*、*FOS*、*RELA*，其互作关系如下：*STAT3* 编码转录激活因子（STAT）蛋白质家族，调节基因表达、细胞生长和凋亡；*JUN* 为染色体基因（禽肉瘤病毒 17 的转化基因），编码一种与病毒蛋白高度相似的蛋白，与特定靶 DNA 序列直接相互作用，调节基因表达；*TP53* 为肿瘤抑制基因，防止细胞恶

性转化和癌症的发生，维护细胞基因组稳定性和正常功能；*MAPK1* 编码信号转导分子 ERK2，通过多种途径调节细胞增殖、分化、凋亡、迁移等生物学过程，维持组织稳态和正常生理功能；*AKT1* 编码信号转导分子 PKB，通过多种途径调节细胞增殖、存活、代谢和细胞周期等生物学过程，维持组织稳态和正常生理功能；*MAPK3* 编码丝裂原活化蛋白激酶，调节多种细胞信号通路、影响细胞生长、分化、凋亡和周期等过程，参与炎症反应和细胞骨架调节；*ESR1* 编码转录因子 ERα，在雌激素信号通路中发挥作用，影响细胞增殖、分化、凋亡和代谢等；*HSP90AA1* 为细胞增殖基因，促进参与细胞周期控制和信号转导的特定目标蛋白的成熟、结构维护和适应调节；*FOS* 编码转录因子 Fos 蛋白家族成员，调节基因转录和表达、激活信号通路、调节细胞周期和凋亡等；*RELA* 编码转录因子蛋白，参与细胞凋亡、免疫反应、细胞增殖和转移等生理与病理过程等，见图 7-4。

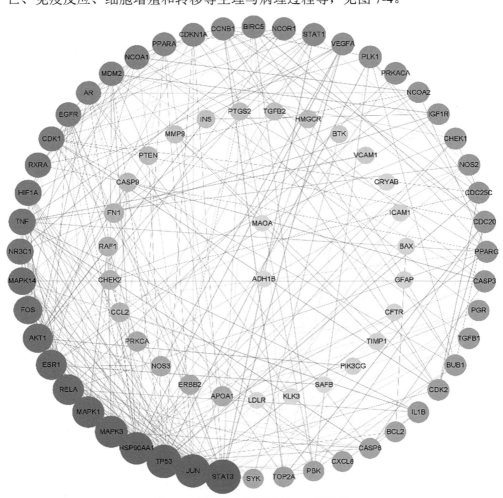

图 7-3　灵泽片的靶蛋白的 PPI 网络图

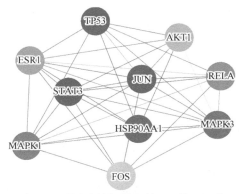

图 7-4 灵泽片的靶蛋白的 PPI 核心网络

**5. 复方中药网络药理学构建**

将筛选获得的 97 个靶蛋白对应基因导入 Cytoscape 3.9.1 软件，绘制复方中药网络图，即"药材-成分-靶点"网络图。网络共有 114 个节点，181 条关系，其中灵泽片药物节点 4 个（中药材），化学成分节点 13 个，靶蛋白节点 97 个，见图 7-5。分析得到 degree 值前 10 位的化学成分为：Genistein（CAS: 446-72-0）、β-Sitosterol（CAS: 83-46-5）、Pelargonidin（CAS: 7690-51-9）、Hederagenin（CAS: 465-99-6）、Tyrosol（CAS: 501-94-0）、Zhebeiresinol（CAS: 151636-98-5）、Sitosterol（CAS: 64997-52-0）、Peimisine（CAS: 19773-24-1）、1-Monolinolein（CAS: 107380-08-5）、6-Methoxyl-2-Acetyl-3-Methyl-1,4-Naphthoquinone-8-*O*-β-D-Glucopyranoside（CAS: 288622-12-8），见表 7-1。

**6. 靶蛋白与分子对接**

将上述"药材-成分-靶点"网络和 PPI 核心网络进行节点链接度分析，得出 degree 值前 3 的有效化学成分和靶蛋白，为该复方中药治疗前列腺增生的关键小分子和靶标。通过 PubChem 数据库（https://pubchem.ncbi.nlm.nih.gov/）下载关键小分子分子结构的 SDF 格式文件，PDB 蛋白数据库下载对应靶蛋白格式文件。MOE 软件验证靶标和关键小分子之间的分子对接可能性，药材-成分-靶点网络进行节点链接度分析，得出 degree 值前 3 的化学分子（Genistein、β-Sitosterol、Pelargonidin）和 PPI 网络核心基因对应靶蛋白（STAT3、JUN、TP53），利用 MOE 软件进行分子对接，Genistein 与 STAT3、JUN、TP53 结合的最小自由能分别为 −4.7085kcal/mol、−6.2671kcal/mol、−4.8958kcal/mol（图 7-6）；β-Sitosterol 与 STAT3、JUN、TP53 结合的最小自由能分别为 −6.4078kcal/mol、−6.1198kcal/mol、−5.7338kcal/mol（图 7-7）；Pelargonidin 与 STAT3、JUN、TP53 结合的最小自由能分别为 −4.6784kcal/mol、−6.1412kcal/mol、−4.8147kcal/mol（图 7-8）。

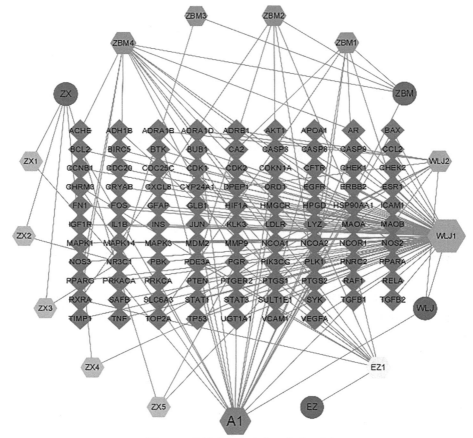

图 7-5　灵泽片复方中药网络药理图
圆形为中药材、菱形为靶标、六边形为中药成分

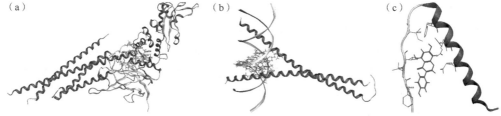

图 7-6　灵泽片核心组分 Genistein 与核心靶蛋白分子对接全局图（彩图请扫封底二维码）
（a）STAT3；（b）JUN；（c）TP53

## 7. 讨论

本研究通过 PPI 网络进行基因筛选得到灵泽片治疗 BPH 的核心靶点，靶点基因参与细胞凋亡、免疫调节、细胞生长等作用机制过程。其中首选为 *STAT3*（转录因子基因），其可参与免疫调节、细胞生长和分化、炎症反应、肿瘤生成和发展、细胞内传递信号、基因表达和多种细胞功能；其次为 *JUN*（染色体基因），

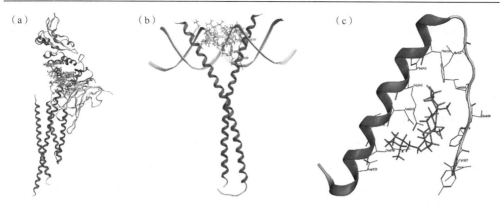

图 7-7　灵泽片核心组分 β-Sitosterol 与核心靶蛋白分子对接全局图（彩图请扫封底二维码）

（a）STAT3；（b）JUN；（c）TP53

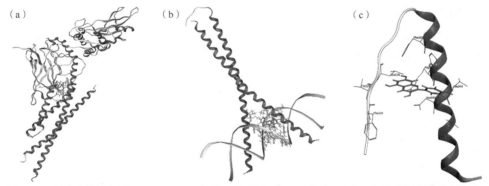

图 7-8　灵泽片核心组分 Pelargonidin 与核心靶蛋白分子对接全局图（彩图请扫封底二维码）

（a）STAT3；（b）JUN；（c）TP53

其是禽肉瘤病毒 17 的转化基因，编码一种与病毒蛋白高度相似的蛋白，与特定靶 DNA 序列直接相互作用，调节基因表达；再次为 *TP53*（肿瘤抑制基因），其可防止细胞恶性转化和癌症的发生，维护细胞基因组稳定性和正常功能。

　　GO 功能注释结果显示，灵泽片参与调控的分子功能主要富集在：对激素的反应、细胞对脂质、细胞对含氮化合物、对生长因子等的反应和调节 miRNA 转录、miRNA 代谢和蛋白质磷酸化等过程中。KEGG 通路富集分析结果显示，灵泽片主要对癌症发生、血脂和动脉粥样硬化、化学致癌-受体活化、PI3K-Akt 信号通路、细胞衰老、前列腺癌症发生、MAPK 信号通路等起调控作用。

　　通过网络药理学构建分析得到 degree 值前 10 位的化学成分：Genistein、β-Sitosterol、Pelargonidin、Hederagenin、Tyrosol、Zhebeiresinol、Sitosterol、Peimisine、1-Monolinolein、6-Methoxyl-2-Acetyl-3-Methyl-1,4-Naphthoquinone-8-*O*-β-D-Glucopyranoside，它们可作为灵泽片的质量标准控制指标。分子对接结果显示，灵泽片核心成分 Genistein、β-Sitosterol、Pelargonidin 与靶点蛋白 STAT3、JUN、TP53 结合的最小自由能均小于 0，具有较强的结合能力，它们是该药品中

最重要的成药物质。当然，以上结论仅为模拟研究的结果，需要细胞学和动物学实验的验证。

# 第 2 节　网络药理学分析癃闭通胶囊

## 1. 活性成分收集筛选

通过中药系统药理学平台（TCMSP），检索癃闭通胶囊组成成分：穿山甲（*Manis pentadactyla* L.，CSJ）、肉桂（Cortex Cinnanmomi，RG）2 味中药材的有效化学成分，应用 ADME 参数筛选出可能活性药物分子[设定口服生物利用度（oral bioavailability，OB）阈值≥30%、类药性（drug likeness，DL）阈值≥0.18%，其他参数默认]，TCMSP 检索不到的中药通过中医药整合药理学研究平台 v2.0（TCMIP v2.0）和文献来筛选有效化学成分，SwissADME 进行药物成分虚拟筛选并与 *BPH* 基因靶点取交集，得到癃闭通胶囊有效化学成分 8 种。表 7-2 中穿山甲 3 种、肉桂 5 种，无共有成分。

表 7-2　癃闭通胶囊 2 种药材中有效化学成分

| CSJ | | |
| --- | --- | --- |
| CSJ1 | CSJ2 | CSJ3 |
| Uracil（CAS: 66-22-8） | Stearic Acid（CAS: 57-11-4） | Cholesterol（CAS: 57-88-5） |
| RG | | |
| RG1 | RG2 | RG3 |
| Cinnamic Acid（CAS: 140-10-3） | Procyanidin B1（CAS: 20315-25-7） | Cinnamaldehyde（CAS: 104-55-2） |
| RG4 | RG5 | |
| Melilotate（CAS: 495-78-3） | α-Cedrene（CAS: 469-61-4） | |

## 2. 有效成分靶蛋白预测筛选与交叉验证

利用 TCMSP 数据库预测筛选出符合条件的 8 种有效成分的对应靶蛋白。在 CTD 数据库中以前列腺增生（hyperplasia of prostate）为关键词搜索相关基因，Inference score 排序 30 以上的基因与 TCMSP 数据库预测靶蛋白取交集，得到 25 个交集相关靶蛋白。

## 3. GO 功能注释和 KEGG 通路富集分析

将得到的 25 个靶蛋白在 Metascape 分别进行 GO 功能注释和 KEGG 通路富集分析。GO 功能注释显示，靶点基因参与了：细胞对含氮化合物、细胞对有机环状化合物、对温度刺激、炎症等的反应和细胞内受体信号通路、内皮细胞迁移、血液循环正向调节（图 7-9）。KEGG 通路富集分析显示这些反应过程可能通过脂质和动脉粥样硬化、癌症途径、雌激素信号通路、人巨细胞病毒感染、脂肪细胞中脂肪分解调节、唾液分泌等通路发生（图 7-10）。

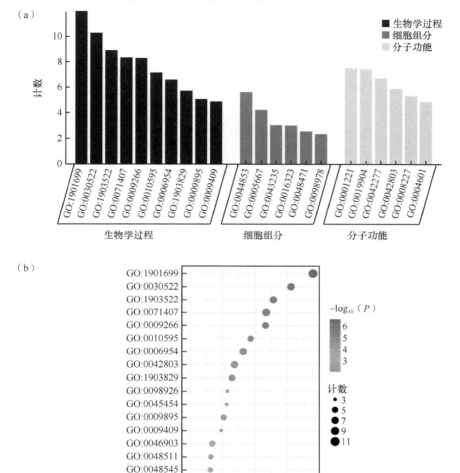

图 7-9　癃闭通胶囊的靶蛋白的 GO 功能注释（彩图请扫封底二维码）
（a）柱状图；（b）气泡图：气泡代表基因富集数目，气泡越大代表该 GO 功能中富集的基因越多

### 4. 成分靶蛋白互作分析

将获得的 25 个靶蛋白上传至 STRING 数据库进行蛋白质-蛋白质相互作用富集分析，种属设置为"*Homo sapiens*"，隐藏游离节点，最低交互要求分数（minimum required interaction score）设置为最高置信度（0.900）进行 PPI 网络图构建，运用 Cytoscape 3.9.1 对 PPI 网络图进一步分析和优化。获得了由 12 个节点和 14 条边组成的网络互作图（节点大小、颜色深浅、连线密度代表靶点基因的重要性，图 7-11）。获得 degree 值前 10 位的核心基因为：*RELA*、*RXRA*、*PRKACA*、*NFKBIA*、*NCOA2*、*TXNRD1*、*SP1*、*IRF3*、*NOS3*、*TLR4*，其互作关系如下：*RELA*

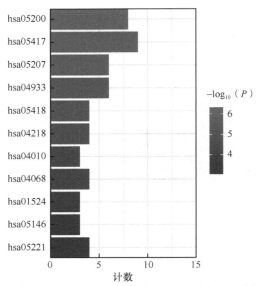

图 7-10 癃闭通胶囊的靶蛋白的 KEGG 通路富集柱状图（彩图请扫封底二维码）
颜色代表显著性，颜色越红代表基因在该 KEGG 通路中富集越显著

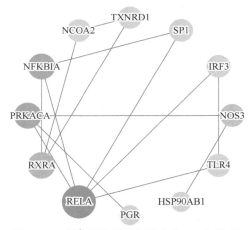

图 7-11 癃闭通胶囊的靶蛋白的 PPI 网络图

编码转录因子蛋白，参与细胞凋亡、免疫反应、细胞增殖和转移等生理与病理过程；*RXRA* 编码 RXRα 蛋白，在转录调控、细胞分化和发育、能量代谢调节、免疫调节及肿瘤抑制等方面发挥作用，对细胞功能和生物过程的调控具有重要影响；*PRKACA* 编码 PKAα 蛋白，在细胞信号转导、细胞增殖和分化、代谢调节及神经调节等方面发挥作用；*NFKBIA* 编码 IκBα 蛋白，在调节 NF-κB 信号通路、控制炎症反应、影响细胞生存和凋亡，以及免疫调节等方面发挥重要作用；*NCOA2* 编码 NCoA-2 蛋白，在转录调节、细胞增殖和分化、能量代谢调节、肿瘤发展及神经调节等方面起作用；*TXNRD1* 编码 TrxR1 蛋白，在硒酶活性、抗氧化作用、电子

传递和代谢调节、细胞增殖和生存，以及肿瘤发展和治疗抵抗等多个方面发挥重要作用；*SP1* 编码转录因子 Sp1，在转录调节、细胞增殖和分化、免疫调节、细胞凋亡调控及肿瘤发展和转移等多个方面发挥重要作用；*IRF3* 编码蛋白 IRF3，在干扰素产生、免疫应答调节、抗病毒防御和免疫细胞活化等方面发挥作用；*NOS3* 编码蛋白 NOS3，在一氧化氮合成、血管功能调节、免疫调节、细胞凋亡和心血管健康等方面发挥作用；*TLR4* 编码蛋白 TLR4，在识别病原体、免疫细胞激活、免疫调节、抗菌防御和适应性免疫等方面发挥重要作用。

**5. 复方中药网络药理学构建**

将筛选获得的 25 个靶蛋白对应基因导入 Cytoscape 3.9.1 软件，绘制复方中药网络图，即"药材-成分-靶点"网络图。网络共有 35 个节点，49 条关系，其中癃闭通胶囊药物节点 2 个（中药材），化学成分节点 8 个，靶蛋白节点 25 个，见图 7-12。分析得到 degree 值排名前 8 位的化学成分为：Cinnamaldehyde（CAS：104-55-2）、Melilotate（CAS：495-78-3）、Procyanidin B1（CAS：20315-25-7）、Stearic Acid（CAS：57-11-4）、α-Cedrene（CAS：469-61-4）、Cinnamic Acid（CAS：140-10-3）、Cholesterol（CAS：57-88-5）、Uracil（CAS：66-22-8），见表 7-2。

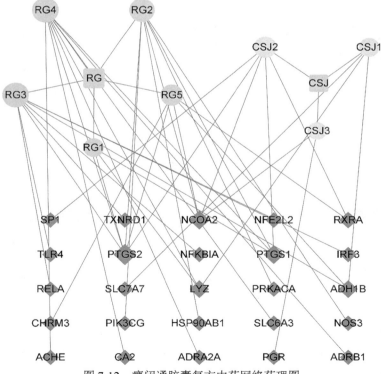

图 7-12　癃闭通胶囊复方中药网络药理图

方形为中药材、圆形为成分、菱形为靶标

## 6. 靶蛋白与分子对接

将上述"药材-成分-靶点"网络和 PPI 核心网络进行节点链接度分析，得出 degree 值前 3 的有效化学成分和靶蛋白，为该复方中药治疗前列腺增生的关键小分子和靶标。通过 PubChem 数据库（https://pubchem.ncbi.nlm.nih.gov/）下载关键小分子分子结构的 SDF 格式文件，PDB 蛋白数据库下载对应靶蛋白格式文件。MOE 软件验证靶标和关键小分子之间的分子对接可能性，药材-成分-靶点网络进行节点链接度分析，得出 degree 值前 3 的化学分子（Cinnamaldehyde、Melilotate、Procyanidin B1）和 PPI 网络核心基因对应靶蛋白（RELA、RXRA、PRKACA），利用 MOE 软件进行分子对接，Cinnamaldehyde 与 RELA、RXRA、PRKACA 结合的最小自由能分别为-4.3332kcal/mol、-4.1058kcal/mol、-4.7558kcal/mol（图 7-13）；Melilotate 与 RELA、RXRA、PRKACA 结合的最小自由能分别为-4.8083kcal/mol、-4.4753kcal/mol、-5.4479kcal/mol（图 7-14）；Procyanidin B1 与 RELA、RXRA、PRKACA 结合的最小自由能分别为-6.6821kcal/mol、-6.9882kcal/mol、-6.6088kcal/mol（图 7-15）。

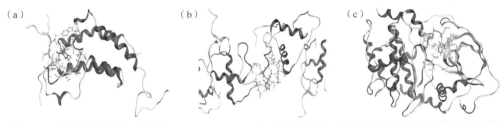

图 7-13　癃闭通胶囊核心组分 Cinnamaldehyde 与核心靶蛋白分子对接全局图（彩图请扫封底二维码）

(a) RELA；　(b) RXRA；　(c) PRKACA

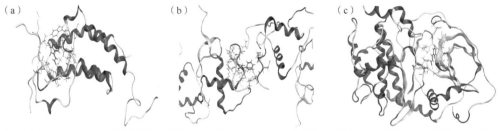

图 7-14　癃闭通胶囊核心组分 Melilotate 与核心靶蛋白分子对接全局图（彩图请扫封底二维码）

(a) RELA；　(b) RXRA；　(c) PRKACA

## 7. 讨论

本研究通过 PPI 网络进行基因筛选得到癃闭通胶囊治疗 BPH 的核心靶点，靶点基因参与细胞凋亡、免疫调节、抗炎等作用机制过程。其中首选为 *RELA*（编码转录因子蛋白），其参与细胞凋亡、免疫反应、细胞增殖和转移等生理与病理

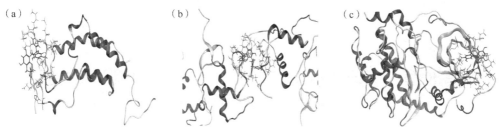

图 7-15　瘰闭通胶囊核心组分 Procyanidin B1 与核心靶蛋白分子对接全局图（彩图请扫封底二维码）

(a) RELA；(b) RXRA；(c) PRKACA

过程；其次为 *RXRA*（编码 RXRα 蛋白），其在转录调控、细胞分化和发育、能量代谢调节、免疫调节及肿瘤抑制等方面发挥作用，对细胞功能和生物过程的调控具有重要影响；再次为 *PRKACA*（编码 PKAα 蛋白），其在细胞信号转导、细胞增殖和分化、代谢调节及神经调节等方面发挥作用。

　　GO 功能注释结果显示，瘰闭通胶囊参与调控的分子功能主要富集在：细胞对含氮化合物、细胞对有机环状化合物、对温度刺激、炎症等的反应和细胞内受体信号通路、内皮细胞迁移、血液循环正向调节等过程中。KEGG 通路富集分析结果显示，瘰闭通胶囊主要对脂质和动脉粥样硬化、癌症途径、雌激素信号通路、人巨细胞病毒感染、脂肪细胞中脂肪分解调节、唾液分泌等起调控作用。

　　分子对接结果显示，瘰闭通胶囊核心成分 Cinnamaldehyde、Melilotate、Procyanidin B1 与靶点蛋白 RELA、RXRA、PRKACA 结合的最小自由能均小于 0，具有较强的结合能力，它们是该药品中最重要的成药物质。当然，以上结论仅为模拟研究的结果，需要细胞学和动物学实验的验证。

# 第8章　基于网络药理学的治疗前列腺增生症中成药新组方研究

## 第1节　治疗前列腺增生症中成药方剂中的主要中药材

整理治疗前列腺增生28个中药方剂,共涉及112味中药,分别是八角茴香、白花蛇舌草、白芍、白芷、败酱、萹蓄、补骨脂、苍术、柴胡、车前草、车前子、沉香、陈皮、赤芍、川楝子、川木通、川木香、川牛膝、川芎、穿山甲、刺猬皮、大黄、丹参、当归、地黄、地龙、冬瓜子、冬葵果、莪术、茯苓、附子、甘草、枸杞子、关黄柏、桂枝、海金沙、海马、黑芝麻、红花、胡芦巴、虎耳草、虎杖、琥珀、黄柏、黄精、黄连、黄芪、金钱草、金银花、金樱子、韭菜子、苦杏仁、荔枝核、两头尖、龙胆、蝼蛄、麻黄、马鞭草、马齿苋、麦芽、没药、绵萆薢、牡丹皮、木馒头、牛黄、牛膝、女贞子、蒲公英、蒲黄、牵牛子、芡实、秦艽、秦皮、瞿麦、人参、肉桂、三棱、三七、桑葚、山慈菇、山药、山茱萸、石韦、熟地黄、桃仁、土鳖虫、土茯苓、菟丝子、王不留行、乌灵菌、蜈蚣、夏枯草、小茴香、熊胆粉、旋覆花、益母草、薏苡仁、淫羊藿、油菜花粉、鱼腥草、郁金、皂角刺、泽兰、泽泻、浙贝母、栀子、枳壳、制草乌、重楼、猪苓、猪牙皂、猪鬃草。

八角茴香药材见于前列通栓、前列通片;白花蛇舌草药材见于龙金通淋胶囊、前列闭尔通栓;白芍药材见于古汉养生精、桂枝茯苓胶囊;白芷药材见于尿塞通胶囊、前列欣胶囊、尿塞通片;败酱药材见于尿塞通片、前列欣胶囊、尿塞通胶囊;萹蓄药材见于温肾前列胶囊;补骨脂药材见于癃闭舒胶囊;苍术药材见于前列舒丸;柴胡药材见于前列癃闭通片、前列癃闭通胶囊、龙金通淋胶囊、金利油软胶囊、前列舒通胶囊;车前草药材见于前列舒乐片;车前子药材见于前列通栓、羊藿三川颗粒、温肾前列胶囊、前列通片;沉香药材见于金利油软胶囊;陈皮药材见于尿塞通胶囊、尿塞通片;赤芍药材见于尿塞通胶囊、前列欣胶囊、前列舒通胶囊、尿塞通片;川楝子药材见于尿塞通胶囊、前列欣胶囊、尿塞通片;川木通药材见于羊藿三川颗粒、翁沥通胶囊;川木香药材见于羊藿三川颗粒;川牛膝药材见于前列桂黄片、羊藿三川颗粒、前列癃闭通片、前列舒乐片、前列癃闭通胶囊、前列舒通胶囊;川芎药材见于前列舒通胶囊;穿山甲药材见于癃闭通胶囊、前列闭尔通栓;刺猬皮药材见于前列倍喜胶囊;大黄药材见于前列桂黄片、翁沥通胶囊、复方雪参胶囊;丹参药材见于尿塞通胶囊、前列欣胶囊、龙金通淋胶囊、尿塞通片；当归药材见于前列舒通胶囊；地黄药材见于龙金通淋胶囊；地龙药材见于复方雪参胶囊；冬瓜子药材见于前列舒丸；冬葵果药材见于前列癃闭通片、前列癃闭通胶囊；莪术药材见于灵泽片、复方雪参胶囊；茯苓药材见于前列癃闭通片、前列舒丸、温肾前列胶囊、前列癃闭通胶囊、龙金通淋胶囊、桂枝茯苓胶囊；附子药材见于前列舒丸、温肾前列胶囊；甘草药材见于古汉养生精、前列舒丸、前列舒通胶囊、金利油软胶囊、翁沥通胶囊；枸杞子药材见于古汉养生精、前列欣胶囊；关黄柏药材见于夏荔芪胶囊、尿塞通片、前列通片；桂枝药材见于前列癃闭通片、前列舒丸、前列癃闭通胶囊、桂枝茯苓胶囊；海金沙药材见于羊藿三川颗粒、癃闭舒胶囊；海马药材见于复方雪参胶囊；黑芝麻药材见于金利油软胶囊；红花药材见于尿塞通胶囊、前列欣胶囊、尿塞通片；胡芦巴药材见于羊藿三川颗粒；虎耳草药材见于前列舒通胶囊；虎杖药材见于前列癃闭通片、温肾前列胶囊、前列癃闭通胶囊、复方雪参胶囊；琥珀药材见于前列通栓、羊藿三川颗粒、夏荔芪胶囊、癃闭舒胶囊、前列通片、前列闭尔通栓；黄柏药材见于前列通栓、羊藿三川颗粒、尿塞通胶囊、前列舒通胶囊、前列闭尔通栓；黄精药材见于古汉养生精；黄连药材见于金利油软胶囊、前列闭尔通栓；黄芪药材见于前列通栓、古汉养生精、前列癃闭通胶囊、前列舒乐片、夏荔芪胶囊、前列癃闭通片、龙金通淋胶囊、翁沥通胶囊、前列通片；金钱草药材见于癃闭舒胶囊、龙金通淋胶囊、复方雪参胶囊；金银花药材见于翁沥通胶囊；金樱子药材见于西帕依麦孜彼子胶囊、古汉养生精；韭菜子药材见于前列舒丸；苦杏仁药材见于金利油软胶囊；荔枝核药材见于夏荔芪胶囊；两头尖药材见于前列通栓、前列通片；龙胆药材见于龙金通淋胶囊；蝼蛄药材见于前列倍喜胶囊；麻黄药材见于金利油软胶囊；马鞭草药材见于前列舒通胶囊、前列闭尔通栓；马齿苋药材见于前列舒通胶囊、温肾前列胶囊；麦芽药材见于古汉养生精；没药药材见于前列欣胶囊；绵萆薢药材见于西帕依麦孜彼子胶囊；牡丹皮药材见于前列舒丸、温肾前列胶囊、桂枝茯苓胶囊；木馒头药材见于前列通栓；牛黄药材见于龙金通淋胶囊；牛膝药材见于温肾前列胶囊；女贞子药材见于古汉养生精、夏荔芪胶囊；蒲公英药材见于前列通栓、前列欣胶囊、前列通片、复方雪参胶囊；蒲黄药材见于前列桂黄片、前列舒乐片；牵牛子药材见于复方雪参胶囊；芡实药材见于西帕依麦孜彼子胶囊；秦艽药材见于金利油软胶囊；秦皮药材见于金利油软胶囊；瞿麦药材见于温肾前列胶囊；人参药材见于古汉养生精、羊藿三川颗粒；肉桂药材见于前列舒丸、前列桂黄片、前列通栓、泽桂癃爽片、夏荔芪胶囊、温肾前列胶囊、癃闭通胶囊、前列通片；三棱药材见于前列舒通胶囊、复方雪参胶囊；三七药材见于羊藿三川颗粒、复方雪参胶囊、前列闭尔通栓；桑葚药材见于西帕依麦孜彼子胶囊；山慈菇药材见于癃闭舒胶囊；山药药材见于前列舒丸、温肾前列胶囊；山茱萸药材见于前列舒丸、温肾前列胶囊；石韦药材见于前列欣胶囊；熟地黄药材见于前列舒丸、温肾前列胶囊；桃仁药材见于羊藿三川颗粒、前列癃闭通片、前列癃闭通胶囊、尿塞通片、尿塞通胶囊、前列欣胶囊、前列舒丸、桂枝茯苓胶囊；土鳖虫药材见于羊藿三川颗粒、前列癃闭通片、前列癃闭通胶囊、前列闭尔通栓；土茯苓药材见于前列舒通胶囊、复方雪参胶囊；菟丝子药材见于古汉养生精；王不留行药材见于前列通片、尿塞通胶囊、尿塞通片、前列欣胶囊、前列倍喜胶囊、复方雪参胶囊、前列闭尔通栓；乌灵菌药材见于灵泽片；蜈蚣药材见于羊藿三川颗粒、前列闭尔通栓；夏枯草药材见于夏荔芪胶囊；小茴香药材见于尿塞通胶囊、尿塞通片；熊胆粉药材见于龙金通淋胶囊；旋覆花药材见于翁沥通胶囊；益母草药材见于癃闭舒胶囊；薏苡仁药材见于前列舒丸、翁沥通胶囊；淫羊藿药材见于古汉养生精、羊藿三川颗粒、前列癃闭通片、前列癃闭通胶囊、前列舒乐片、前列舒丸、温肾前列胶囊、复方雪参胶囊；油菜花粉药材见于普乐安片；鱼腥草药材见于龙金通淋胶囊；郁金药材见于羊藿三川颗粒；皂角刺药材见于泽桂癃爽片、前列欣胶囊、前列倍喜胶囊、复方雪参胶囊；泽兰药材见于前列通栓、尿塞通胶囊、尿塞通片、泽桂癃爽片、前列欣胶囊、翁沥通胶囊、前列通片、复方雪参胶囊；泽泻药材见于灵泽片、尿塞通胶囊、前列舒丸、温肾前列胶囊、前列舒通胶囊、尿塞通片；浙贝母药材见于灵泽片、翁沥通胶囊；栀子药材见于西帕依麦孜彼子胶囊、龙金通淋胶囊、翁沥通胶囊、前列闭尔通栓；枳壳药材见于前列癃闭通片、前列癃闭通胶囊；制草乌药材见于金利油软胶囊；重楼药材见于复方雪参胶囊；猪苓药材见于复方雪参胶囊；猪牙皂药材见于前列桂黄片；猪鬃草药材见于前列倍喜胶囊（表 8-1）。

## 第 2 节　中成药方剂中出现的主要化合物

对上述中成药方剂所含 112 味中药材进行网络药理学筛选分析，共得到 597 种有效化学成分，其中：黄酮类化合物有 176 个、萜类化合物 109 个、酚类化合物 76 个、甾体类化合物 59 个、生物碱类化合物 47 个、酸类化合物 23 个、氨基酸类化合物 11 个、酯类化合物 25 个、酮类化合物 17 个、醌类化合物 12 个、醇类化合物 9 个、含氮化合物 17 个、其他化合物 16 个。具体如下所述。

表 8-1　治疗前列腺增生症中药组方中药材配伍表

| 药材 | 复方雪参胶囊 | 古汉养生精 | 桂枝茯苓胶囊 | 金利油软胶囊 | 灵泽片 | 龙金通淋胶囊 | 癃闭舒胶囊 | 癃闭通胶囊 | 尿塞通胶囊 | 尿塞通片 | 普乐安片 | 前列倍喜胶囊 | 前列闭尔通栓 | 前列桂黄片 | 前列癃闭通胶囊 | 前列癃闭通片 | 前列舒乐片 | 前列舒通胶囊 | 前列舒丸 | 前列通片 | 前列通栓 | 前列欣胶囊 | 温肾前列胶囊 | 翁沥通胶囊 | 西帕依麦孜彼子胶囊 | 夏荔芪胶囊 | 羊藿三川颗粒 | 泽桂癃爽片 |
|---|---|---|---|---|---|---|---|---|---|---|---|---|---|---|---|---|---|---|---|---|---|---|---|---|---|---|---|---|
| 八角茴香 | | | | | | | | | | | | | | | | | | | | ● | ● | | | | | | | |
| 白花蛇舌草 | | | | | | ● | | | | | | | ● | | | | | | | | | | | | | | | |
| 白芍 | | ● | ● | | | | | | | | | | | | | | | | | | | | | | | | | |
| 白芷 | | | | | | | | | ● | ● | | | | | | | | | | | | ● | | | | | | |
| 败酱 | | | | | | | | | ● | ● | | | | | | | | | | | | ● | | | | | | |
| 萹蓄 | | | | | | | | | | | | | | | | | | | | | | | ● | | | | | |
| 补骨脂 | | | | | | | ● | | | | | | | | | | | | | | | | | | | | | |
| 苍术 | | | | | | | | | | | | | | | | | | | ● | | | | | | | | | |
| 柴胡 | | | | ● | | ● | | | | | | | | | ● | ● | | ● | | | | | | | | | | |
| 车前草 | | | | | | | | | | | | | | | | | ● | | | | | | | | | | | |
| 车前子 | | | | | | | | | | | | | | | | | | | | ● | | | ● | | | | ● | |
| 沉香 | | | | ● | | | | | | | | | | | | | | | | | | | | | | | | |
| 陈皮 | | | | | | | | | ● | ● | | | | | | | | | | | | | | | | | | |
| 赤芍 | | | | | | | | | ● | ● | | | | | | | | ● | | | | ● | | | | | | |

续表

| 药材 | 复方雪参胶囊 | 古汉养生精 | 桂枝茯苓胶囊 | 金利油软胶囊 | 灵泽片 | 龙金通淋胶囊 | 癃闭舒胶囊 | 癃闭通胶囊 | 尿塞通胶囊 | 尿塞通片 | 普乐安片 | 前列倍喜胶囊 | 前列闭尔通栓 | 前列桂黄片 | 前列癃闭通胶囊 | 前列癃闭通片 | 前列舒乐片 | 前列舒通胶囊 | 前列舒丸 | 前列通片 | 前列通栓 | 前列欣胶囊 | 温肾前列胶囊 | 翁沥通胶囊 | 西帕依麦孜彼子胶囊 | 夏荔芪胶囊 | 羊藿三川颗粒 | 泽桂糯爽片 |
|---|---|---|---|---|---|---|---|---|---|---|---|---|---|---|---|---|---|---|---|---|---|---|---|---|---|---|---|---|
| 川楝子 |  |  |  |  |  |  |  |  | • | • |  |  |  |  |  |  |  |  |  |  |  | • |  |  |  |  |  |  |
| 川木通 |  |  |  |  |  |  |  |  |  |  |  |  |  |  |  |  |  |  |  |  |  |  |  | • |  |  | • |  |
| 川木香 |  |  |  |  |  |  |  |  |  |  |  |  |  |  |  |  |  |  |  |  |  |  |  |  |  |  | • |  |
| 川牛膝 |  |  |  |  |  |  |  |  |  |  |  |  |  | • | • | • | • | • |  |  |  |  |  |  |  |  | • |  |
| 川芎 |  |  |  |  |  |  |  |  |  |  |  |  |  |  |  |  |  | • |  |  |  |  |  |  |  |  |  |  |
| 穿山甲 |  |  |  |  |  |  |  | • |  |  |  |  | • |  |  |  |  |  |  |  |  |  |  |  |  |  |  |  |
| 刺猬皮 |  |  |  |  |  |  |  |  |  |  |  | • |  |  |  |  |  |  |  |  |  |  |  |  |  |  |  |  |
| 大黄 |  | • |  |  |  | • |  |  | • | • |  |  |  | • |  |  |  |  |  |  |  | • |  | • |  |  |  |  |
| 丹参 |  |  |  |  |  |  |  |  |  |  |  |  |  |  |  |  |  | • |  |  |  |  |  |  |  |  |  |  |
| 当归 |  | • |  |  |  | • |  |  |  |  |  |  |  |  |  |  |  |  |  |  |  |  |  |  |  |  |  |  |
| 地黄 |  |  |  |  |  |  |  |  |  |  |  |  |  |  |  |  |  |  |  |  |  |  |  |  |  |  |  |  |
| 地龙 |  |  |  |  |  |  |  |  |  |  |  |  |  |  |  |  |  |  |  |  |  |  |  |  |  |  |  |  |
| 冬瓜子 |  |  |  |  |  |  |  |  |  |  |  |  |  |  |  |  |  |  | • |  |  |  |  |  |  |  |  |  |
| 冬葵果 |  |  |  |  |  |  |  |  |  |  |  |  |  |  | • | • |  |  |  |  |  |  |  |  |  |  |  |  |
| 莪术 |  | • |  |  | • |  |  |  |  |  |  |  |  |  |  |  |  |  |  |  |  |  |  |  |  |  |  |  |

续表

| 药材 | 复方雪参胶囊 | 桂枝茯苓胶囊 | 金利油软胶囊 | 灵泽片 | 龙金通淋胶囊 | 癃闭舒胶囊 | 癃闭通胶囊 | 尿塞通胶囊 | 尿塞通片 | 普乐安片 | 前列倍喜胶囊 | 前列闭尔通栓 | 前列桂黄片 | 前列癃闭通胶囊 | 前列癃闭通片 | 前列舒乐片 | 前列舒通胶囊 | 前列舒丸 | 前列通片 | 前列通栓 | 前列欣胶囊 | 温肾前列胶囊 | 翁沥通胶囊 | 西帕依麦孜彼子胶囊 | 夏荔芪胶囊 | 羊藿三川颗粒 | 泽桂癃爽片 |
|---|---|---|---|---|---|---|---|---|---|---|---|---|---|---|---|---|---|---|---|---|---|---|---|---|---|---|---|
| 茯苓 | | ● | | | ● | | | | | | | | | ● | ● | | | ● | | | | ● | | | | | |
| 附子 | | | | | | | | | | | | | | | | | | ● | | | | ● | | | | | |
| 甘草 | ● | | ● | | | | | | | | | | | | | | ● | ● | | | | | ● | | | | |
| 枸杞子 | ● | | | | | | | | | | | | | | | | | | | | | | | | | | |
| 关黄柏 | | | | | | | | | | | | | | | | | | | | | ● | | | | | | |
| 桂枝 | | ● | | | | | | | ● | | | | | ● | ● | | | ● | ● | | | | | | ● | | |
| 海金沙 | | | | | | ● | | | | | | | | | | | | | | | | | | | | ● | |
| 海马 | | | | | | | | ● | ● | | | | | | | | | | | | | | | | | | |
| 黑芝麻 | | | ● | | | | | | | | | | | | | | | | | | | | | | | | |
| 红花 | | | | | | | | | | | | | | | | | | | | | ● | | | | | | |
| 胡芦巴 | | | | | | | | | | | | | | | | | | | | | | | | | | ● | |
| 虎耳草 | | | | | | | | | | | | | | | | | ● | | | | | | | | | | |
| 虎杖 | | | | | | ● | | | | | | ● | | ● | ● | | | | | ● | | ● | | | | | |
| 琥珀 | | | | | | | | | | | | | | | | | | | ● | ● | | | | | ● | ● | |
| 黄柏 | | | | | | | | ● | | | | ● | | | | | ● | | | | | | | | | ● | |
| 黄精 | ● | | | | | | | | | | | | | | | | | | | | | | | | | | |

续表

| 药材 | 复方雪参胶囊 | 古汉养生精 | 桂枝茯苓胶囊 | 金利油软胶囊 | 灵泽片 | 龙金通淋胶囊 | 癃闭舒胶囊 | 癃闭通胶囊 | 尿塞通胶囊 | 尿塞通片 | 普乐安片 | 前列倍喜胶囊 | 前列闭尔通栓 | 前列桂黄片 | 前列癃闭通胶囊 | 前列癃闭通片 | 前列舒乐片 | 前列舒通胶囊 | 前列舒丸 | 前列通片 | 前列通栓 | 前列欣胶囊 | 温肾前列胶囊 | 翁沥通胶囊 | 西帕依麦孜彼子胶囊 | 夏荔芪胶囊 | 羊藿三川颗粒 | 泽桂癃爽片 |
|---|---|---|---|---|---|---|---|---|---|---|---|---|---|---|---|---|---|---|---|---|---|---|---|---|---|---|---|---|
| 黄连 | | | | ● | | | | | | | | | ● | | | | | | | | | | | | | | | |
| 黄芪 | | ● | | | | ● | | | | | | | | | ● | ● | ● | | | ● | ● | | | ● | | ● | | |
| 金钱草 | ● | | | | | ● | ● | | | | | | | | | | | | | | | | | | | | | |
| 金银花 | | | | | | | | | | | | | | | | | | | | | | | | ● | | | | |
| 金樱子 | | ● | | | | | | | | | | | | | | | | | | | | | | | ● | | | |
| 韭菜子 | | | | | | | | | | | | | | | | | | | ● | | | | | | | | | |
| 苦杏仁 | | | | ● | | | | | | | | | | | | | | | | | | | | | | | | |
| 荔枝核 | | | | | | | | | | | | | | | | | | | | | | | | | | ● | | |
| 两头尖 | | | | | | | | | | | | | | | | | | | | ● | ● | | | | | | | |
| 龙胆 | | | | | | ● | | | | | | | | | | | | | | | | | | | | | | |
| 蝼蛄 | | | | | | | | | | | | ● | | | | | | | | | | | | | | | | |
| 麻黄 | | | | ● | | | | | | | | | | | | | | | | | | | | | | | | |
| 马鞭草 | | | | | | | | | | | | | ● | | | | | ● | | | | | | | | | | |
| 马齿苋 | | | | | | | | | | | | | | | | | | ● | | | | | ● | | | | | |

续表

| 药材 | 复方雪参养生精胶囊 | 桂枝茯苓胶囊 | 金利油软胶囊 | 灵泽片 | 龙金通淋胶囊 | 癃闭舒胶囊 | 癃闭通胶囊 | 尿塞通胶囊 | 尿塞通片 | 普乐安片 | 前列倍喜胶囊 | 前列闭尔通栓 | 前列桂黄片 | 前列癃闭通胶囊 | 前列癃闭通片 | 前列舒乐片 | 前列舒通胶囊 | 前列舒丸 | 前列通片 | 前列通栓 | 前列欣胶囊 | 温肾前列胶囊 | 翁沥通胶囊 | 西帕依麦孜彼子胶囊 | 夏苈芪胶囊 | 羊藿三川颗粒 | 泽桂癃爽片 |
|---|---|---|---|---|---|---|---|---|---|---|---|---|---|---|---|---|---|---|---|---|---|---|---|---|---|---|---|
| 麦芽 | ● | | | | | | | | | | | | | | | | | | | | | | | | | | |
| 没药 | | | | | | | | | | | | | | | | | | | | | ● | | | | | | |
| 绵萆薢 | | | | | | | | | | | | | | | | | | | | | | | | ● | | | |
| 牡丹皮 | | ● | | | | | | | | | | | | | | | | ● | | | | ● | | | | | |
| 木馒头 | | | | | | | | | | | | | | | | | | | | ● | | | | | | | |
| 牛黄 | | | | | ● | | | | | | | | | | | | | | | | | | | | | | |
| 牛膝 | | | | | | | | | | | | | | | | | | | | | | ● | | | | | |
| 女贞子 | ● | | | | | | | | | | | | | | | | | | | | | | | | ● | | |
| 蒲公英 | ● | | | | | | | | | | | | | | | | | | ● | ● | ● | | | | | | |
| 蒲黄 | | | | | | | | | | | | | ● | | | ● | | | | | | | | | | | |
| 牵牛子 | ● | | | | | | | | | | | | | | | | | | | | | | | | | | |
| 芡实 | | | | | | | | | | | | | | | | | | | | | | | | ● | | | |
| 秦艽 | | | ● | | | | | | | | | | | | | | | | | | | | | | | | |
| 秦皮 | | | ● | | | | | | | | | | | | | | | | | | | | | | | | |
| 瞿麦 | | | | | | | | | | | | | | | | | | | | | | ● | | | | | |

续表

| 药材 | 复方雪参胶囊 | 古汉养生精 | 桂枝茯苓胶囊 | 金利油软胶囊 | 灵泽片 | 龙金通淋胶囊 | 癃闭舒胶囊 | 癃闭通胶囊 | 尿塞通胶囊 | 尿塞通片 | 普乐安片 | 前列倍喜胶囊 | 前列闭尔通栓 | 前列桂黄片 | 前列癃闭通胶囊 | 前列癃闭通片 | 前列舒乐片 | 前列舒通胶囊 | 前列舒丸 | 前列通片 | 前列通栓 | 前列欣胶囊 | 温肾前列胶囊 | 翁沥通胶囊 | 西帕依麦孜彼子胶囊 | 复荪芪胶囊 | 羊藿三川颗粒 | 泽桂癃爽片 |
|---|---|---|---|---|---|---|---|---|---|---|---|---|---|---|---|---|---|---|---|---|---|---|---|---|---|---|---|---|
| 人参 |  | ● |  |  |  |  |  |  |  |  |  |  |  |  |  |  |  |  |  |  |  |  |  |  |  |  | ● |  |
| 肉桂 |  |  |  |  |  |  |  | ● |  |  |  |  |  | ● |  |  |  |  | ● | ● | ● |  | ● |  |  | ● |  | ● |
| 三棱 | ● |  |  |  |  |  |  |  |  |  |  |  |  |  |  |  |  | ● |  |  |  |  |  |  |  |  |  |  |
| 三七 | ● |  |  |  |  |  |  |  |  |  |  |  | ● |  |  |  |  |  |  |  |  |  |  |  |  |  | ● |  |
| 桑葚 |  |  |  |  |  |  |  |  |  |  |  |  |  |  |  |  |  |  |  |  |  |  |  |  | ● |  |  |  |
| 山慈菇 |  |  |  |  |  |  | ● |  |  |  |  |  |  |  |  |  |  |  |  |  |  |  |  |  |  |  |  |  |
| 山药 |  |  |  |  |  |  |  |  |  |  |  |  |  |  |  |  |  |  | ● |  |  |  | ● |  |  |  |  |  |
| 山茱萸 |  |  |  |  |  |  |  |  |  |  |  |  |  |  |  |  |  |  | ● |  |  |  | ● |  |  |  |  |  |
| 石韦 |  |  |  |  |  |  |  |  |  |  |  |  |  |  |  |  |  |  |  |  |  |  |  |  |  |  |  |  |
| 熟地黄 |  |  |  |  |  |  |  |  |  |  |  |  |  |  |  |  |  |  | ● |  |  | ● | ● |  |  |  |  |  |
| 桃仁 |  |  | ● |  |  |  |  |  | ● | ● |  |  | ● |  | ● | ● |  |  | ● |  |  | ● |  |  |  |  | ● |  |
| 土鳖虫 | ● |  |  |  |  |  |  |  |  |  |  |  |  |  | ● | ● |  |  |  |  |  |  |  |  |  |  | ● |  |
| 土茯苓 |  |  |  |  |  |  |  |  |  |  |  |  |  |  |  |  |  | ● |  |  |  |  |  |  |  |  |  |  |
| 菟丝子 |  | ● |  |  |  |  |  |  |  |  |  |  |  |  |  |  |  |  |  |  |  |  |  |  |  |  |  |  |

续表

| 药材 | 复方雪参胶囊 | 桂枝茯苓胶囊 | 金利油软胶囊 | 龙金通淋胶囊 | 癃闭舒胶囊 | 癃闭通胶囊 | 尿塞通胶囊 | 尿塞通片 | 普乐安片 | 前列倍喜胶囊 | 前列闭尔通栓 | 前列桂黄片 | 前列癃闭通胶囊 | 前列癃闭通片 | 前列舒乐片 | 前列舒通胶囊 | 前列舒丸 | 前列通片 | 前列通栓 | 前列欣胶囊 | 温肾前列胶囊 | 翁沥通胶囊 | 西帕依麦孜彼子胶囊 | 夏荔芪胶囊 | 羊藿三川颗粒 | 泽桂癃爽片 |
|---|---|---|---|---|---|---|---|---|---|---|---|---|---|---|---|---|---|---|---|---|---|---|---|---|---|---|
| 王不留行 | ● | | | | | | ● | ● | | ● | ● | | | | | | | ● | | ● | | | | | | |
| 乌灵菌 | | | ● | | | | | | | | | | | | | | | | | | | | | | | |
| 蜈蚣 | | | | | | | | | | | ● | | | | | | | | | | | | | | ● | |
| 夏枯草 | | | | | | | | | | | | | | | | | | | | | | | | ● | | |
| 小茴香 | | | | | | | ● | ● | | | | | | | | | | | | | | | | | | |
| 熊胆粉 | | | | ● | | | | | | | | | | | | | | | | | | ● | | | | |
| 旋覆花 | | | | | | | | | | | | | | | | | | | | | | | | | | |
| 益母草 | | | | | | ● | | | | | | | | | | | | | | | | | | | | |
| 薏苡仁 | | | | | | | | | | | | | | | | | ● | | | | | ● | | | | |
| 淫羊藿 | | ● | | | | | | | | | | | ● | ● | ● | | ● | | | | ● | | | | ● | |
| 油菜花粉 | | | | | | | | | ● | | | | | | | | | | | | | | | | | |
| 鱼腥草 | | | | ● | | | | | | | | | | | | | | | | | | | | | | |
| 郁金 | | | | | | | | | | | | | | | | | | | | | | | | | ● | |
| 皂角刺 | ● | | | | | | | | | ● | | | | | | | | | | ● | | | | | | ● |

续表

| 药材 | 复方雪参胶囊 | 古汉养生精 | 桂枝茯苓胶囊 | 金利油软胶囊 | 灵泽片 | 龙金通淋胶囊 | 癃闭舒胶囊 | 癃闭通胶囊 | 尿塞通胶囊 | 尿塞通片 | 普乐安片 | 前列倍喜胶囊 | 前列闭尔通栓 | 前列桂黄片 | 前列癃闭通胶囊 | 前列癃闭通片 | 前列舒乐片 | 前列舒通胶囊 | 前列舒丸 | 前列通片 | 前列通栓 | 前列欣胶囊 | 温肾前列胶囊 | 翁沥通胶囊 | 西帕依麦孜彼子胶囊 | 夏荔芪胶囊 | 羊藿三川颗粒 | 泽桂癃爽片 |
|---|---|---|---|---|---|---|---|---|---|---|---|---|---|---|---|---|---|---|---|---|---|---|---|---|---|---|---|---|
| 泽兰 | • | | | | | | | | • | • | | | | | | | | | | • | • | • | | • | | | | • |
| 泽泻 | | | | | • | | | | • | • | | | | | | | | • | • | | | | • | | | | | |
| 浙贝母 | | | | | • | | | | | | | | | | | | | | | | | | | • | | | | |
| 栀子 | | | | | | • | | | | | | | • | | | | | | | | | | | • | • | | | |
| 枳壳 | | | | | | | | | | | | | | | • | • | | | | | | | | | | | | |
| 制草乌 | | | | • | | | | | | | | | | | | | | | | | | | | | | | | |
| 重楼 | • | | | | | | | | | | | | | | | | | | | | | | | | | | | |
| 猪苓 | • | | | | | | | | | | | | | | | | | | | | | | | | | | | |
| 猪牙皂 | | | | | | | | | | | | | | • | | | | | | | | | | | | | | |
| 猪鬃草 | | | | | | | | | | | | • | | | | | | | | | | | | | | | | |

## 1. 黄酮类化合物

黄酮类化合物共 176 种，分别为原花青素 B1（Procyanidin B1，CAS: 20315-25-7）、木犀草素（Luteolin，CAS: 491-70-3）、芹菜素（Apigenin，CAS: 520-36-5）、(+)-表儿茶素[(+)-Epicatechin，CAS: 35323-91-2]、(−)-儿茶素[(−)-Catechin，CAS: 18829-70-4]、槲皮素（Quercetin，CAS: 117-39-5）、汉黄芩素（Wogonin，CAS: 632-85-9）、豆蔻（Jaranol，CAS: 3301-49-3）、异鼠李素（Isorhamnetin，CAS: 480-19-3）、3,9,10-三甲氧基紫檀烷（3,9,10-Trimethoxypterocarpan）、7-*O*-甲基异微凸剑叶莎醇（7-*O*-Methylisomucronulatol，CAS: 137217-83-5）、9,10-二甲氧基紫檀烷-3-*O*-β-D-葡萄糖苷（9,10-Dimethoxy-Pterocarpan-3-*O*-β-D-Glucoside，CAS: 94367-42-7）、黄芪紫檀烷（Methylnissolin，CAS: 73340-41-7）、黄豆苷元（Daidzein，CAS: 486-66-8）、芒柄花素（Formononetin，CAS: 485-72-3）、毛蕊异黄酮（Calycosin，CAS: 20575-57-9）、山奈酚（Kaempferol，CAS: 520-18-3）、异麦芽糖醇-2′,7-二葡萄糖苷（Isomucronulatol-2′,7-di-Glucosiole）、1,7-二羟基-3,9-二甲氧基紫檀烯（1,7-Dihydroxy-3,9-Dimethoxy Pterocarpene）、异补骨脂黄酮（Isobavachin，CAS: 31524-62-6）、菜豆素（Phaseollidin，CAS: 37831-70-2）、金雀异黄酮（Genistein，CAS: 446-72-0）、矮牵牛素（Petunidin Chloride，CAS: 13270-60-5）、儿茶素[(+)-Catechin，CAS: 154-23-4]、甘草查耳酮 A（Licochalcone A，CAS: 58749-22-7）、鹰嘴豆芽素 A（Biochanin，CAS: 491-80-5）、紫云英苷（Astragalin，CAS: 480-10-4）、槲皮苷（Quercitrin，CAS: 522-12-3）、桑色素（Morin，CAS: 480-16-0）、槲皮素-3-*O*-β-D-吡喃葡糖苷酸（Quercetin-3-*O*-β-D-Glucuronide，CAS: 22688-79-5）、天竺葵素（Pelargonidin，CAS: 7690-51-9）、(+)-柚皮素[(+)-Naringenin，CAS: 67604-48-2]、高丽槐素[(−)-Maackiain，CAS: 2035-15-6]、丹酚酸 B（Bolusanthol B，CAS: 115939-25-8）、刺槐黄素（Acacetin，CAS: 480-44-4）、高车前素（Hispidulin，CAS: 1447-88-7）、(−)-花旗松素[(−)-Taxifolin，CAS: 111003-33-9]、蒙花苷（Linarin，CAS: 480-36-4）、甘草素（Liquiritigenin，CAS: 578-86-9）、杨梅苷（Myricitrin，CAS: 17912-87-7）、泽兰黄醇（Eupatin，CAS: 19587-65-6）、异牡荆黄素（Isovitexin，CAS: 38953-85-4）、橙皮素（Hesperetin，CAS: 520-33-2）、氯化飞燕草素-3,5-*O*-二葡萄糖苷（Delphinidin-3,5-*O*-Diglucoside Chloride，CAS: 17670-06-3）、水黄皮次素（Karanjin，CAS: 521-88-0）、美迪紫檀素（Medicarpin，CAS: 32383-76-9）、(二氢)黄柏苷（Phellamurin，CAS: 52589-11-4）、去氢丹参酮IIA（Dehydrotanshinone IIA，CAS: 119963-50-7）、6-羟基山奈酚（6-Hydroxykaempferol，CAS: 4324-55-4）、黄芩素（Baicalein，CAS: 491-67-8）、醌式红花苷（Carthamone）、槲皮万寿菊素（Quercetagetin，CAS: 90-18-6）、黄芩苷（Baicalin，CAS: 21967-41-9）、草质素（Herbacetin，CAS: 527-95-7）、香叶木素（Diosmetin，CAS: 520-34-3）、黄麻苷（Corchoroside，CAS:

508-76-9）、4′-羟基汉黄芩素（5,7,4′-Trihydroxy-8-Methoxyflavone，CAS: 57096-02-3）、3′-甲氧基大豆黄素（3′-Methoxydaidzein，CAS: 21913-98-4）、金圣草素（Chrysoeriol，CAS: 491-71-4）、伞房花耳草素（Corymbosin，CAS: 18103-41-8）、日当药黄素（Swertiajaponin，CAS: 6980-25-2）、红车轴草素（Pratensein，CAS: 2284-31-3）、8-异戊烯基山奈酚（8-Prenylkaempferol，CAS: 28610-31-3）、马卡因（Maackiain，CAS: 19908-48-6）、黄羽扇豆魏特酮（Lupiwighteone，CAS: 104691-86-3）、怀特酮（Wighteone，CAS: 51225-30-0）、德鸢尾素（Irilone，CAS: 41653-81-0）、6-羟基木犀草素（6-Hydroxyluteolin，CAS: 18003-33-3）、柽柳黄素（Tamarixetin，CAS: 603-61-2）、杜鹃黄素（Azaleatin，CAS: 529-51-1）、万寿菊素（Patuletin，CAS: 519-96-0）、柚皮素（Naringenin，CAS: 480-41-1）、脱水淫羊藿素（Anhydroicaritin，CAS: 38226-86-7）、8-异戊烯基黄酮（8-Prenylflavone）、淫羊藿次苷II（Baohuoside II，CAS: 113558-15-9）、淫羊藿苷（Icariin，CAS: 489-32-7）、淫羊藿属苷 A（EpimedosideA，CAS: 39012-04-9）、异黄杞苷（Isoengelitin，CAS: 30987-58-7）、落新妇苷（Astilbin，CAS: 29838-67-3）、花旗松素（Taxifolin，CAS: 480-18-2）、3,3″,4″,5,5″,6,7-六甲氧基黄酮（3,3″,4″,5,5″,6,7-Heptamethoxyflavone，CAS: 17245-30-6）、茵陈黄酮（Arcapillin，CAS: 83162-82-7）、飞燕草素（Delphinidine，CAS: 528-53-0）、辛黄烷酮（Shinflavanone，CAS: 157414-03-4）、山豆根酮 B1（Euchrenone B1，CAS: 119061-09-5）、粗毛甘草素 B（Glyasperin B，CAS: 142488-54-8）、粗毛甘草素 F（Glyasperin F，CAS: 145382-61-2）、粗毛甘草素 C（Glyasperin C，CAS: 142474-53-1）、大豆叶提取物异槲皮酚（Isotrifoliol，CAS: 329319-08-6）、坎佐醇B（Kanzonol B，CAS: 155233-19-5）、坎佐醇W（Kanzonol W，CAS: 184584-82-5）、半甘草异黄酮 B（Semilicoisoflavone B，CAS: 129280-33-7）、鳞叶甘草素 A（Glepidotin A，CAS: 42193-83-9）、鳞叶甘草素 B（Glepidotin B，CAS: 87440-56-0）、菜豆异黄素（Phaseolinisoflavan，CAS: 40323-57-7）、刺果甘草查耳酮（Glypallichalcone，CAS: 146763-58-8）、坎佐醇 U（Kanzonol U，CAS: 178330-48-8）、甘草查耳酮 B（Licochalcone B，CAS: 58749-23-8）、甘草查耳酮 D（Licochalcone D，CAS: 144506-15-0）、甘草利酮（Licoricone，CAS: 51847-92-8）、甘草宁 A（Gancaonin A，CAS: 27762-99-8）、甘草宁 B（Gancaonin B，CAS: 124596-86-7）、甘草宁 L（Gancaonin L，CAS: 129145-50-2）、甘草宁 M（Gancaonin M，CAS: 129145-51-3）、甘草宁 O（Gancaonin O，CAS: 129145-53-5）、甘草香豆酮（Licocoumarone，CAS: 118524-14-4）、甘草异黄酮 A（Licoisoflavone A，CAS: 66056-19-7）、甘草异黄烷酮（Licoisoflavanone，CAS: 66067-26-3）、新翼果苷（Shinpterocarpin，CAS: 157414-04-5）、格列索黄酮（Glisoflavone，CAS: 125709-32-2）、甘草苷（Liquiritin，CAS: 551-15-5）、甘草吡喃香豆素

（Licopyranocoumarin，CAS：117038-80-9）、7,2″-二羟基-3″,4″-亚甲二氧基异黄酮（Glyzaglabrin，CAS：65242-64-0）、光甘草定（Glabridin，CAS：59870-68-7）、光甘草宁（Glabranin，CAS：41983-91-9）、光甘草素（Glabrene，CAS：60008-03-9）、光甘草酮（Glabrone，CAS：60008-02-8）、黄甘草异黄酮 A（Eurycarpin A，CAS：166547-20-2）、美迪紫檀素葡萄糖苷（Medicarpin Glucoside，CAS：52766-70-8）、新甘草苷（Neoliquiritin，CAS：5088-75-5）、S-异补骨脂黄酮（S-Isobavachin，CAS：31524-62-6）、异甘草黄酮醇（Isolicoflavonol，CAS：94805-83-1）、异刺芒柄花素（Isoformononetin，CAS：486-63-5）、1-甲氧基菜豆素（1-Methoxyphaseollidin，CAS：65428-13-9）、槲皮素-3,3′-二甲醚（Quercetin-3,3′-Dimethyl Ether，CAS：4382-17-6）、3′-羟基-4′-O-甲基甘草甜菊苷（3′-Hydroxy-4′-O-Methylglabridin，CAS：175554-11-7）、3′-甲氧基光甘草定（3′-Methoxyglabridin，CAS：74046-05-2）、4′-甲氧基光甘草定（4′-Methoxyglabridin，CAS：68978-09-6）、坎佐醇 F（Kanzonol F，CAS：152511-44-9）、6-异戊烯圣草酚（6-Prenylated Eriodictyol）、7-乙酰氧基-2-甲基异黄酮（7-Acetoxy-2-Methylisoflavone）、甘草宁 G（Gancaonin G，CAS：126716-34-5）、甘草宁 H（Gancaonin H，CAS：126716-35-6）、甘草素 M（Glyasperins M）、甘草黄酮醇 A（Glycyrrhiza Flavonol A，CAS：197304-01-1）、甘草异黄酮 B（Licoisoflavone B，CAS：66056-30-2）、飞机草素（Odoratin，CAS：53948-00-8）、菜豆醇（Phaseol，CAS：88478-02-8）、去氢粗毛甘草素 C（Dehydroglyasperin C，CAS：199331-35-6）、(R)-橙皮苷[(R)-Hesperetin，CAS：24604-97-5]、女贞果苷 D（Lucidumoside D，CAS：104121-88-2）、圣草酚（Eriodictyol，CAS：552-58-9）、艾黄素（Artemetin，CAS：479-90-3）、藤黄酮-B（Garcinone-B，CAS：76996-28-6）、羟基芫花素（Hydroxygenkwanin，CAS：20243-59-8）、芫花素（Genkwanin，CAS：437-64-9）、川陈皮素（Nobiletin，CAS：478-01-3）、柳穿鱼黄素（Pectolinarigenin，CAS：520-12-7）、5,4′-二羟基黄酮（5,4′-Dihydroxyflavone，CAS：6665-67-4）、黄柏双糖苷（Dihydrophelloside）、黄酮素 F（Phellodensin F，CAS：53846-49-4）、表儿茶素（Epicatechin，CAS：490-46-0）、(2R,3R)-4-甲氧基-花旗松素[(2R,3R)-4-Methoxyl-Distylin]、白矢车菊素[(+)-Leucocyanidin，CAS：69256-15-1]、异山奈素（3-Methylkempferol，CAS：1592-70-7）、原花青素 B2（Procyanidin B2，CAS：29106-49-8）、车前子苷（Plantagoside，CAS：78708-33-5）、3,4,5,7,8-五羟基黄酮（Hypolaetin，CAS：27696-41-9）、沙苑子苷（Complanatuside，CAS：116183-66-5）、萹蓄苷（Avicularin，CAS：572-30-5）、黄豆黄素（Glycitein，CAS：40957-83-3）、5,6,3′,4′-四羟基-7-甲氧基黄酮（Pedalitin，CAS：22384-63-0）、白西尼多（Leucocyanidin，CAS：480-17-1）、白藻素（Leucopelargonidin，CAS：520-17-2）、5,7-二羟基-3′,4′,5′-三甲氧基黄酮（5,7-Dihydroxy-3′,4′,5′-Trimethoxyflavone，CAS：18103-42-9）、紫薇蒨素（Betavulgarin，CAS：51068-94-1）、新落新妇苷（Neoastilbin，

CAS: 54081-47-9)、异落新妇苷（Isoastilbin，CAS: 54081-48-0）、漆黄素（Fisetin，CAS: 528-48-3）、三甲基芹菜素（Trimethylapigenin，CAS: 5631-70-9）、1,3-二羟基-2-甲氧基口山酮（1,3-Dihydroxy-2-Methoxyxanthone，CAS: 87339-74-0）、黄颜木素（Fustin，CAS: 20725-03-5）、鼠李亭 3-半乳糖苷（Rhamnetin 3-Galactoside，CAS: 62858-07-5）、7-甲氧基-2-甲基-3-苯基-4H-色烯-4-酮（7-Methoxy-2-Methylisoflavone，CAS: 19725-44-1）、4,7-二羟基-5-甲氧基-6-甲基-8-甲酰基黄烷（4,7-Dihydroxy-5-Methoxyl-6-Methyl-8-Formyl-Flavan）、山奈素（Kaempferide，CAS: 491-54-3）。

**2. 萜类化合物**

萜类化合物共 109 种，其中二萜类化合物 58 种，分别为：赤霉素 A31（Gibberellin A31，CAS: 32483-54-8）、赤霉素 A119（Gibberellin A119，CAS: 328058-45-3）、赤霉素 A19（Gibberellin A19，CAS: 6980-44-5）、赤霉素 A44（Gibberellin A44，CAS: 36434-15-8）、赤霉素 A54（Gibberellin A54，CAS: 72533-75-6）、赤霉素 A63（Gibberellin A63，CAS: 63351-80-4）、赤霉素 A7（Gibberellin A7，CAS: 510-75-8）、赤霉素 A87（Gibberellin A87）、西红花酸（Crocetin，CAS: 27876-94-4）、鼬瓣花二萜（Galeopsin，CAS: 76475-16-6）、前益母草二萜（Preleoheterin，CAS: 151178-05-1）、异-前益母草二萜（Iso-Preleoheterin）、四氢丹参酮 I（Tetrahydro Tanshinone I，CAS: 126979-84-8）、川芎萘呋内酯（Wallichilid，CAS: 93236-64-7）、柳杉酚（Sugiol，CAS: 511-05-7）、去氧穿心莲内酯（Deoxyandrographolide，CAS: 79233-15-1）、赤霉素（Gibberellin，CAS: 77-06-5）、异甜菜素（Isobetanidin，CAS: 4934-32-1）、异甜菜苷（Isobetanin，CAS: 15121-53-6）、仙人掌黄质 I（Vulgaxanthin I，CAS: 904-62-1）、4-甲亚基丹参新酮（4-Methylene Miltirone，CAS: 126979-83-7）、甲酰丹参酮（Formyltanshinone，CAS: 126979-80-4）、3-羟基亚甲基丹参醌（3-Hydroxymethylenetanshinquinone，CAS: 83145-47-5）、亚甲基丹参醌（Methylenetanshinquinone，CAS: 67656-29-5）、紫丹参萜醚（Przewalskin，CAS:119400-87-2）、紫丹参素 B（Przewaquinone B，CAS: 76829-01-1）、紫丹参素 C（Przewaquinone C，CAS: 96839-29-1）、丹参二醇 C（Tanshindiol C，CAS: 97465-71-9）、紫丹参素 F（Przewaquinone F，CAS: 96839-31-5）、香紫苏醇（Sclareol，CAS: 515-03-7）、丹参醛（Tanshinaldehyde，CAS: 142694-58-4）、丹参醇 B（Danshenol B，CAS: 189308-09-6）、丹参醇 A（Danshenol A，CAS: 189308-08-5）、丹参酮（Salvilenone，CAS: 57517-08-5）、隐丹参酮（Cryptotanshinone，CAS: 35825-57-1）、丹参新醌 D（Danshenxinkun D，CAS: 98873-76-8）、丹参螺缩酮内酯（Danshinspiroketallactone，CAS: 100414-80-0）、二氢丹参内酯（Dihydrotanshinlactone）、二氢丹参酮 I（Dihydrotanshinone I，CAS:

125623-97-4）、表丹参螺缩酮内酯（Epidanshenspiroketallactone，CAS：113472-19-8）、铁锈醇（Ferruginol，CAS：514-62-5）、异隐丹参酮（Isocryptotanshinone，CAS：22550-15-8）、异丹参酮ⅡA（Isotanshinone IIA，CAS：20958-15-0）、泪杉醇（Manool，CAS：596-85-0）、丹参酚醌Ⅰ（Miltionone I）、丹参酚醌Ⅱ（Miltionone II）、丹参环庚三烯酚酮（Miltipolone，CAS：131086-61-8）、丹参新酮（Miltirone，CAS：27210-57-7）、新隐丹参酮Ⅱ（Neocryptotanshinone II，CAS：27468-20-8）、新隐丹参酮（Neocryptotanshinone，CAS：109664-02-0）、鼠尾草酚酮（Salviolone，CAS：119400-86-1）、丹参二醇 A（Tanshindiol A，CAS：97411-46-6）、丹参二醇 B（Tanshindiol B，CAS：97465-70-8）、紫丹参丁素（Przewaquinone D，CAS：96839-30-4）、丹参酮ⅡA（Tanshinone IIA，CAS：568-72-9）、丹参酮ⅡB（Tanshinone IIB，CAS：17397-93-2）、丹参酮Ⅵ（Tanshinone VI）、黄药苷（Crenatoside，CAS：61276-16-2）。三萜类化合物 23 种，分别为：白桦脂酸（Mairin，CAS：472-15-1）、16α-羟基松苓新酸（16α-Hydroxydehydrotrametenolic Acid，CAS：176390-66-2）、常春藤皂苷元（Hederagenin，CAS：465-99-6）、熊果酸（Ursolic Acid，CAS：77-52-1）、猪苓酮 G（Polyporusterone G，CAS：141360-94-3）、23-乙酰泽泻醇 B（Alisol B Acetate，CAS：26575-95-1）、16β-甲氧基泽泻醇 B-单乙酸酯（16β-Methoxyalisol B Monoacetate）、泽泻醇 C-23-乙酸酯（Alisol C-23-Monoacetate，CAS：26575-93-9）、泽泻醇 B 乙酸酯（Alisol B Acetate，CAS：19865-76-0）、没药醇 C（Myrrhanol C）、没药酮 A（Myrrhanone A）、表美香酚（Epimansumbinol）、表白桦脂酸（Epibetulinic Acid，CAS：38736-77-5）、齐墩果酸（Oleanolic Acid，CAS：508-02-1）、芍药二酮（Palbinone，CAS：139954-00-0）、羊毛甾醇（Lanosterol，CAS：79-63-0）、异甘草酚（Isoglycyrol，CAS：23013-86-7）、人参皂苷 Rh2（Ginsenoside Rh2，CAS：78214-33-2）、人参皂苷 Rh4（Ginsenoside Rh4，CAS：174721-08-5）、人参二醇（Panaxadiol，CAS：19666-76-3）、二氢羊毛甾醇（Dihydrolanosterol，CAS：79-62-9）、羊毛甾-8-烯醇（Lanost-8-Enol）、钝叶醇（Obtusifoliol，CAS：16910-32-0）。倍半萜类化合物 15 种，分别为：α-石竹烯（α-Caryophyllene，CAS：6753-98-6）、3β-乙酰氧基苍术酮（3β-Acetoxy-Atractylone）、α-柏木烯（α-Cedrene，CAS：469-61-4）、广玉兰内酯（Magnograndiolide，CAS：92618-98-9）、泽泻醇（Alismol，CAS：87827-55-2）、姜黄醇（CurcuMol，CAS：4871-97-0）、β-榄香烯（β-Elemene，CAS：515-13-9）、α-古芸烯（α-Gurjunene，CAS：489-40-7）、曼苏宾酸（Mansumbinoic Acid，CAS：102848-63-5）、去氢木香内酯（Dehydrocostus Lactone，CAS：477-43-0）、1-O-乙酰基大花旋覆花内酯（1-O-Acetylbritannilactone，CAS：33627-41-7）、1,6-二氧-乙酰基大花旋覆花内酯（1,6-O,O-Diacetylbritannilactone，CAS：1286694-67-4）、旋覆花内酯（Britanin，CAS：33627-28-0）、欧南酚内酯（Hiyodorilactone A，CAS：38458-58-1）、乌药醚内酯（Linderane，CAS：13476-25-0）。单萜类化合物 4 种，

分别为：桉叶油醇（Eucalyptol，CAS：470-82-6）、香芹酚（Carvacrol，CAS：499-75-2）、芍药苷（Paeoniflorin，CAS：23180-57-6）、L-薄荷醇（L-Menthol，CAS：2216-51-5）。其他萜类化合物 9 种，分别为：反式-2-癸烯醛（*trans*-2-Decenal，CAS：3913-81-3）、反,反-2,4-癸二烯醛（*trans,trans*-2,4-Decadienal，CAS：25152-84-5）、(13E,17E,21E)-8-羟基聚苯二-13,17,21-三烯-3-酮[(13E,17E,21E)-8-Hydroxypolypodo-13,17,21-Trien-3-one]、京尼平苷酸（Geniposidic Acid，CAS：27741-01-1）、德尔妥因（Deltoin，CAS：19662-71-6）、β-胡萝卜素（β-Carotene，CAS：7235-40-7）、(Z)-二聚断马钱苷烯醛[(Z)-Aldosecologanin，CAS：82474-97-3]、28-去甲齐墩果-17-烯-3-醇（28-Norolean-17-en-3β-ol，CAS：4748-12-3）、沼菊素（Enhydrin，CAS：33880-85-2）。

### 3. 酚类化合物

酚类化合物共 76 种，其中香豆素类化合物 26 种，分别为：东莨菪内酯（Scopoletin，CAS：92-61-5）、香豆素（Coumarin，CAS：91-64-5）、别异欧前胡素（Alloisoimperatorin，CAS：35214-83-6）、欧前胡素（Imperatorin，CAS：482-44-0）、异欧前胡素（Isoimperatorin，CAS：482-45-1）、补骨脂素（Psoralen，CAS：66-97-7）、8-氧甲基异欧前胡内酯（Cnidilin，CAS：14348-22-2）、新甘草酚（Neoglycyrol，CAS：23013-84-5）、珊瑚菜素（Phellopterin，CAS：2543-94-4）、泼朗弗林（Pranferin，CAS：31485-45-7）、别欧前胡素（Prangenidin，CAS：642-05-7）、异补骨脂素（Isopsoralen，CAS：523-50-2）、红厚壳内酯（Inophyllum E，CAS：17312-31-1）、草木樨苷（Melilotoside，CAS：618-67-7）、(+)-川白芷内酯（Praeruptorin D，CAS：73069-28-0）、甘草芳香豆素（Licoarylcoumarin，CAS：125709-31-1）、格里西轮（Glycyrin，CAS：66056-18-6）、4'-*O*-甲基香豆雌酚（4'-*O*-Methylcoumestrol，CAS：1690-62-6）、胀果香豆素甲（Inflacoumarin A，CAS：158446-33-4）、7,2',4'-三羟基-5-甲氧基-3-芳基香豆素（7,2',4'-Trihydroxy-5-Methoxy-3-Arylcoumarin，CAS：1092952-62-9）、新比克白芷内酯（Neobyakangelicol，CAS：35214-82-5）、白当归脑（Byakangelicol，CAS：26091-79-2）、水合氧化前胡素（Oxypeucedanin Hydrate，CAS：133164-11-1）、秦皮苷（Fraxin，CAS：524-30-1）、马尔敏（Marmin，CAS：14957-38-1）、白芷属素（Heraclenin，CAS：2880-49-1）。木脂素类化合物 18 种，分别为：海风藤酮（Kadsurenone，CAS：95851-37-9）、表丁香脂素（Episyringaresinol，CAS：51152-20-6）、罗汉松树脂酚（Matairesinol，CAS：580-72-3）、迪亚扬甘宾（Diayangambin，CAS：21453-68-9）、芝麻素（Sesamin，CAS：607-80-7）、松脂酚（Pinoresinol，CAS：487-36-5）、皮树脂醇（Medioresinol，CAS：40957-99-1）、(1S,2R,3S)-6,7-二甲氧基-3-甲基-4-氧代-1-(3,4,5-三甲氧基苯基)-2,3-二氢-1H-萘-2-羧酸乙酯[Ethyl(1S,2R,3S)-6,7-Dimethoxy-3-Methyl-4-Oxo-1-(3,4,5-Trimethoxyphenyl)-

2,3-Dihydro-1H-Naphthalene-2-Carboxylate]、甲基牛蒡酚[2,3-Bis(3,4-Dimethoxybenzyl) Butyrolactone，CAS：25488-59-9]、橄榄树脂素（Olivil，CAS：2955-23-9）、苏齐内酯（Suchilactone，CAS：50816-74-5）、山蒟素 C（Hancinone C，CAS：111843-10-8）、8-羟基松脂醇（8-Hydroxypinoresinol，CAS：81426-17-7）、2-(4-羟基-3-甲氧基苯基)-7-甲氧基-5-苯并呋喃丙醇[2-(4-Hydroxy-3-Methoxyphenyl)-5-(3-Hydroxypropyl)-7-Methoxy-Benzofurancarboxaldehyde，CAS：144735-57-9]、丁香树脂醇葡萄糖苷[(+)-Syringaresinol-$O$-β-D-Glucoside，CAS：7374-79-0]、细辛脂素[(−)-Asarinin，CAS：133-04-0]、荜澄茄素（Cubebin，CAS：18423-69-3）、阿维菌素（Aviculin，CAS：156765-33-2）。苯丙素类化合物 5 种，分别为：阿魏酸（Ferulic Acid，CAS：1135-24-6）、咖啡酸（Caffeic acid，CAS：331-39-5）、肉桂醛（Cinnamaldehyde，CAS：104-55-2）、肉桂酸（Cinnamic Acid，CAS：140-10-3）、芝麻林素（Sesamolin，CAS：526-07-8）。芳香酚类化合物 18 种，分别为：丁香酚（Eugenol，CAS：97-53-0）、没食子酸（3,4,5-Trihydroxybenzoic Acid，CAS：149-91-7）、间双没食子酸（Digallic Acid，CAS：536-08-3）、对苯二酚（Hydroquinone，CAS：123-31-9）、右旋蛇菰宁[(+)-Balanophonin，CAS：215319-47-4]、杨梅酮（Myricanone，CAS：32492-74-3）、对甲氧基苯甲醛（4-Methoxybenzaldehyde，CAS：123-11-5）、愈创木酚（2-Methoxyphenol，CAS：90-05-1）、浙贝树脂醇（Zhebeiresinol，CAS：151636-98-5）、(2S)-6-(2,4-二羟基苯基)-2-(2-羟基-2-基丙基)-4-甲氧基-2,3-二氢呋喃[3,2-g]呋喃-7-酮[(2S)-6-(2,4-Dihydroxyphenyl)-2-(2-Hydroxypropan-2-yl)-4-Methoxy-2,3-Dihydrofuro[3,2-g]Chromen-7-one，CAS：2417185-69-2]、乌拉尔宁（Sigmoidin-B，CAS：87746-47-2）、丹酚酸 A（Salvianolic Acid A，CAS：96574-01-5）、原紫草酸（Pro-Lithospermic Acid，CAS：145554-86-5）、迷迭香酸（Rosmarinic Acid，CAS：537-15-5）、维生素 E（Vitamin E，CAS：1406-18-4）、2-甲氧基-9,10-二氢菲-4,5-二酚（2-Methoxy-9,10-Dihydrophenanthrene-4,5-Diol，CAS：70205-50-4）、柄曲菌素（Sterigmatocystin，CAS：10048-13-2）、3-(2-羟苯基)丙酸[Melilotate，CAS：495-78-3]；多酚类化合物 9 种，分别为：原儿茶酸（Protocatechuic Acid，CAS：99-50-3）、维斯体素[(3R)-Vestitol，CAS：35878-41-2]、原儿茶醛（Protocatechualdehyde，CAS：139-85-5）、芦荟大黄素-8-$O$-葡萄糖苷（Torachrysone-8-$O$-Glucoside，CAS：64032-49-1）、决明内酯（Toralactone，CAS：41743-74-2）、龙胆根素（Gentisin，CAS：437-50-3）、1,3,7-三羟基-9H-氧杂蒽-9-酮（Gentisein，CAS：529-49-7）、丹酚酸 G（Salvianolic Acid G，CAS：136112-79-3）、红花岩黄芪香豆雌酚 B（Hedysarimcoumestan B，CAS：899436-04-5）。

### 4. 甾体类化合物

甾体类化合物共 59 种，分别为谷甾醇（Sitosterol，CAS：64997-52-0）、石蒜

素酮（Stigmastenone，CAS: 1058-61-3）、啤酒甾醇（Cerevisterol，CAS: 516-37-0）、星鱼甾醇（Stellasterol，CAS: 2465-11-4）、过氧麦角甾醇（Ergosterol Peroxide，CAS: 2061-64-5）、胡萝卜苷（Sitogluside，CAS: 474-58-8）、β-谷甾醇（β-Sitosterol，CAS: 83-46-5）、α3-谷甾醇（α3-Sitosterol）、豆甾醇（Stigmasterol，CAS: 83-48-7）、菜油甾醇（Campesterol，CAS: 474-62-4）、薯蓣皂苷元（Diosgenin，CAS: 512-04-9）、麦角甾三烯[Ergosta-4,7,22-Trien-3-one,(22E)-，CAS: 17398-57-1]、5,6-麦角甾醇（5,6-Dihydroergosterol）、麦角甾-7,22-二烯-3-酮（Ergosta-7,22- Dien-3-one，CAS: 32507-77-0）、麦角甾醇（Ergosterol，CAS: 57-87-4）、胆固醇（Cholesterol，CAS: 57-88-5）、4,17(20)-(顺)-孕二烯-3,16-二酮[4,17(20)-(*cis*)- Pregnadiene-3,16-Dione]、谷甾醇IV（Guggulsterol IV，CAS: 20281-70-3）、软骨甾醇（Chondrillasterol，CAS: 481-17-4）、 11α-羟基孕-4,17(20)-反-二烯-3,16-二酮[11α-Hydroxypregna-4,17(20)-*trans*-Diene-3,16-Dione]、18-去甲雄甾-13(17)-烯-3-酮,16-氢过氧-4,4,8,14-四甲基-5α-醇[16-Hydroperoxymansumbin-13(17)-en-3β-ol]、4,4,8,10,14-五甲基-5α-甾-13(17)-烯-3,16-二酮[Mansumbin-13(17)-en-3,16-dione]、[(4α,5α,15α)-15-羟基-4,8,10,14-四甲基-3-羰基甾-16-烯-4-基]甲基乙酸酯（28-Acetoxy-15α-hydroxymansumbinone）、香胶甾酮（Guggulsterone，CAS: 95975-55-6）、柠檬二烯醇（Citrastadienol，CAS: 474-40-8）、β-谷甾酮（β-Sitosterone，CAS: 51529-11-4）、5β-胆烷酸（5β-Cholanic Acid，CAS: 546-18-9）、24-表牡脂烷醇（24-Epicampesterol，CAS: 4651-51-8）、 炉甘石醇（Poriferasterol，CAS: 481-16-3）、 24-乙基-4-胆固醇-3-酮（24-Ethylcholest-4-en-3-one，CAS: 67392-96-5）、γ-谷甾醇（γ-Clionasterol，CAS: 83-47-6）、 豆甾-7-烯-3-醇（Stigmast-7-en-3-ol，CAS: 6869-99-4）、 豆甾醇葡萄糖苷（Stigmasterol Glucoside，CAS: 19716-26-8）、 延龄草苷（Diosgenin Glucoside，CAS: 14144-06-0）、 黄夹次苷丙（Ruvoside，CAS: 6859-20-7）、 α-菠菜甾醇（α-Spinasterol，CAS: 481-18-5）、 24-甲基胆甾-5-烯基-3β-*O*-葡糖苷（24-Methylcholest-5-Enyl-3β-*O*-Glucopyranoside，CAS: 56362-42-6）、异岩藻甾醇（Isofucosterol，CAS: 481-14-1）、 黄山药皂苷 C（Dioscoreside C，CAS: 344912-80-7）、远华蟾蜍精（Telocinobufagin，CAS: 472-26-4）、7-脱氢豆甾醇（7-Dehydrosigmasterol）、 豆甾-7-烯-3β-醇（Poriferast-7-en-3β-ol，CAS: 18525-35-4）、24-甲基伊地洛苯酚（24-Methylidenelophenol，CAS: 1176-52-9）、剑麻皂苷元（Tigogenin，CAS: 77-60-1）、新提果皂苷元（Neotigogenin，CAS: 470-01-9）、 去氧胆酸（Deoxycholic Acid，CAS: 83-44-3）、去氧皮质酮（Desoxycorticosterone，CAS: 64-85-7）、24-乙基胆甾-22-烯醇（24-Ethylcholest-22-enol）、 24-乙基胆甾-5,22-二烯醇（24-Ethylcholesta-5,22-dienol）、 岩藻甾醇（Fucosterol，CAS: 17605-67-3）、 31-去甲兰甾醇（31-Norlanosterol，CAS: 51013-77-5）、4,24-二甲基-7-烯胆甾烷醇（24-Methyllophenol，CAS: 1106-35-0）、

4-甲基-7-烯胆(甾)烷醇（Lophenol，CAS: 481-25-4）、4α,14α,24-三甲基胆甾-8,24-二烯醇（4α,14α,24-Trimethylcholesta-8,24-Dienol）、4α,24-二甲基胆甾-7,24-二烯醇（4α,24-Dimethylcholesta-7,24-Dienol）、4α-甲基-24-乙基胆甾-7,24-二烯醇（4α-Methyl-24-Ethylcholesta-7,24-Dienol）、6-氟吲哚-7-脱氢胆固醇（6-Fluoroindole-7-Dehydrocholesterol，CAS: 96110-00-8）、维生素 D3（Vitamin D3，CAS: 67-97-0）、雌酚酮（Estrone，CAS: 53-16-7）。

### 5. 生物碱类化合物

生物碱类化合物 47 种，分别为：黄藤素（Palmatine，CAS: 3486-67-7）、原阿片碱（Protopine，CAS: 130-86-9）、(–)-异延胡索单酚碱[(–)-Isocorypalmine，CAS: 483-34-1]、小檗碱（Berberine，CAS: 2086-83-1）、四氢小檗碱[(S)-Canadine，CAS: 5096-57-1]、黄连碱（Coptisine，CAS: 3486-66-6）、荜茇宁（Piperlonguminine，CAS: 5950-12-9）、灰绿曲霉酰胺（Asperglaucide，CAS: 56121-42-7）、清风藤碱（Sinoacutine，CAS: 4090-18-0）、川芎哚（Perlolyrine，CAS: 29700-20-7）、5-羟基色胺（Serotonin，CAS: 50-67-9）、吴茱萸次碱（Rutaecarpine，CAS: 84-26-4）、茵芋碱（Skimmianin，CAS: 83-95-4）、白屈菜红碱（Chelerythrine，CAS: 34316-15-9）、甲基黄连碱（Worenine，CAS: 38763-29-0）、卡维丁（Cavidine，CAS: 32728-75-9）、小檗红碱（Berberrubine，CAS: 15401-69-1）、硫酸小檗碱（Berberine Sulfate，CAS: 633-66-9）、表小檗碱（Epiberberine，CAS: 6873-09-2）、L-四氢小檗碱（Tetrahydroberberine，CAS: 522-97-4）、8-氧化小檗碱（8-Oxyberberine，CAS: 549-21-3）、2,7-二氢高刺桐春（2,7-Dihydrohomoerysotrine，CAS: 51095-85-3）、贝母辛（Peimisine，CAS: 19773-24-1）、羽麦角碱（Penniclavine，CAS: 519-13-1）、裸麦角碱（Chanoclavine，CAS: 2390-99-0）、麦角醇（Lysergol，CAS: 602-85-7）、田麦角碱（Argoclavine，CAS: 548-42-5）、野麦角碱（Elymoclavine，CAS: 548-43-6）、东莨菪碱（Scopolamine，CAS: 51-34-3）、去氧哈林通碱（Deoxyharringtonine，CAS: 36804-95-2）、吉九里香碱（Girinimbin，CAS: 23095-44-5）、苦参碱（Matrine，CAS: 519-02-8）、黑龙江罂粟素（Amurensine，CAS: 10481-92-2）、药根碱（Jatrorrhizine，CAS: 3621-38-3）、四氢药根碱（Tetrahydrojatrorrhizine，CAS: 27313-86-6）、四氢雷公藤碱（Tetrahydroreticuline）、乌药碱（Coclaurine，CAS: 2196-60-3）、四氢鸭脚木碱（Tetrahydroalstonine，CAS: 6474-90-4）、双氢轮叶十齿草碱（Dihydroverticillatine）、对叶百部烯酮（Tuberostemoenone）、颠茄碱（Atropine，CAS: 51-55-8）、喜树碱（Campathecin，CAS: 7689-03-4）、新木姜子碱（Laurolitsine，CAS: 5890-18-6）、波尔定碱（Boldine，CAS: 476-70-0）、左旋千金藤啶碱（L-Stepholidine，CAS: 16562-13-3）、毒扁豆次碱（Physovenine，CAS: 6091-05-0）、鸭脚树叶碱（Picralinal，CAS: 20045-06-1）。

**6. 酸类化合物**

酸类化合物共 23 种，其中脂肪酸类化合物 19 种，分别为：棕榈酸（Palmitic Acid，CAS: 57-10-3）、亚油酸（Linoleic Acid，CAS: 60-33-3）、月桂酸（Lauric Acid，CAS: 143-07-7）、α-亚麻酸（α-Linolenic Acid，CAS: 463-40-1）、二十四烷酸（Lignoceric Acid，CAS: 557-59-5）、鞣花酸（Ellagic Acid，CAS: 476-66-4）、反-11-二十碳烯酸（*trans*-Gondoic Acid）、十四酸（Myristic Acid，CAS: 544-63-8）、十五烷酸（Pentadecylic Acid，CAS: 1002-84-2）、花生四烯酸（Arachidonic Acid，CAS: 506-32-1）、棕榈油酸（Zoomaric Acid，CAS: 373-49-9）、顺-11,14-二十碳二烯酸（*cis*-11,14-Eicosadienoic Acid，CAS: 2091-39-6）、γ-亚麻酸（γ-Linolenic Acid，CAS: 506-26-3）、十三酸（Tridecylic Acid，CAS: 638-53-9）、顺式-5-二十碳烯酸（*cis*-Eicosenoic Acid，CAS: 7050-07-9）、(E)-9-二十烯酸（Gadelaidic Acid，CAS: 506-31-0）、顺式-11-二十碳烯酸（*cis*-11-Eicosenoic Acid，CAS: 5561-99-9）、二十碳五烯酸（Eicosapentaenoic Acid，CAS: 10417-94-4）、硬脂酸（Stearic Acid，CAS: 57-11-4）。其他酸类化合物 4 种，分别为：丁二酸（Succinic Acid，CAS: 110-15-6）、5-*O*-对香豆酰奎宁酸（5-*O*-Coumaroylquinic Acid，CAS: 32451-86-8）、4-羟基苯甲醛（4-Hydroxybenzaldehyde，CAS: 123-08-0）、草酸（Oxalic Acid，CAS: 144-62-7）。

**7. 氨基酸类化合物**

氨基酸类化合物 11 种，分别为：L-(–)-脯氨酸[L-(–)-Proline，CAS: 147-85-3]、DL-丝氨酸（DL-Serine，CAS: 302-84-1）、L-天门冬氨酸（L-Aspartic Acid，CAS: 56-84-8）、L-异亮氨酸（L-Isoleucine，CAS: 73-32-5）、γ-氨基丁酸（γ-Aminobutanoic Acid，CAS: 56-12-2）、D-丙氨酸-3-13C（D-Alanine-3-13C，CAS: 133665-48-2）、D-丙氨酸（D-Alanine，CAS: 338-69-2）、DL-白氨酸（*N*-Carbobenzoxy-DL-Leucine，CAS: 3588-60-1）、Boc-D-酪氨酸（Boc-D-Tyrosine，CAS: 70642-86-3）、王不留行环肽 B（Segetalin B，CAS: 164991-89-3）、聚甘氨酸（Polyglycine，CAS: 25718-94-9）。

**8. 酯类化合物**

酯类化合物 25 种，分别为：联苯双酯（Bifendate，CAS: 73536-69-3）、邻苯二甲酸二丁酯（Dibutyl Phthalate，CAS: 84-74-2）、乙酸乙酯（Ethyl Acetate，CAS: 141-78-6）、(1α,4aα,4bβ,6α,10β)-吉布-2-烯-1,10-二羧酸,4a,6,7-三羟基-1-甲基-8-亚甲基,1,4a-内酯（2,3-Didehydro GA77）、GA121-异内酯（GA121-Isolactone）、GA122-异内酯（GA122-Isolactone，CAS: 357401-46-8）、亚油酸乙酯（Mandenol，CAS: 544-35-4）、亚麻酸乙酯（Ethyl Linolenate，CAS: 1191-41-9）、乙酸亚油酯（Linoleyl Acetate，CAS: 5999-95-1）、邻苯二甲酸二辛酯[Bis(2-Ethylhexyl)

Phthalate，CAS: 117-81-7]、一亚油酸甘油酯（1-Monolinolein，CAS: 107380-08-5）、除虫菊素Ⅱ（Pyrethrins Ⅱ，CAS: 121-29-9）、邻苯二甲酸二异辛酯（Diisooctyl Phthalate，CAS: 27554-26-3）、油酸乙酯（Ethyl Oleate，CAS: 111-62-6）、赛洛甘宁二丁基缩醛（Secologanin Dibutylacetal）、苯甲酸苄酯（Benzyl Benzoate，CAS: 120-51-4）、忍冬内酯 B（Loniceracetalides B）、柳酸苄酯（Benzyl Salicylate，CAS: 118-58-1）、2-亚麻酰基-rac-甘油（2-Linoleoylglycerol，CAS: 3443-82-1）、顺-11,14-二十碳二烯酸甲酯（Methyl *cis*-11,14-Eicosadienoate，CAS: 2463-02-7）、2-油酸甘油单酯（2-Monoolein，CAS: 3443-84-3）、胆酸甲酯（Methyl Cholate，CAS: 1448-36-8）、脱氧胆酸甲酯（Methyl Desoxycholate，CAS: 3245-38-3）、(E,E)-1-乙基十八碳-3,13-二烯酸酯[(E,E)-1-Ethyl Octadeca-3,13-Dienoate]、邻苯二甲酸正丁异辛酯（Butyl Octyl Phthalate，CAS: 84-78-6）。

**9. 酮类化合物**

酮类化合物 17 种，分别为：(4aS,5R,6R,8aS)-八氢-6-羟基-1,1,4a,6-四甲基-5-[(3E,7E)-4,8,12-三甲基-3,7,11-十三碳三烯-1-基]-2(1H)-萘酮[(4aS,5R,6R,8aS)-Octahydro-6-Hydroxy-1,1,4a,6-Tetramethyl-5-[(3E,7E)-4,8,12-Trimethyl-3,7,11-Tridecatrien-1-yl]-2(1H)-Naphthalenone]、(16S,20R)-二羟基达玛-24-烯-3-酮[(16S,20R)-Dihydroxydammar-24-en-3-one]、15α-羟甲基氨基苯丙酮（15α-Hydroxymansumbinone，CAS: 438001-88-8）、异喹酮（Isofouquierone，CAS: 100508-50-7）、3-甲氧基呋喃-9-烯-8-酮（3-Methoxyfuranoguaia-9-en-8-one）、4,4′-(2-丁烯-1,4-二亚基)双[2,6-二甲氧基-2,5-环己二烯-1-酮]（4-[(E)-4-(3,5-Dimethoxy-4-oxo-1-cyclohexa-2,5-dienylidene)but-2-enylidene]-2,6-dimethoxycyclohexa-2,5-dien-1-one）、异热马酮（Isoramanone）、(–)-5,7-二羟基-2-[8-(2-羟基-3-甲基-3-丁烯-1-基)-2,2-二甲基-2H-1-苯并吡喃-6-基]-4H-1-苯并吡喃-4-酮（Yinyanghuo A，CAS: 174391-72-1）、2-(2,2-二甲基-2H-1-苯并吡喃-6-基)-5,7-二羟基-4H-1-苯并吡喃-4-酮（Yinyanghuo C，CAS: 149182-47-8）、5,7-二羟基-2-(8-羟基-2,2-二甲基-2H-1-苯并吡喃-6-基)-4H-1-苯并吡喃-4-酮（Yinyanghuo E，CAS: 174286-26-1）、灌木远志酮 A（Frutinone A，CAS: 38210-27-4）、5,6-二羟基-7-异丙基-1,1-二甲基-2,3-二氢菲-4-酮（Arucadiol，CAS: 105037-85-2）、2,3-丁二酮（2,3-Butanedione，CAS: 431-03-8）、2R-2-(3,4-二羟基苯基)-5,6-二羟基-7-甲氧基-2,3-二氢苯并吡喃-4-酮[(2R)-2-(3,4-Dihydroxyphenyl)-5,6-Dihydroxy-7-Methoxy-2,3-Dihydrochromen-4-one]、6,7-二甲氧基-2-（苯基乙基）色酮（6,7-Dimethoxy-2-Phenethylchromone，CAS: 84294-87-1）、6,7-二甲氧基-2-[2-(4′-甲氧基苯)乙基]色原酮（6,7-Dimethoxy-2-[2-(4′-Methoxyphenyl)Ethyl]Chromone，CAS: 117596-92-6）、2-羟基-3-(4-羟基苯基)-1-(2,4,6-三羟基苯基)丙烷-1-酮（Nubigenol，CAS: 52482-97-0）。

## 10. 醌类化合物

醌类化合物 12 种，分别为：芦荟大黄素（Aloe-Emodin，CAS: 481-72-1）、大黄素（Emodin，CAS: 518-82-1）、2-甲氧基-3-甲基-9,10-蒽醌（2-Methoxy-3-Methyl-9,10-Anthraquinone，CAS: 17241-42-8）、大黄酸（Rhein，CAS: 478-43-3）、大黄素-8-β-D-吡喃葡萄糖苷（Emodin-8-β-D-Glucopyranoside，CAS: 23313- 21-5）、6- 甲 氧 基 -2- 乙 酰 基 -3- 甲 基 -1,4- 萘 醌 -8-O-β-D- 吡 喃 葡 萄 糖 苷 （ 6-Methoxyl-2-Acetyl-3-Methyl-1,4-Naphthoquinone-8-O-β-D-Glucopyranoside，CAS: 288622-12-8）、9,10-蒽醌（9,10-Anthraquinone，CAS: 84-65-1）、2-异丙基-8-甲基菲-3,4-二酮（2-Isopropyl-8-Methylphenanthrene-3,4-Dione）、羟基丹参酮IIA（Hydroxytanshinone IIA，CAS: 18887-18-8）、降丹参酮（Nortanshinone，CAS: 97399-70-7）、大黄素甲醚-8-O-β-龙胆二糖苷苷（Physcion-8-O-β-Gentiobioside，CAS: 84268-38-2）、α-生育酚醌（α-Tocopherylquinone，CAS: 7559-04-8）。

## 11. 醇类化合物

醇类化合物 9 种，分别为：2-苯乙醇（2-Phenylethanol，CAS: 60-12-8）、对羟基苯乙醇（Tyrosol，CAS: 501-94-0）、1-壬醇（1-Nonanol，CAS: 143-08-8）、1,2- 双 (4- 羟 基 -3- 甲 氧 基 苯 基 ) 丙 -1,3- 二 醇 [1,2-Bis(4-Hydroxy-3-Methoxyphenyl) Propan-1,3-Diol]、栓翅芹烯醇（Pabulenol，CAS: 33889-70-2）、24-甲基-31-去甲醇-9(11)烯醇[24-Methyl-31-Norlanost-9(11)-Enol]、24-亚甲基-8-烯醇（24-Methylenelanost-8-Enol）、31-去甲醇-9(11)烯醇[31-Norlanost-9(11)-Enol]、苯甲烷二醇（Phenylmethanediol，CAS: 54365-47-8）。

## 12. 含氮化合物

含氮化合物 17 种，分别为：叶酸（Folic Acid，CAS: 59-30-3）、组胺（Histamine，CAS: 51-45-6）、尿嘧啶（Uracil，CAS: 66-22-8）、川芎嗪（Chuanxingzine，CAS: 1124-11-4）、7,8-二甲基吡嗪并[2,3-g]喹唑啉-2,4-二酮（7,8-Dimethyl-1H-pyrimido[2,3-g]quinoxaline-2,4-dione）、(–)(3R,8S,9R,9aS,10aS)-9-乙烯基-8-(β-D-吡喃葡萄糖氧基)-2,3,9,9a,10,10a-六氢-5-氧代-5H,8H-吡喃[4,3-d]噁唑并[3,2-a]吡啶-3-羧酸[(–) (3R,8S,9R,9aS,10aS)-9-Ethenyl-8-(β-D-Glucopyranosyloxy)-2,3,9,9a,10,10a-Hexahydro-5-oxo-5H,8H-Pyrano[4,3-d]Oxazolo[3,2-a]Pyridine-3-Carboxylic Acid]、1-(3,4-二甲氧基苄基)-6,7-二甲氧基-2,2-二甲基-1,2,3,4-四氢异喹啉（6-Hydroxy-11,12-Dimethoxy-2,2-Dimethyl-1,8-Dioxo-2,3,4,8-Tetrahydro-1H-Isochromeno[3,4-h]Isoquinolin-2-ium）、苏丹红III（Sudan III，CAS: 85-86-9）、异特醇（Isoteolin，CAS: 95508-61-5）、石竹胺（Dianthramine，CAS: 136945-65-8）、喹啉蓝（Quinoline Blue，CAS: 523-42-2）、唐松草酚定（Thalifendine，CAS: 18207-71-1）、5-[[5-(4-甲氧苯基)-2-呋喃基]亚甲基]-2,4,6(1H,3H,5H)-嘧啶三酮（5-[[5-(4-Methoxyphenyl)-

2-Furanyl]Methylene]-2,4,6(1H,3H,5H)-Pyrimidinetrione ） 、 2,5- 二 甲 基 吡 嗪 （ 2,5-Dimethylpyrazine， CAS： 123-32-0） 、 2,3,5- 三甲基吡嗪 （ 2,3,5-Trimethylpyrazine， CAS： 14667-55-1） 、 4′- 甲基 -N- 甲基椰油酸 （ 4′-Methyl-N-Methylcoclaurine， CAS： 71484-72-5） 、 萘酚 AS-BI 磷酸盐 （ Naphthol AS-BI Phosphate， CAS： 1919-91-1） 。

**13. 其他类化合物**

其他化合物 16 种， 分别为： 茴香烯 （ Anethole， CAS： 4180-23-8） 、 雷多特宁 A （ Raddeanin A， CAS： 89412-79-3） 、 2- 戊基呋喃 （ 2-Pentylfuran， CAS： 3777-69-3） 、 反式 -2- 壬烯醛 （ *trans*-2-Nonenal， CAS： 18829-56-6） 、 埃兰格林 C （ Erlangerin C） 、 (3R,20S)-3,20- 二羟基达玛 -24- 烯 [(3R,20S)-3,20-Dihydroxydammar-24-ene] 、 维生素 C （ Vitamin C， CAS： 50-81-7） 、 正戊醛 （ Pentanal， CAS： 110-62-3） 、 6H- 苯并呋喃并 [3,2-c][1] 苯并吡喃 -3- 醇 ,6a,11a- 二氢 -9- 甲氧基 -4-(3- 甲基 -2- 丁烯基 ) （ Licoagrocarpin） 、 (2S)-4H,8H- 苯并 [1,2-b:3,4-b′] 二吡喃 -4- 酮,2-(2,2- 二甲基 -2H-1- 苯并吡喃 -6- 基 )-2,3- 二氢 -8,8- 二甲基 （ Xambioona） 、 2,6,10,14,18- 五甲基二十碳杂 -2,6,10,14,18- 五烯 （ 2,6,10,14,18-Pentamethylicosa-2,6,10,14,18-Pentaene） 、 腺齿紫金牛鲲 （ Cornudentanone， CAS： 110979-06-1） 、 邻苯二甲醚 （ 1,2-Dimethoxybenzene， CAS： 91-16-7） 、 14b- 孕烷 （ 14b-Pregnane） 、 α- 甘氨酸 （ α-Glycine， CAS： 127883-08-3） 、 淫羊藿素 （ Icaritin， CAS： 118525-40-9） 。

# 第 3 节　中成药方剂中活性成分群（质量控制性成分）

对 28 个药方逐一利用网络药理学筛选分析， 每个药方以 degree 值由大到小排序， 取前 10 个成分， 共得到质量控制性成分 74 种， 见表 8-2。

**表8-2 质量控制性成分**

| 名称 | CAS | 结构式 | 药方来源 |
|---|---|---|---|
| 槲皮素<br>Quercetin | 117-39-5 | (化学结构式) | 古汉养生精、癃闭舒胶囊、尿塞通胶囊、前列桂黄片、前列癃闭舒胶囊、前列舒乐片、前列舒丸、前列通栓、羊藿三列欣胶囊、西帕依麦孜彼子胶囊、夏荔芪胶囊、桂枝茯苓胶囊、川颗粒、泽桂癃爽片、复方雪参胶囊、尿塞通片、普乐安片、金利油软胶囊、龙金通淋胶囊、前列闭尔通栓、前列倍喜胶囊、前列舒通胶囊、前列通片、温肾前列胶囊、翁沥通胶囊 |
| 山柰酚<br>Kaempferol | 520-18-3 | (化学结构式) | 古汉养生精、癃闭舒胶囊、尿塞通胶囊、前列桂黄片、前列癃闭舒胶囊、前列舒乐片、前列舒丸、前列通栓、羊藿三列欣胶囊、西帕依麦孜彼子胶囊、夏荔芪胶囊、桂枝茯苓胶囊、川颗粒、泽桂癃爽片、复方雪参胶囊、尿塞通片、龙金通淋胶囊、金利油软胶囊、前列闭尔通栓、前列倍喜胶囊、前列舒通胶囊、翁沥通胶囊、普乐安片 |
| β-谷甾醇<br>β-Sitosterol | 83-46-5 | (化学结构式) | 古汉养生精、灵泽片、癃闭舒胶囊、尿塞通胶囊、前列桂黄片、前列癃闭舒胶囊、前列舒乐片、前列通栓、前列通片、西帕依麦孜彼子胶囊、夏荔芪胶囊、羊藿三川胶囊、泽桂癃爽片、复方雪参胶囊、桂枝茯苓胶囊、普乐安片、金利油软胶囊、龙金通淋胶囊、尿塞通片、前列闭尔通栓、前列安栓、前列倍喜胶囊、前列闭尔通片、前列舒通胶囊、温肾前列胶囊、翁沥通胶囊 |
| 木犀草素<br>Luteolin | 491-70-3 | (化学结构式) | 古汉养生精、尿塞通胶囊、前列欣胶囊、前列舒乐片、羊藿前列舒丸、夏荔芪胶囊、前列闭尔通栓、三川颗粒、复方雪参胶囊、尿塞通片、前列闭尔通胶囊、前列舒通通片、温肾前列胶囊、翁沥通胶囊 |

续表

| 名称 | CAS | 结构式 | 药方来源 |
|---|---|---|---|
| 异鼠李素 Isorhamnetin | 480-19-3 | | 古汉养生精、癃闭舒胶囊、前列桂黄片、前列癃闭通片、前列舒乐片、夏荔芪胶囊、金利油软胶囊、龙金通淋胶囊、前列舒通胶囊、前列癃闭通片、翁沥通胶囊 |
| 芒柄花素 Formononetin | 485-72-3 | | 古汉养生精、前列癃闭通片、前列舒乐片、前列舒乐片、夏荔芪胶囊、羊藿三川颗粒、龙金通淋胶囊、前列癃闭通胶囊、前列舒通胶囊、前列舒通片、翁沥通胶囊 |
| 毛蕊异黄酮 Calycosin | 20575-57-9 | | 古汉养生精、翁沥通胶囊 |
| 豆甾醇 Stigmasterol | 83-48-7 | | 古汉养生精、尿塞通胶囊、前列桂黄片、前列舒乐片、前列舒乐片、前列欣胶囊、西帕依麦孜彼子胶囊、夏荔芪胶囊、羊藿三川颗粒、泽桂癃爽片、复方玄驹胶囊、金利油软胶囊、龙金通淋胶囊、尿塞通片、前列闭尔通栓、前列舒通胶囊、前列通片、温肾昌蓉胶囊、翁沥通胶囊、前列舒胶囊、癃闭舒胶囊 |
| 黄芩素 Baicalein | 491-67-8 | | 古汉养生精、尿塞通胶囊、前列舒乐片、前列欣胶囊、夏荔芪胶囊、尿塞通片、前列通片、温肾前列胶囊 |

续表

| 名称 | CAS | 结构式 | 药方来源 |
|---|---|---|---|
| 柚皮素<br>Naringenin | 480-41-1 | | 古汉养生精、前列癃闭通片、前列舒丸、尿塞通胶囊、前列通栓、羊藿三川颗粒、金利油软胶囊、尿塞通片、前列癃闭通胶囊、前列舒通胶囊 |
| 金雀异黄酮<br>Genistein | 446-72-0 | | 灵泽片 |
| 天竺葵素<br>Pelargonidin | 7690-51-9 | | 灵泽片 |
| 常春藤皂苷元<br>Hederagenin | 465-99-6 | | 灵泽片、前列癃闭通片、泽桂癃爽片、桂枝茯苓胶囊、癃闭舒胶囊 |
| 对羟基苯乙醇<br>Tyrosol | 501-94-0 | | 灵泽片 |

续表

| 名称 | CAS | 结构式 | 药方来源 |
|---|---|---|---|
| 浙贝树脂醇 Zhebeiresinol | 151636-98-5 | | 灵泽片 |
| 谷甾醇 Sitosterol | 64997-52-0 | | 灵泽片、前列舒丸、桂枝茯苓胶囊 |
| 贝母辛 Peimisine | 19773-24-1 | | 灵泽片 |
| 6-甲氧基-2-乙酰基-3-甲基-1,4-萘醌-8-O-β-D-吡喃葡萄糖苷 6-Methoxyl-2-Acetyl-3-Methyl-1,4-Naphthoquinone-8-O-β-D-Glucopyranoside | 288622-12-8 | | 灵泽片 |
| 一亚油酸甘油酯 1-Monolinolein | 107380-08-5 | | 灵泽片 |

续表

| 名称 | CAS | 结构式 | 药方来源 |
|---|---|---|---|
| 丁二酸 Succinic Acid | 110-15-6 | | 癃闭舒胶囊 |
| 胡萝卜苷 Sitogluside | 474-58-8 | | 癃闭舒胶囊 |
| 刺槐黄素 Acacetin | 480-44-4 | | 癃闭舒胶囊、羊藿三川颗粒、龙金通淋胶囊 |
| 花生四烯酸 Arachidonic Acid | 506-32-1 | | 癃闭舒胶囊、前列桂黄片、前列舒乐片 |
| 熊果酸 Ursolic Acid | 77-52-1 | | 尿塞通栓、前列通栓、前列欣胶囊、泽桂癃爽片 |

续表

| 名称 | CAS | 结构式 | 药方来源 |
|---|---|---|---|
| 丹参酮IIA<br>Tanshinone IIA | 568-72-9 | | 尿塞通胶囊、龙金通淋胶囊、尿塞通片 |
| 川陈皮素<br>Nobiletin | 478-01-3 | | 尿塞通胶囊、前列癃闭通片、尿塞通片、前列癃闭通胶囊 |
| 芦荟大黄素<br>Aloe-Emodin | 481-72-1 | | 前列桂黄片 |
| 紫薇糖苷<br>Betavulgarin | 51068-94-1 | | 前列桂黄片 |
| 3-(2-羟苯基)丙酸<br>Melilotate | 495-78-3 | | 前列桂黄片、泽桂癃爽片、癃闭通胶囊片 |
| 决明内酯<br>Toralactone | 41743-74-2 | | 前列桂黄片 |

续表

| 名称 | CAS | 结构式 | 药方来源 |
| --- | --- | --- | --- |
| 大黄素 Emodin | 518-82-1 | | 前列癃闭通片 |
| 7-O-甲基异微凸剑叶莎醇 7-O-Methylisomucronulatol | 137217-83-5 | | 前列舒乐片、前列通栓、夏荔芪胶囊、龙金通淋胶囊、前列癃闭通胶囊、前列通片 |
| 淫羊藿素 Icaritin | 118525-40-9 | | 复方雪参胶囊、温肾前列胶囊、前列舒乐片 |
| 汉黄芩素 Wogonin | 632-85-9 | | 前列舒丸、夏荔芪胶囊、尿塞通片、前列通片、温肾前列胶囊 |
| 7-甲氧基-2-甲基-3-苯基-4H-色烯-4-酮 7-Methoxy-2-Methylisoflavone | 19725-44-1 | | 前列舒丸、金利油软胶囊 |

续表

| 名称 | CAS | 结构式 | 药方来源 |
| --- | --- | --- | --- |
| 芹菜素<br>Apigenin | 520-36-5 | | 前列通栓 |
| 草酸<br>Oxalic Acid | 144-62-7 | | 前列通栓、前列欣胶囊、复方雪参胶囊、前列通片 |
| 鞣花酸<br>Ellagic Acid | 476-66-4 | | 前列欣胶囊 |
| 漆黄素<br>Fisetin | 528-48-3 | | 前列欣胶囊、泽桂癃爽片、复方雪参胶囊、前列倍喜胶囊 |
| 薯蓣皂苷元<br>Diosgenin | 512-04-9 | | 西帕依麦孜彼子胶囊 |

续表

| 名称 | CAS | 结构式 | 药方来源 |
| --- | --- | --- | --- |
| 4'-甲基-N-甲基椰油酸 4'-Methyl-N-Methylcoclaurine | 71484-72-5 | | 西帕依麦孜彼子胶囊 |
| β-胡萝卜素 β-Carotene | 7235-40-7 | | 西帕依麦孜彼子胶囊、前列闭尔通栓、前列舒通胶囊 |
| 伞房花耳草素 Corymbosin | 18103-41-8 | | 西帕依麦孜彼子胶囊、翁沥通胶囊 |
| 桑色素 Morin | 480-16-0 | | 西帕依麦孜彼子胶囊 |
| 异山柰素 3-Methylkempferol | 1592-70-7 | | 西帕依麦孜彼子胶囊 |

续表

| 名称 | CAS | 结构式 | 药方来源 |
| --- | --- | --- | --- |
| 原阿片碱 Protopine | 130-86-9 | | 羊藿三川颗粒 |
| 表儿茶素 Epicatechin | 490-46-0 | | 羊藿三川颗粒、前列闭尔通栓、前列癃闭通胶囊 |
| 齐墩果酸 Oleanolic Acid | 508-02-1 | | 泽桂癃爽片 |
| 肉桂醛 Cinnamaldehyde | 104-55-2 | | 泽桂癃爽片、癃闭通胶囊 |
| D-丙氨酸-3-13C D-Alanine-3-13C | 133665-48-2 | | 复方雪参胶囊 |
| D-丙氨酸 D-Alanine | 338-69-2 | | 前列倍喜胶囊 |
| α-甘氨酸 α-Glycine | 127883-08-3 | | 复方雪参胶囊 |

续表

| 名称 | CAS | 结构式 | 药方来源 |
|------|-----|--------|----------|
| 儿茶素<br>(+)-Catechin | 154-23-4 | | 桂枝茯苓胶囊、金利油软胶囊 |
| 花旗松素<br>Taxifolin | 480-18-2 | | 桂枝茯苓胶囊 |
| 5-O-对香豆酰奎宁酸<br>5-O-Coumaroylquinic Acid | 32451-86-8 | | 桂枝茯苓胶囊 |
| 菜油甾醇<br>Campesterol | 474-62-4 | | 桂枝茯苓胶囊 |

续表

| 名称 | CAS | 结构式 | 药方来源 |
|---|---|---|---|
| (+)-表儿茶素<br>(+)-Epicatechin | 35323-91-2 | | 桂枝茯苓胶囊 |
| 光甘草定<br>Glabridin | 59870-68-7 | | 金利油软胶囊 |
| 甘草查耳酮 B<br>Licochalcone B | 58749-23-8 | | 金利油软胶囊 |
| 隐丹参酮<br>Cryptotanshinone | 35825-57-1 | | 龙金通淋胶囊 |

续表

| 名称 | CAS | 结构式 | 药方来源 |
|---|---|---|---|
| 原花青素 B1<br>Procyanidin B1 | 20315-25-7 | | 癃闭通胶囊 |
| 硬脂酸<br>Stearic Acid | 57-11-4 | | 癃闭通胶囊 |
| α-柏木烯<br>α-Cedrene | 469-61-4 | | 癃闭通胶囊 |
| 肉桂酸<br>Cinnamic Acid | 140-10-3 | | 癃闭通胶囊 |
| 胆固醇<br>Cholesterol | 57-88-5 | | 癃闭通胶囊 |

续表

| 名称 | CAS | 结构式 | 药方来源 |
|---|---|---|---|
| 尿嘧啶<br>Uracil | 66-22-8 | | 癃闭通胶囊 |
| 黄藤素<br>Palmatine | 3486-67-7 | | 前列倍喜胶囊、前列闭尔通栓 |
| L-天门冬氨酸<br>L-Aspartic Acid | 56-84-8 | | 前列倍喜胶囊 |
| 硫酸小檗碱<br>Berberine Sulfate | 633-66-9 | | 前列倍喜胶囊、前列闭尔通栓 |
| 小檗红碱<br>Berberrubine | 15401-69-1 | | 前列闭尔通栓 |

续表

| 名称 | CAS | 结构式 | 药方来源 |
|---|---|---|---|
| 茵陈黄酮 Arcapillin | 83162-82-7 | | 前列舒通胶囊 |
| 杨梅苷 Myricitrin | 17912-87-7 | | 温肾前列胶囊 |
| 丁香酚 Eugenol | 97-53-0 | | 温肾前列胶囊 |
| 金圣草素 Chrysoeriol | 491-71-4 | | 翁沥通胶囊 |

## 第 4 节　治疗前列腺增生症新组方研究

对 28 个药方逐一利用网络药理学筛选分析后发现，其中有 17 个药方作用机制是相同的，它们均是以槲皮素（Quercetin）、木犀草素（Luteolin）、山柰酚（Kaempferol）、β-谷甾醇（β-Sitosterol）为质量标志物。分别优化样品制备方法后，采用安捷伦液相色谱（1260 Infinity II）制备，色谱分离柱为：Poroshell 120 EC-C18，4.6 mm ×150 mm，4 μm 液相色谱柱，流动相 A：1%甲酸；流动相 B：甲醇。时间程序：0～10 min，B 泵，50%；10.1～25 min，B 泵，100%；25.1～30 min，B 泵，50%，见图 8-1。

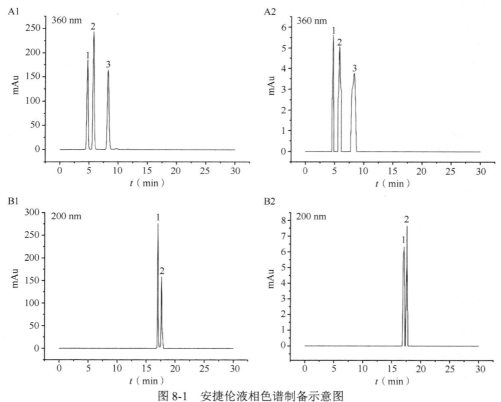

图 8-1　安捷伦液相色谱制备示意图

A1. 标准品（1. 槲皮素、2. 木犀草素、3. 山柰酚）；A2. 复方雪参胶囊样品①；
B1. 标准品（1. 豆甾醇、2. β-谷甾醇）；B2. 复方雪参胶囊样品②

由表 8-3 可知，槲皮素含量范围：低于 0.001～0.028mg/g；木犀草素：低于 0.001～0.027mg/g；山柰酚：0.002～0.153mg/g；β-谷甾醇：0.008～0.265mg/g。依据获得的结果分别配制单一组分、多组分混合样品，从细胞水平和动物实验验证结果。

**表 8-3　复方制剂中槲皮素、木犀草素、山柰酚、β-谷甾醇含量**（单位：mg/g）

| 名称 | 槲皮素<br>（Quercetin） | 木犀草素<br>（Luteolin） | 山柰酚<br>（Kaempferol） | β-谷甾醇<br>（β-Sitosterol） |
|---|---|---|---|---|
| 复方雪参胶囊 | 0.028±0.004 | 0.027±0.002 | 0.028±0.004 | 0.111±0.012 |
| 前列倍喜胶囊 | 0.004±0.001 | 低于 0.001 | 0.025±0.003 | 0.054±0.006 |
| 前列癃闭通片 | 0.025±0.003 | 0.023±0.006 | 0.034±0.004 | 0.027±0.002 |
| 前列癃闭通胶囊 | 0.012±0.001 | 0.007±0.001 | 0.013±0.001 | 0.028±0.002 |
| 龙金通淋胶囊 | 0.011±0.001 | 低于 0.001 | 0.025±0.003 | 0.035±0.005 |
| 泽桂癃爽片 | 0.025±0.002 | 低于 0.001 | 0.153±0.014 | 0.022±0.003 |
| 前列欣胶囊 | 0.011±0.001 | 0.025±0.002 | 0.025±0.003 | 0.045±0.003 |
| 翁沥通胶囊 | 0.010±0.001 | 0.011±0.002 | 0.014±0.001 | 0.018±0.002 |
| 前列桂黄片 | 0.009±0.001 | 低于 0.001 | 0.019±0.001 | 0.145±0.012 |
| 前列舒通胶囊 | 0.013±0.001 | 0.011±0.002 | 0.014±0.001 | 0.094±0.006 |
| 羊藿三川颗粒 | 0.012±0.001 | 0.010±0.002 | 0.012±0.001 | 0.063±0.004 |
| 前列通片 | 0.011±0.001 | 0.005±0.001 | 0.004±0.001 | 0.012±0.001 |
| 前列闭尔通栓 | 0.014±0.001 | 0.006±0.001 | 0.012±0.001 | 0.033±0.004 |
| 桂枝茯苓胶囊 | 0.021±0.002 | 低于 0.001 | 0.022±0.001 | 0.265±0.014 |
| 温肾前列胶囊 | 0.010±0.001 | 0.015±0.002 | 0.009±0.001 | 0.216±0.012 |
| 前列通栓 | 0.005±0.001 | 0.015±0.002 | 0.012±0.001 | 0.008±0.001 |
| 西帕依麦孜彼子胶囊 | 0.006±0.001 | 低于 0.001 | 0.002±0.001 | 0.029±0.002 |
| 癃闭舒胶囊 | 0.013±0.001 | 低于 0.001 | 0.012±0.001 | 0.014±0.001 |
| 古汉养生精 | 0.012±0.001 | 0.002±0.001 | 0.014±0.001 | 0.012±0.001 |
| 前列舒丸 | 0.012±0.001 | 0.005±0.001 | 0.019±0.002 | 0.075±0.008 |
| 夏荔芪胶囊 | 0.014±0.001 | 0.007±0.001 | 0.013±0.001 | 0.057±0.006 |
| 普乐安片 | 0.007±0.001 | 低于 0.001 | 0.014±0.002 | 0.132±0.009 |
| 金利油软胶囊 | 0.012±0.002 | 低于 0.001 | 0.021±0.002 | 0.054±0.006 |
| 前列舒乐片 | 0.009±0.001 | 0.015±0.002 | 0.017±0.002 | 0.013±0.001 |
| 尿塞通胶囊 | 0.014±0.001 | 0.022±0.002 | 0.002±0.001 | 0.028±0.002 |
| 尿塞通片 | 0.012±0.002 | 0.008±0.001 | 0.015±0.002 | 0.025±0.002 |
| 灵泽片 | 低于 0.001 | 低于 0.001 | 低于 0.001 | 0.052±0.004 |
| 癃闭通胶囊 | 低于 0.001 | 低于 0.001 | 低于 0.001 | 低于 0.001 |

# 参 考 文 献

陈健, 陈启. 2021. 网络药理学在中医药研究中的现状及思考[J]. 上海中医药大学学报, 35(5): 1-6+13.

陈明豪, 李俐. 2021. 中医药治疗良性前列腺增生症的临床研究进展[J]. 按摩与康复医学, 12(6): 93-95.

郭刚, 肖序仁, 郝通利, 等. 2008. 复方雪参胶囊治疗良性前列腺增生症的临床应用[J]. 中华保健医学杂志, 10(2): 110-112.

何雪梅. 2013. 缓解良性前列腺增生的功能食品研究与开发[D]. 华中科技大学硕士学位论文.

李丹, 鲍淑红. 2020. 基于网络药理学探讨人参对乳腺癌的作用机制[J]. 海南医学院学报, 26(6): 411-417.

李天顺, 刘亚敏. 2021. 论《温病条辨》对张仲景五苓散的发挥[J]. 天津中医药大学学报, 40(5): 568-571.

刘艾林, 杜冠华. 2010. 网络药理学: 药物发现的新思想[J]. 药学学报, 45(12): 1472-1477.

刘路, 程帆, 余伟民, 等. 2022. 良性前列腺增生症的微创治疗进展[J]. 武汉大学学报(医学版), 43(2): 332-337.

刘明君. 2018. 半夏泻心汤防治胃癌前病变作用机制网络药理学研究[D]. 山东中医药大学硕士学位论文.

王茹, 任浩洋, 郭刚, 等. 2008. 复方雪参胶囊治疗慢性无菌性前列腺炎的临床观察[J]. 山西医药杂志, 37(1): 15-17.

张宝仲, 李嘉宾, 李万伟, 等. 2017. 治疗良性前列腺增生的药物研究进展[J]. 广东化工, 44(12): 148-150.

张春和, 李曰庆, 裴晓华, 等. 2016. 良性前列腺增生症中医诊治专家共识[J]. 北京中医药, 35(11): 1076-1080.

张贵成. 2011. 良性前列腺增生的病理特征分析[J]. 实用心脑肺血管病杂志, 19(10): 1760-1761.

周岩, 程静, 王瑾, 等. 2015. 良性前列腺增生症与勃起功能障碍的流行病学及治疗方案研究进展[J]. 中国新药杂志, 24(21): 2437-2447, 2466.

Alterovitz G, Xiang M, Mohan M, et al. 2007. GO PaD: the Gene Ontology Partition Database[J]. Nucleic Acids Res, 35(Database issue): D322-D327.

Canzler S, Hackermuller J. 2020. multiGSEA: a GSEA-based pathway enrichment analysis for multi-omics data[J]. BMC Bioinformatics, 21(1): 561.

Daina A, Michielin O, Zoete V. 2019. SwissTargetPrediction: updated data and new features for efficient prediction of protein targets of small molecules[J]. Nucleic Acids Res, 47(W1): W357-W364.

Davis A P, Wiegers T C, Johnson R J, et al. 2023. Comparative Toxicogenomics Database (CTD): update 2023[J]. Nucleic Acids Res, 51(D1): D1257-D1262.

Hirayama K, Masui K, Hamada A, et al. 2015. Evaluation of intravesical prostatic protrusion as a predictor of dutasteride-resistant lower urinary tract symptoms/benign prostatic enlargement with a high likelihood of surgical intervention[J]. Urology, 86(3): 565-569.

Kanehisa M, Goto S, Kawashima S, et al. 2002. The KEGG databases at GenomeNet[J]. Nucleic

Acids Research, 30(1): 42-46.

Khan F U, Ihsan A U, Khan H U, et al. 2017. Comprehensive overview of prostatitis[J]. Biomed Pharmacother, 94: 1064-1076.

Kim S, Thiessen P A, Bolton E E, et al. 2016. PubChem substance and compound databases[J]. Nucleic Acids Res, 44(D1): D1202-D1213.

Mcneal J E. 1981. The zonal anatomy of the prostate[J]. Prostate, 2(1): 35-49.

Ru J, Li P, Wang J, et al. 2014. TCMSP: a database of systems pharmacology for drug discovery from herbal medicines[J]. Journal of Cheminformatics, 6: 13.

Schoeb D S, Schlager D, Boeker M, et al. 2017. Surgical therapy of prostatitis: a systematic review[J]. World J Urol, 35(11): 1659-1668.

Shannon P, Markiel A, Ozier O, et al. 2003. Cytoscape: a software environment for integrated models of biomolecular interaction networks[J]. Genome Res, 3(11): 2498-2504.

Shawky E. 2019. Prediction of potential cancer-related molecular targets of North African plants constituents using network pharmacology-based analysis[J]. J Ethnopharmacol, 238: 111826.

Toro-Dominguez D, Martorell-Marugan J, Lopez-Dominguez R, et al. 2019. ImaGEO: integrative gene expression meta-analysis from GEO database[J]. Bioinformatics, 35(5): 880-882.

Xiong W C, Wu H Z, Xiong Y Y, et al. 2020. Network Pharmacology-based Research of Active Components of Albiziae Flos and Mechanisms of Its Antidepressant Effect[J]. Curr Med Sci, 40(1): 123-129.

Xu H Y, Zhang Y Q, Liu Z M, et al. 2019. ETCM: an encyclopaedia of traditional Chinese medicine[J]. Nucleic Acids Res, 47(D1): D976-D982.

Zhu J Q, Li B, Ji Y S, et al. 2019. Beta-elemene inhibits the generation of peritoneum effusion in pancreatic cancer via suppression of the HIF1A-VEGFA pathway based on network pharmacology[J]. Oncol Rep, 42(6): 2561-2571.